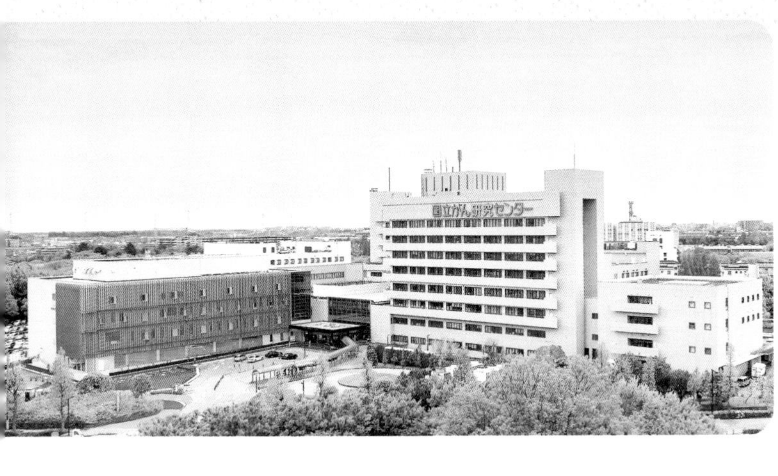

国立がん研究センター東病院
（千葉県柏市）

がん専門病院として国際的にも最先端の治療と研究を行う施設として知られています。胃がん手術症例数は年間約300例に及び国内屈指の症例数をほこります。手術だけではなく抗がん剤治療、放射線治療のほか、がん患者のトータルサポートを行う体制が整っているのが特徴です。2022年に病院に隣接して患者サポート機能を有したホテルが開業しました。

の点も考慮し、誰にでも楽に作れるような簡単なメニューを基本にしています。またメニューだけではなく、なるべく後遺症が起こらないようにするための食べ方のコツがわかりやすく説明してあります。

近年、私たちは、なるべく患者さんに後遺症が残らず、体重が維持できるような機能温存手術（幽門や噴門の温存手術）、早く通常生活に戻れるような低侵襲手術（腹腔鏡下手術やロボット支援手術）を行うようにしています。また、よい栄養補助食品やサプリメントなども市場に出てきました。昔と比べて現代は、胃を切除した患者さんを取り巻く状況が格段によくなっているのです。もちろん、胃がん術後の生存率も治療法の進歩で確実に向上しています。つまり、胃を切除した後も働く場合も含めて、人生は長く続く場合が多くなっているということです。

私たちの願いは、胃を切除した後も患者さんが人生を楽しみ、そして胃がんという病気を克服することです。本書には、そんな思いと私たちの経験・知識をたくさん盛り込みました。

ぜひ、ご家族や周囲の方々と本書を手にとり、困ったときは見返し、そして笑顔を取り戻していただければと思います。

国立がん研究センター東病院 胃外科 科長
木下敬弘

国立がん研究センター東病院 栄養管理室 室長
千歳はるか

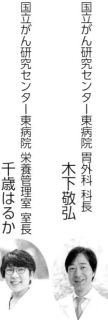

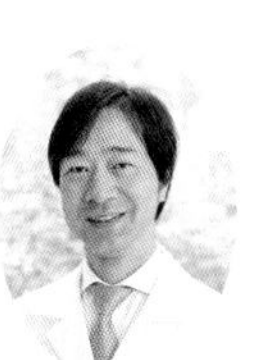

本書の特長

本書は、胃切除後の食生活のポイントや、家族と一緒に楽しめるおいしいレシピを紹介しています。

特長1 退院後の食事のしかたがわかる!
退院後のおすすめの食品、気をつけたい食品を写真とともに紹介。食事のポイントのほか、体調に応じた食事のステップアップのしかたも解説しています。

特長2 術後の回復に合わせたレシピ
「退院後しばらく」から「食べ慣れ始めたとき」のおすすめメニューを紹介。ステップを踏みながら無理なく元の食事に近づけるポイントも解説しています。

特長3 生活スタイルに合わせたレシピ
作りおきレシピ、缶詰レシピ、スーパーやコンビニなどのお総菜を使ったレシピなど、食事作りの負担を軽減する時短アイデアレシピが満載です。

特長4 胃の働きや術後の後遺症を解説
胃切除後の体の変化や、手術法ごとに術後の起きやすいトラブルをわかりやすく解説。術後の生活習慣のアドバイスも紹介しています。

レシピページの見方

エネルギー量・塩分量を表示
特に表記のない場合、1人分のエネルギー量・塩分量を表示しています。

料理は基本的に1人分
料理によっては、作りやすい分量で明記しています。

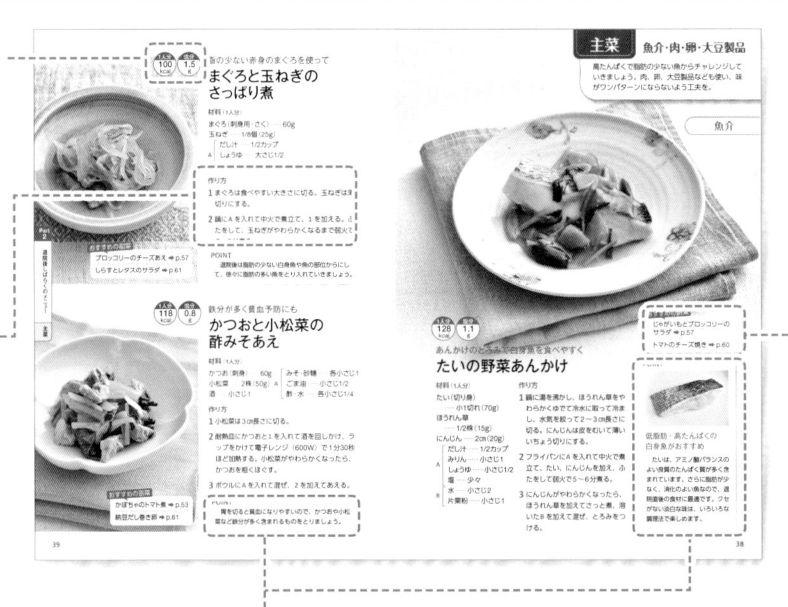

役立つポイント
食材の特徴や食べ方の注意点、知っておくと役立つ情報も掲載。

主菜には「おすすめの副菜」を掲載
Part2、Part3の全ての主菜で、それぞれに合う副菜を紹介しています。

本書のきまり

- 小さじ1は5mℓ、大さじ1は15mℓ、1カップは200mℓです。
- ことわりのない場合、塩は精製塩、砂糖は上白糖、しょうゆは濃口しょうゆ、酒は日本酒、みそは好みのみそ、小麦粉は薄力粉を指します。
- 少々は、親指と人さし指の2本の指先で軽くつまんだ量。
- 適量はちょうどよい量です。適宜は好みでよいと思う量で場合によってはなくてもOKです。
- 電子レンジの加熱時間は600Wを基準にしています。500Wの場合は加熱時間を1.2倍、800Wの場合は0.8倍で調理してください。機種や庫内のサイズによって加熱の具合は異なります。

監修 国立がん研究センター東病院 胃外科 科長
木下敬弘
国立がん研究センター東病院 栄養管理室 室長
千歳はるか

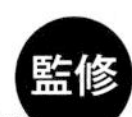

一部摘出・全摘出の方も

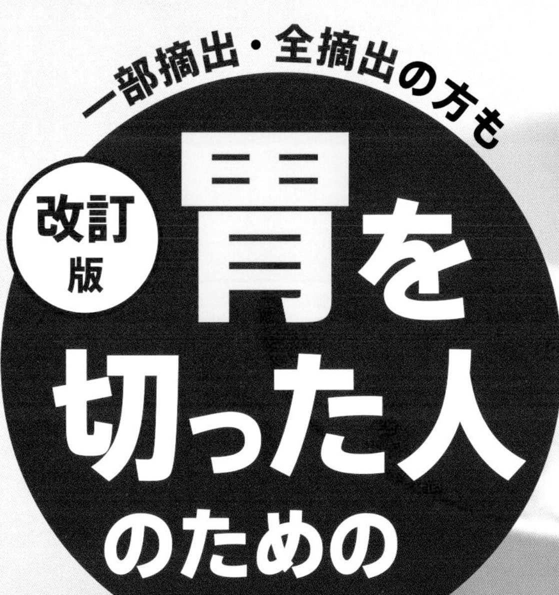

改訂版 胃を切った人のための 毎日おいしいレシピ250

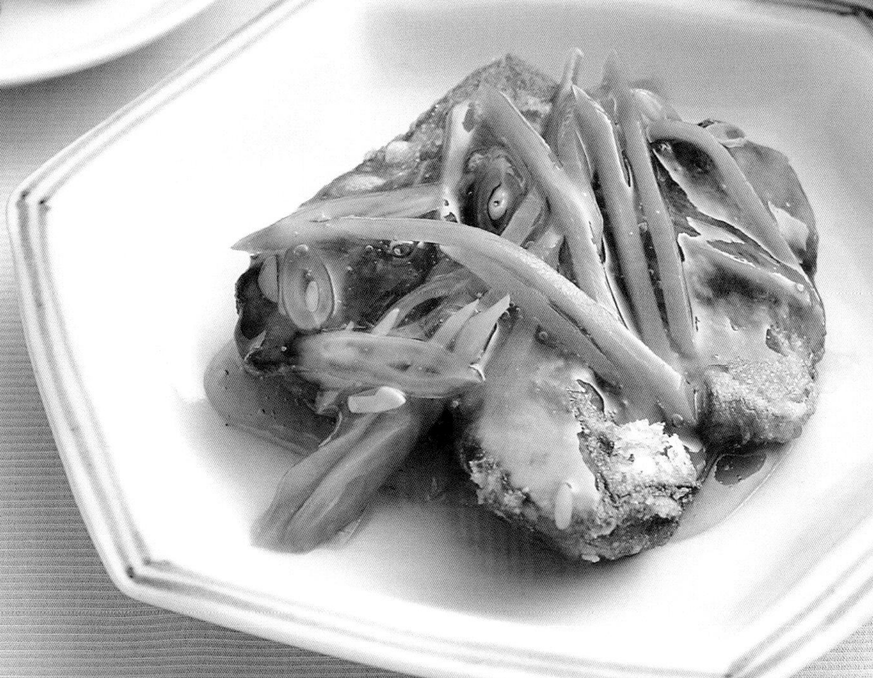

Gakken

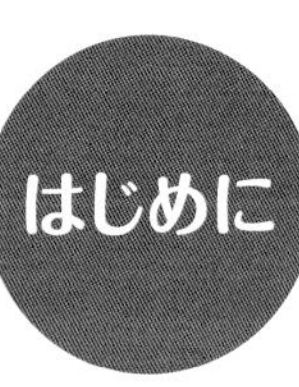

胃を切った後も、工夫すれば食事をおいしく楽しむことができます！

胃を手術で切除した場合、患者さんを最も悩ます問題が〝術後の食生活〟です。「家族や周りの人たちと同じものが食べられない」「やせたねと言われるのがショック」「食事の時間が楽しくない」といった悩みを持つ方は少なくありません。私たちは、これまで多くの胃を切除した患者さんと接してきました。その中でどのようにアドバイスをすれば、患者さんが後遺症に苦しむことなく、ストレスなく食生活を送れるかを日々考えてきました。

そして最も大切なことは、

1. 自分の体がどのように変わったかをよく知ってもらうこと

2. 食事を楽しめるように工夫してもらうこと

であると考えるようになりました。

この『改訂版　胃を切った人のための毎日おいしいレシピ２５０』には、胃を切除した場合に体に起こる変化、術後早期からステップを踏んで元の食事に近づけるためのポイントが、わかりやすく説明されています。たしかに食べられる量は以前より少なくなるかも知れません。本書には、〝量は少なくてもおいしく食べられる〟〝家族や友人と一緒に楽しめる〟ようなメニューをたくさん載せています。しかし、調理法が複雑であったり、１日に何度も作らなければならなかったりすると長続きはしないでしょう。本書ではこ

目次

Part 4 食事作りの負担軽減メニュー

Part 5 これで安心！症状別メニュー

Part 6 知っておきたい医学知識

Part 1

胃切除後の食べ方レッスン

胃を切った後の食事で大きなカギを握るのは、「食べ方」です。どのように食べればよいのか、体調に応じた食事のステップアップのしかたなど、術後の食生活の基本を紹介します。

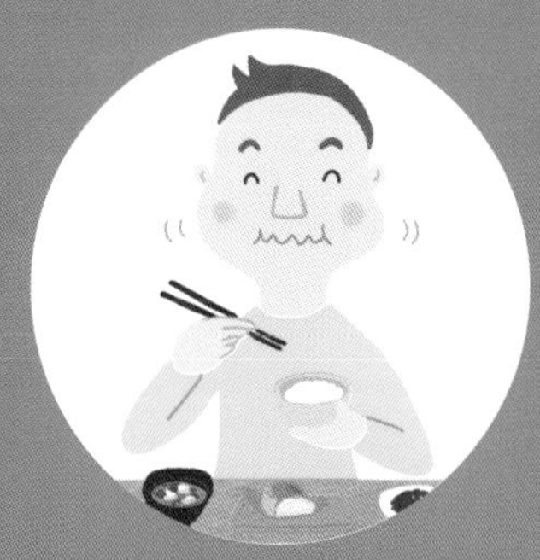

退院したら即実践！
食事の7ルール

胃を切った後は、胃の機能が低下する（またはない）ので、次の7つを基本とした食事を心がけましょう。体調をみながら、あせらず自分のペースで食事を進めていくことが大切です。

1 ゆっくりと、よく噛んで食べましょう

口も消化器官の一つ。よく噛むことで食べ物が小さくなり、消化を助ける唾液が多く分泌されます。食べ物を口に入れたら、いったん箸を置き、30回程度よく噛む習慣を。なお、歯が悪いとしっかりと噛めません。歯の悪い人や入れ歯が合っていない人は早めに治療しましょう。

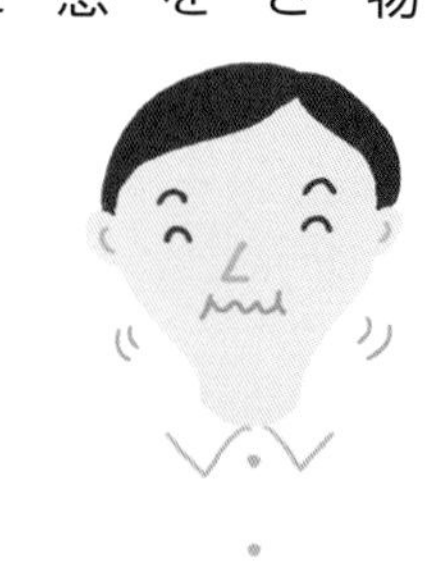

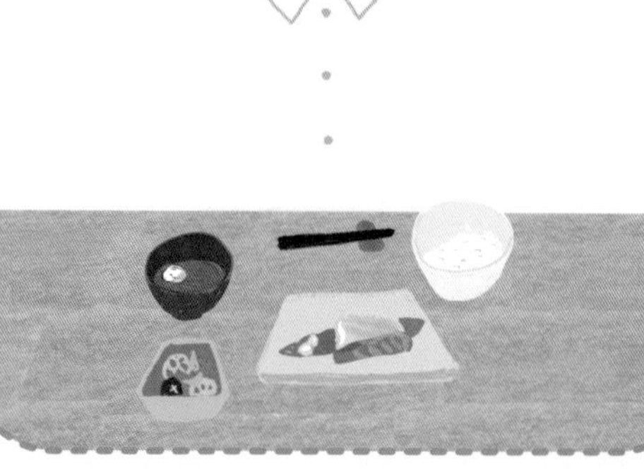

2 分食を実践しましょう

胃を切った後は、胃が小さくなる（またはない）ので、1度に食べられる量が減ります。朝、昼、晩の3食のほかに、2～3回の間食（軽食）を組み合わせ、1日に必要なエネルギーを分割してとるようにしましょう。間食には、カステラやサンドイッチのほか、手軽に食べられる高栄養の栄養補助食品などがおすすめです。

3 栄養バランスのよい食事を心がけましょう

偏食をせず、さまざまな食品をバランスよく食べることが大切です。ただし、退院後しばらくは、術後のトラブルを防ぐためにも、消化がよいものをとりましょう。消化に時間がかかる食品、刺激の強い食品（p.20～25参照）はできるだけ避けるようにします。

4 カルシウム、鉄、ビタミン不足にならないようにしましょう

胃を切ると、カルシウム、鉄分、ビタミンB_{12}などの吸収がされにくくなります。食べ慣れて普通の食事がとれるようになったら、積極的にカルシウムや鉄、ビタミンを多く含む食品をとるようにしましょう。不足分を補うために、市販のサプリメントを利用してもよいでしょう。

5 無理のない食事摂取を心がけましょう

その日の体調や、食後の症状に合わせて、食事の内容や量を調整しましょう。食べ慣れて何でも食べられるようになった後でも、何か不快な症状が現れたら、一段階前の食事内容に戻したり、量を少なくしたりしてください。

6 食間に、こまめな水分補給を心がけましょう

水分はとり過ぎても、不足してもいけません。食事中、水分を多くとると、食べ物が一気に腸へ流れ込みやすくなるので、水分は少なめに。水は、1度にたくさん飲まず、食間に少量ずつ、こまめに飲むようにしましょう。

7 食事内容は、段階的に切り替えていきましょう

胃を切ったら、ずっと手術前の半分程度しか食べられないというわけではありません。体は徐々に術後の胃の変化に慣れていきます。体調に応じて、段階的に食事の内容や量を増やしていき、手術前の食事に近づけていきましょう。

これまでの食べ方のクセを見直そう

退院後の食事は、原則、何を食べてもよいですが、「早食い」は消化器官に負担がかかるためNG。退院後は「ゆっくりよく噛む」食べ方にシフトチェンジをしましょう。

消化器官に負担がかかる食習慣は改善を

実は、胃を切っても「〇〇を食べてはいけない」という食事制限はありません。とはいえ、退院してしばらくは消化に時間がかかる食品や刺激の強い食品は避け、体調をみながら食べる食品の幅を広げていきましょう。私たちの体は、失われた、または低下した臓器の機能をリカバリーする力を備えています。胃についても同様で、個人差はありますが、徐々に普通の食事が食べられるようになっていきます。

なお、退院直後の食事で気をつけたいのが、「食べ方」です。「早食い」「大食い」「よく噛まない」などのクセがあると、胃腸などの消化器官に負担がかかり、トラブルを引き起こしやすくなります。無意識に行っている食べ方のクセを改善し、意識して、「ゆっくり、よく噛んで、少しずつ食べる」ようにしましょう。

胃を切った後の変化

胃を切除（または全摘）すると、これまでの働きを100%行うことができなくなります。そのことを自覚して、消化をサポートする「食べ方」を身につけ、実践しましょう。

胃の手術をすると……

胃が小さくなる（またはなくなる）ため、1回に食べられる量が少なくなる

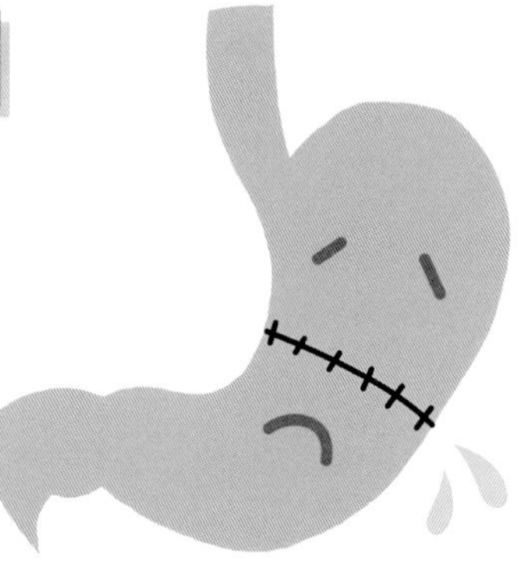

食べ物を胃の中にとどめておく時間が短くなる（またはなくなる）ため、食べ物が腸に流れるスピードが速くなる

胃液の分泌が減る（またはなくなる）ため、消化機能が低下する

これまでの「食べ方」をチェンジ

1度にたくさん食べる

一気に多くの食べ物が小さくなった（または ない）胃に入ると、胃にとどめておくことができず、トラブルを起こす原因になります。

よく噛まず、早食いする

食べ物が細かくならないまま消化器官に入ることで、未消化の原因となり、胃腸などの消化器官への負担が大きくなります。

腸での消化・吸収に時間がかかり、胃腸トラブルが起きやすくなります。

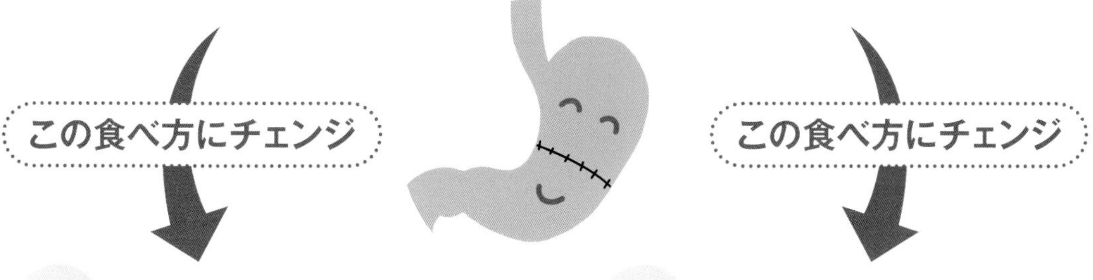

この食べ方にチェンジ

1回の食事量は少量に

かきこむように食べず、ひと口ずつ口へ運んで食べるようにすると、自分で食事の量が調整できます。

この食べ方にチェンジ

ゆっくりと、よく噛んで食べる

時間をかけてよく噛むことで、食べものが細かくなり、唾液とよく混ざり合って無理なく消化・吸収されます。

「**ゆっくり、よく噛んで、少しずつ食べる**」という基本の食べ方は、胃がん手術後のトラブルとしてよく知られている「**ダンピング症候群**」の予防にもなります。

ダンピング症候群って何？

胃は本来、食べ物を一時的にためて、胃の出口の幽門から少しずつ腸に食べ物を送り出しています。しかし、幽門が切除されると、ダンプカーに積まれた土砂が一気に落とされるように食べ物が腸へ流れ込みます。

ダンピング症候群は、このように食べ物が一気に腸へ流れ込むことが原因で起こる術後の後遺症です。胃がんの手術のほとんどが、幽門を切除する幽門側胃切除術（ゆうもんそくいせつじょじゅつ）（p.178参照）と胃全摘術（p.179参照）であるため、この後遺症になりやすいのです。

ダンピング症候群は、症状が現れるタイミングで、早期と後期の2種類があります。早期ダンピング症候群は、食後30分以内に動悸やめまい、下痢などが現れるもので、しばらく座った状態で安静にしていれば落ち着きます。後期ダンピング症候群は、食後2〜3時間後に冷や汗、脱力感、めまいなどが現れるもので、甘いものを口にすることで予防できます。

いずれも共通する対処法は、「ゆっくり、よく噛んで、少しずつ食べる」ことです。

トラブルを防ぐ「食べる」3つのルール

1 ▶ **よく噛むこと** ➡ ひと口30回以上噛んで食べる

2 ▶ **一気食い・早食いはやめる** ➡ 食事は30分以上かけて食べる

3 ▶ **体を起こして食べる、食後30分は座ったままの姿勢で**
➡ 背筋を伸ばしたり、姿勢を少し変えることも有効

退院後は、体調に合わせて食事ステージを行き来する

退院後は、食事のリハビリが必要です。消化のよいものから食べ始め、食事内容や食事量は体調に応じて調整しながら、マイペースで食べ進めましょう。

退院後しばらく

（おすすめメニューはPart 2参照）

消化のよい食べ物から、だんだんと食べられるものを広げていく

副菜・汁物

根菜以外の消化のよい野菜を使ったおかず、汁物。主菜にない卵、乳製品、大豆製品などを使ったおかずを2品作るとよいでしょう。

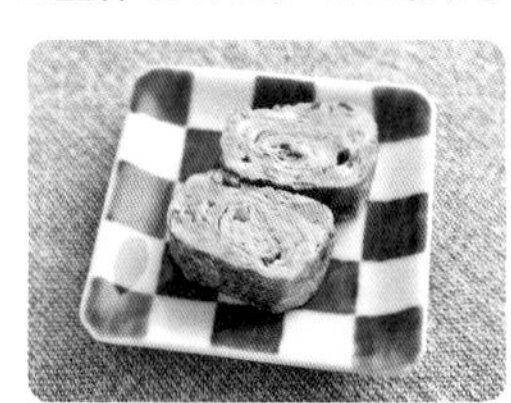

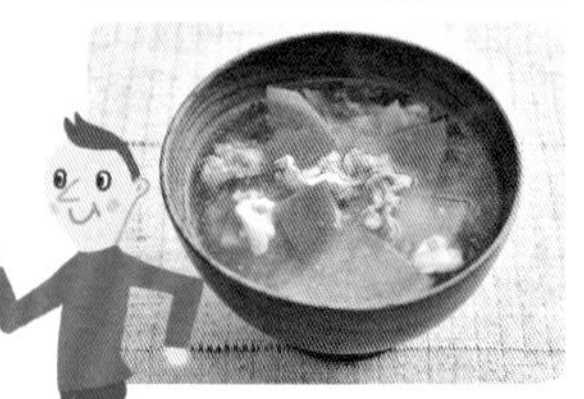

主菜

低脂肪・高たんぱくの白身魚や、鶏ささみなどの消化のよい魚や肉を中心に。また、豆腐など大豆製品を使ってメイン料理を。

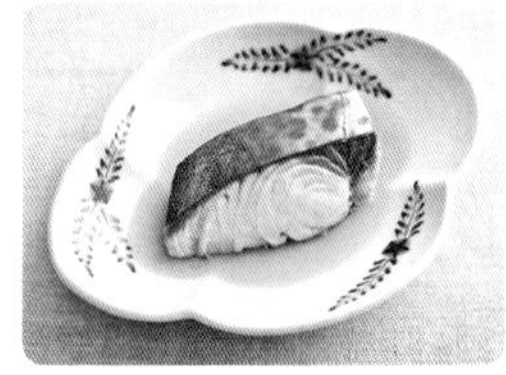

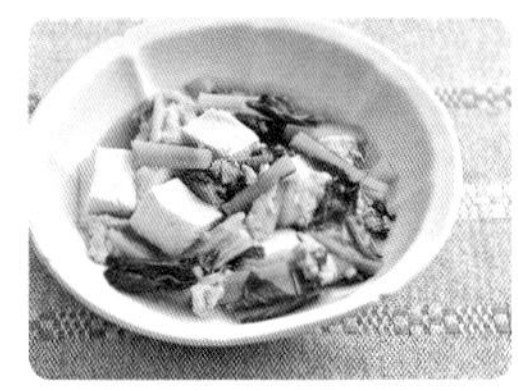

主食

おかゆ、軟飯からスタートしましょう。やわらかく煮たうどん、やわらかい食パンやロールパンなど、消化のよいものをとります。

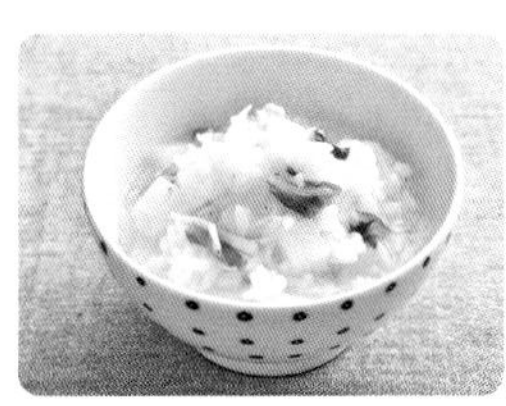

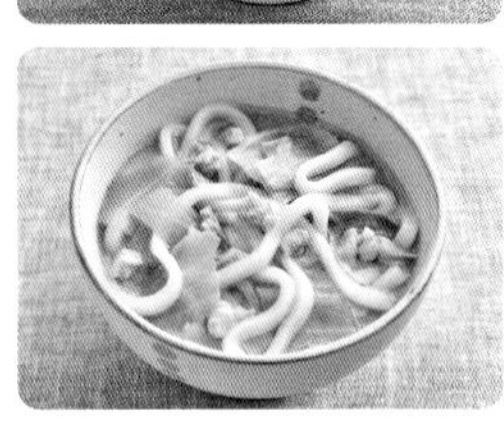

消化によいもの（p.20〜25参照）を中心に食べましょう。

食事内容を変えていくとき

体調がよいときにチャレンジ

↓

少し消化に負担がかかる料理をひと口かふた口食べてみる

↓

同様の食事を何日か続けてみる

↓

- 調子がよくない → 少し前の食事内容に戻す
- 調子がよい → その料理はOK（食事量を徐々に多くしていく）

食事量を変えていくとき

体調がよいときにチャレンジ

↓

各料理をティースプーン1杯分多めに食べてみる

↓

何日か、その量で食べてみる

↓

- 調子がよくない → 少し前の量に戻す
- 調子がよい → その量はOK

食事量や食事内容は、自分の体調をみて、進んだり戻ったりしながら、自分のペースであせらず食べましょう！

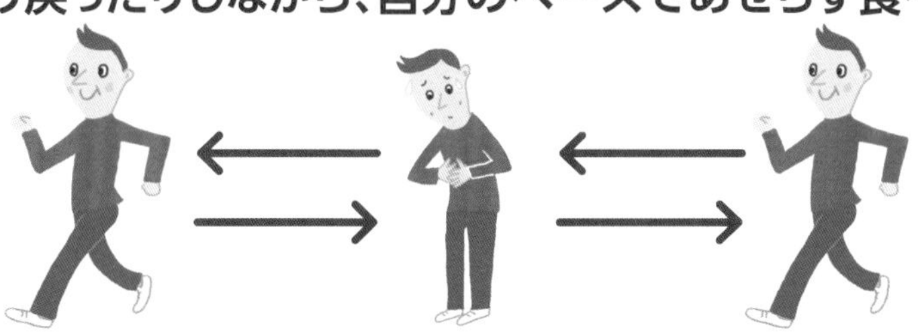

食べ慣れ始めたとき

（おすすめメニューはPart 3参照）

副菜・汁物

野菜、卵、乳製品、大豆製品などを使ったおかずや汁物を。根菜、きのこ、海藻なども少量、よく煮るなどの調理法で加えても。

主菜

ハンバーグや竜田揚げの魚など油を使った料理は、消化に少し時間がかかりますが、少ない量から食べ始めてみましょう。

主食

普通に炊いたごはんに。チャーハンなど、油を使った炒めごはんも小さいスプーンで少しずつゆっくりと食べていきましょう。

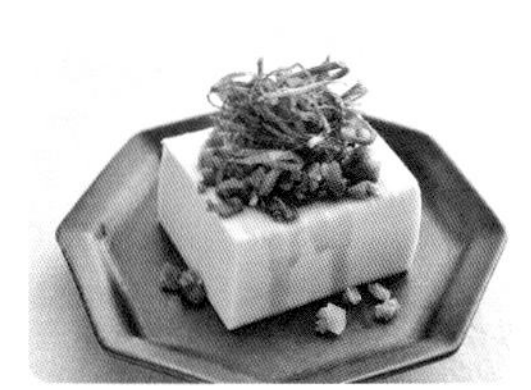

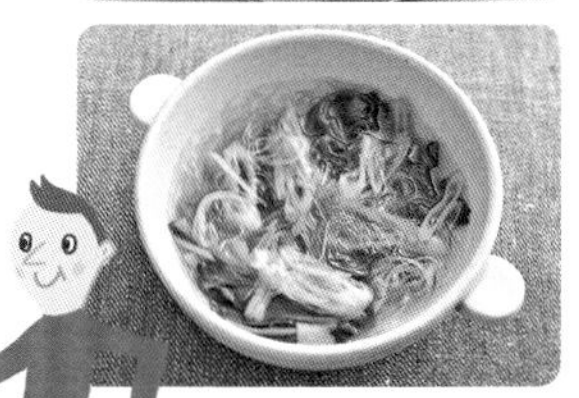

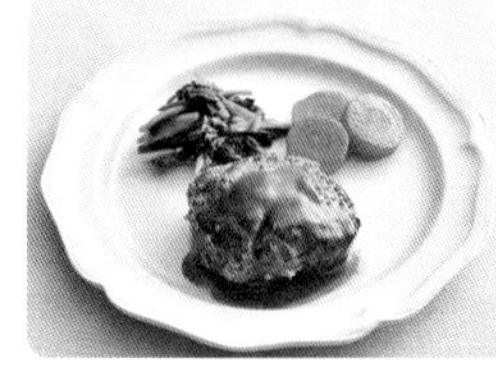

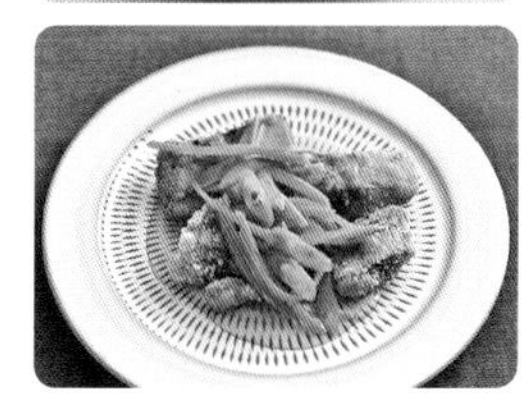

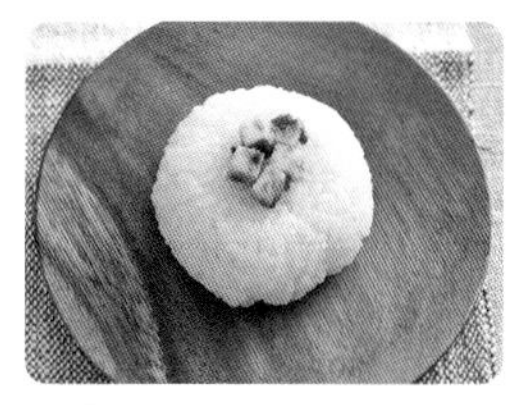

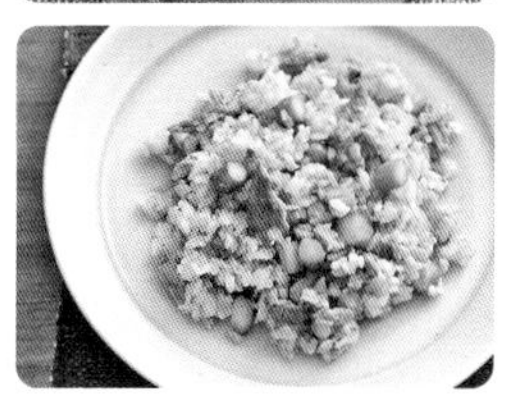

消化に時間がかかるもの（p.20〜25参照）は少しずつチャレンジしましょう。

トラブルがあったら食べ方を見直して！

- □よく噛む
- □時間をかけて、ゆっくり食べる
- □量は1度に増やさず、段階的に増やす

こんな症状があったら、少し前の食事内容・食事量に戻す

- 吐き気
- つかえ
- 胸焼け
- 冷や汗
- めまい
- 腹痛
- 下痢
- 食欲不振

など

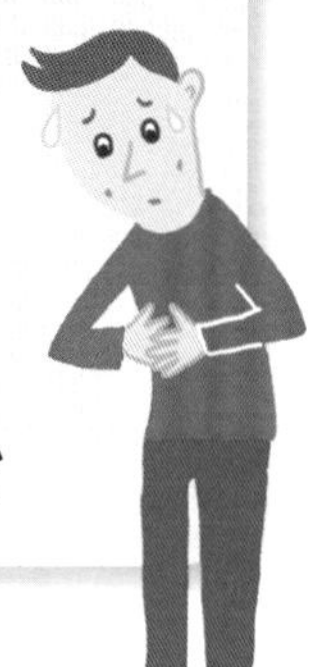

1日に何をどれだけ食べたらよいのか

性別、年齢、活動量によって1日に必要なエネルギー量は異なりますが、退院直後はまず1000〜1200kcalを目安に食事をとるようにしましょう。

退院後はあせらず無理のない食事量から

胃を切ると、体重が減少しがちです。しかし、食欲がないからといって食べないと、ますます体重が減って体力も低下します。

胃を切ったダメージから体を回復させるには、体重を減らさないこと。それには、食事で必要なエネルギー量をとることが大切です。といっても、退院直後は無理をせず、まずは「食べる」ことを第一に、おかゆなど消化のよい食品（p.20〜25参照）を口にすることから始めましょう。

最初は、1日1000〜1200kcalから。何をどれだけ食べればよいのかは、次ページの表を参考にしてください。

なお、1日に必要なエネルギー量は、標準体重から算出することができます（下記参照）。いろいろな食品を少しずつ食べて、必要なエネルギー量に近づけていけば、だんだんと体重も増えていきます。

毎日の体重チェックで食事の量や内容を調整

胃を切った後、体重が減っても、1日の摂取エネルギー量分を食事で摂取すれば、体重減少を防ぐことができます。また、毎日、必要なエネルギー量をとることで、徐々に標準体重に近づけることができます。

1日1回、体重測定をして、体重が減っていたら少量でも高エネルギーの食品をとるようにするなど、食事で体重のコントロールをしていきましょう。

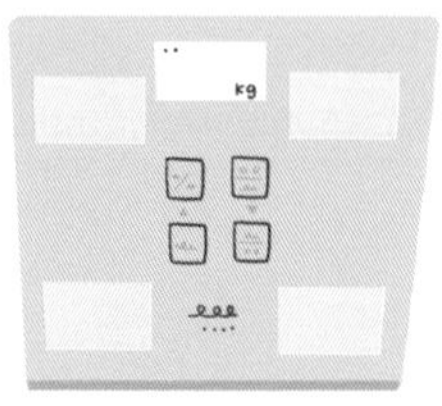

1日に必要なエネルギー量の求め方

身長が168㎝（1.68m）のAさんの場合

❶ 標準体重を求める

標準体重（kg）＝身長（m）×身長（m）×22

Aさん　1.68（m）×1.68（m）×22＝62.09（kg）

❷ 1日の摂取エネルギーを求める

1日の摂取エネルギー＝標準体重（kg）×30（kcal）※

※標準体重1kgあたりの摂取エネルギー量の目安
デスクワークや家事が中心の人…25〜30kcal／kg
接客業などの立ち仕事をしている人…30〜35kcal／kg
力仕事をしている人…35〜40kcal／kgを目安にして下さい。

Aさん　62（kg）×30（kcal）＝1860kcal

1日にとりたい食品量の目安

栄養素など	食品	1200kcal たんぱく質50gの場合 量	1200kcal たんぱく質50gの場合 目安	1600kcal たんぱく質70gの場合 量	1600kcal たんぱく質70gの場合 目安
炭水化物（糖質）	軟飯（やわらかく炊いたごはん）	300g	1食につき 茶碗にごく軽く1杯	420g	1食につき 茶碗に1杯
	いも類	40g	じゃがいも 小1/2個	60g	じゃがいも 中1/2個
たんぱく質	卵	50g	中1個	50g	中1個
	魚	40g	1/2切れ	70g	中1切れ
	肉類	20g	薄切り肉1枚	40g	薄切り肉2枚
	豆腐		—	100g	1/3丁
	牛乳	150g	カップ7分目	150g	カップ7分目
	ヨーグルト	100g	1個	100g	1個
脂質	油脂	5g	小さじ1杯程度	10g	小さじ2杯程度
ビタミン・ミネラル	野菜類	120g	1食に40g程度	300g	野菜は毎食 とるようにする （1食100gを目安に）
	くだもの	50g	バナナ1/2本程度	100g	バナナ中1本
調味料	砂糖	10g	大さじ1程度	10g	大さじ1程度
	みそ	10g	みそ汁 軽く1杯程度	10g	みそ汁 軽く1杯程度
菓子類	ビスケット	10g	1枚半	20g	3枚
	カステラ	25g	1/2切れ	50g	1切れ

※菓子類やくだもの、乳製品は間食としてとるとよいでしょう。

出典：国立がん研究センター がん情報サービス

食事を記録

食べたものをノートに書き出して記録すると、自分にどんな栄養素が不足しているか、また必要なエネルギー量が摂取できているかどうかが見えてきます。栄養相談をするときにも、食事ノートがあると栄養士から適切なアドバイスがもらえます。

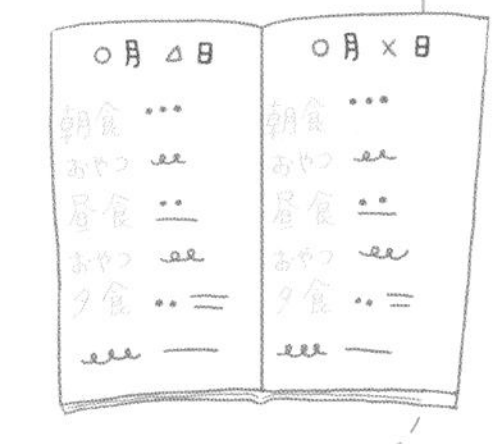

栄養バランスのとれた献立作りのコツ

胃の回復と健康維持のためにも、食事は栄養バランスよく摂取することが大切です。いろいろな栄養素をまんべんなくとるポイントを紹介しましょう。

毎食、主食＋主菜＋副菜を揃えた食事を心がけて

私たちの体をつくり、健康維持に必要な栄養素は、糖質、脂質、たんぱく質、ビタミン、ミネラルの5大栄養素です（下記参照）。胃を切った後も、これらの栄養素を毎日の食事で過不足なくとることが重要です。そのためには、いろいろな食品から体に必要な栄養素をとりましょう。ただし、退院後は消化のよいもの、刺激の少ないもの（p.20〜25参照）をとるように心がけてください。

献立をたてるときは、毎食、「主食＋主菜＋副菜（2品）」を基本にしましょう。品数が多いと、自然と栄養バランスがとりやすくなります。

また、退院後しばらくは、少量を1日に何度も食べる食事スタイルになります。1日3食の食事でとれない栄養やエネルギーは、間食で補うようにしましょう。

体に必要な5大栄養素

たんぱく質

体を構成する全ての細胞の主成分で、ホルモンや免疫抗体などにも不可欠です。体内でアミノ酸に分解・合成されて利用されています。

多く含まれるもの

魚、肉、卵、大豆製品、乳製品など。

脂質

糖質より効率のよいエネルギー源。ただし、脂肪が多いものは消化に時間がかかるので、胃の切除後は、とり過ぎないようにしましょう。

多く含まれるもの

油脂、魚、肉、乳製品など。

炭水化物（糖質）

体のエネルギー源であり、脳の唯一のエネルギー源でもあります。体内での分解・吸収が早いので、食後すぐにエネルギー源になります。

多く含まれるもの

ごはん、パン、めん類、いも類、砂糖など。

ミネラル

ビタミン同様、栄養素の働きをサポートしています。カルシウムや鉄はミネラルの一種です。

多く含まれるもの

野菜、くだもの、牛乳、魚、大豆製品、レバーなど。

ビタミン

3大栄養素を体内で代謝して利用するためには、ビタミンが必要。エネルギー代謝を助けて、新陳代謝を促します。

多く含まれるもの

野菜、くだもの、魚、肉、大豆製品、乳製品など。

栄養バランスのよい食事

献立は、主食＋主菜＋副菜を基本にします。副菜は1品だけだと体に必要なビタミンやミネラルがとりにくいので、違う食材でもう1品、または具だくさんのみそ汁やスープ、乳製品をとるようにしましょう。

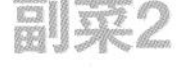

体の調子を整える

副菜1

野菜を使ったおかず。体の調子を整えるビタミン、ミネラルをとる。

副菜2

副菜1とは違う野菜のほか、卵・大豆製品などたんぱく質を含むおかず。体の調子を整えるビタミン、ミネラルのほか、主菜で使わなかった食品を使って栄養を補う。

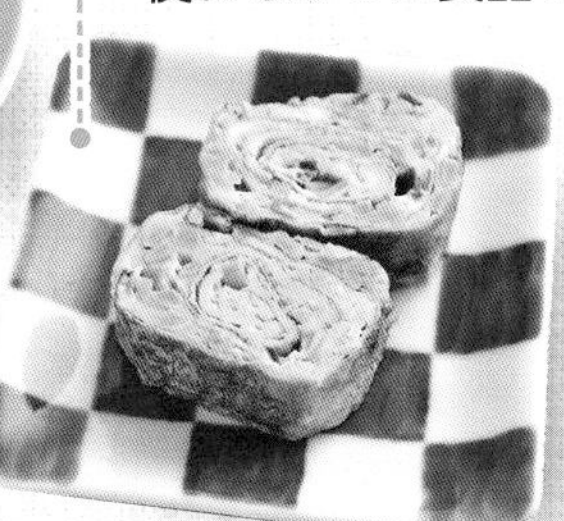

★副菜には、一般的に根菜、きのこ類、海藻類なども使いますが、これらの食品は消化に時間がかかります。退院直後は避け、食べ慣れてきても、よく噛んで食べるようにしましょう。

血や筋肉をつくる

主菜

魚、肉、卵、大豆製品などを使ったメインの料理。血や筋肉など体をつくる材料となるたんぱく質をとる。

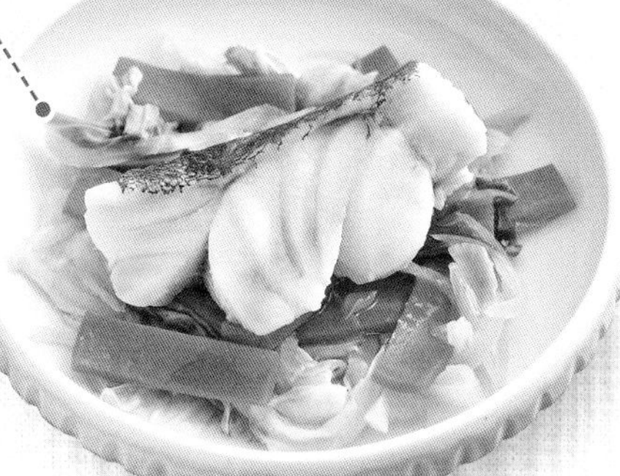

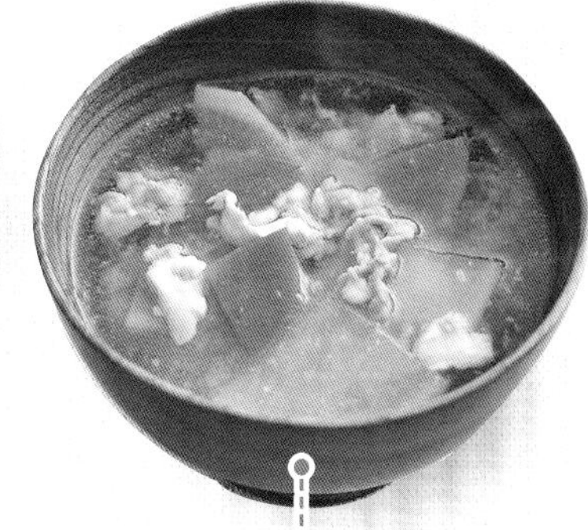

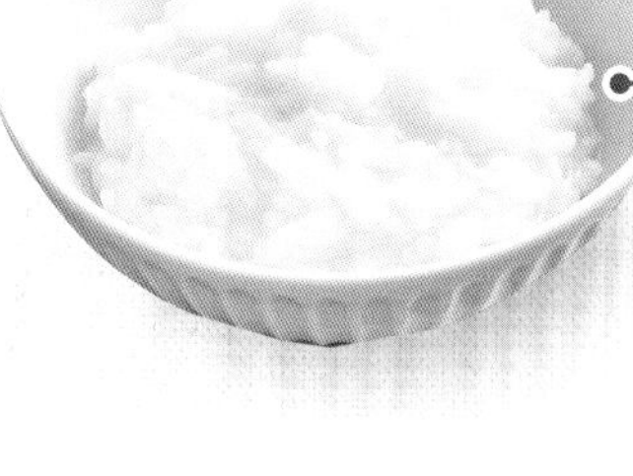

体のエネルギー源

主食

ごはん、パン、めん類など、脳や体のエネルギー源になる糖質をとる。

汁物

みそ汁やスープ。野菜、いもなどを使って具だくさんに。主菜、副菜にない水分や栄養素をとる。

＋ プラス

間食で1日に必要な栄養素を補う

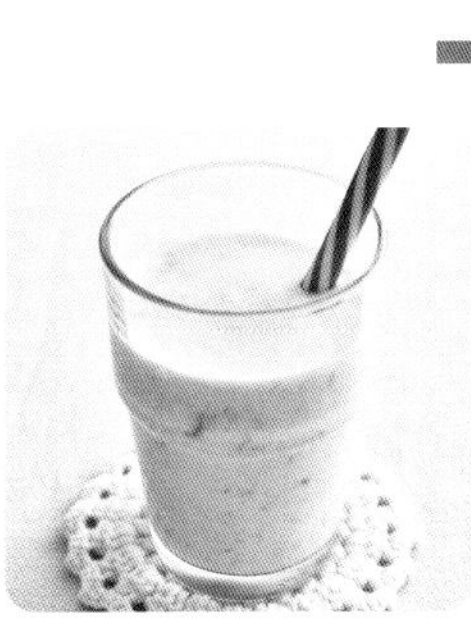

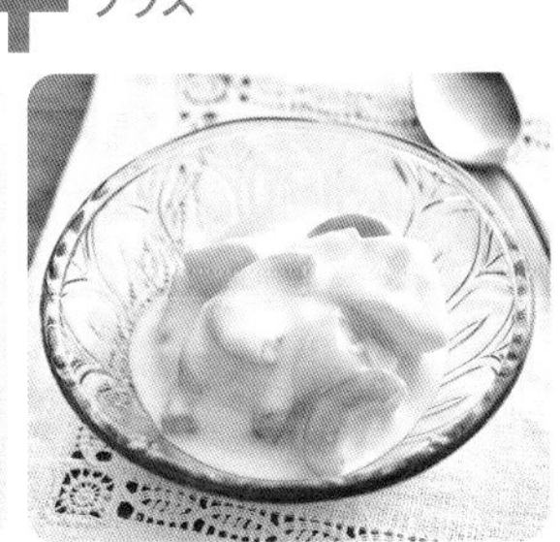

くだものや乳製品などで、ビタミン、ミネラルをとる。

Part 1 胃切除後の食べ方レッスン

消化のよい食品と気をつけたい食品

胃の切除後、基本的に食べていけないものはありません。といっても、退院後しばらくは、消化がよく刺激の少ない食品を選んで食べましょう。

食品選びは消化の善し悪しと刺激の有無がポイント

胃の切除後の食事に制限はありませんが、退院してしばらくは、胃の機能が失われた、または低下しているので、消化がよく、刺激が少ない食品をやわらかく調理したものがおすすめです。

かたいもの、食物繊維が多いものは、消化に時間がかかります。なす、きゅうり、トマト、かぼちゃの皮などは、消化されにくいので、退院直後はむいて調理するほうがよいでしょう。ただし、細かく切ってよく煮込んだものなら、そんなに神経質にならなくてもかまいません。

なお、次ページからの「気をつけたい食品」表にあるものは、消化にやや時間がかかったり、辛味や酸味など刺激が強かったりするもの。ずっと食べてはいけないものではないため、食べ慣れてきたら、体調に合わせて少しずつ食事に取り入れましょう。

よくある食材についてのQ&A

退院直後、スパゲティはダメ？

スパゲティのようなひも状のめんは、食べるとき一緒に空気を吸い込みやすいもの。通常なら、その空気は胃にいったん入り、必要なときにげっぷとして出ますが、胃の切除後はそのまま腸へ流れ込んでしまい、お腹が張ったり、おならが多くなったりします。

また、スパゲティはやわらかく煮込まない、油を多く使う、よく噛まずに飲み込みやすいなど、退院直後の食事としてはNGが多いので、おすすめできません。

調理パンや菓子パンはOK？

油が多く使われている調理パンや菓子パンは、消化に時間がかかります。やきそばパン、コロッケパン、カレーパン、カツサンドなどの調理パン、あんドーナツ、メロンパン、デニッシュなどは、退院してしばらくは、避けたほうがよいでしょう。卵サンドやクリームパン、パンケーキなどならOKです。

アイスクリームは食べていい？

冷たい食べ物は、消化器官の働きを弱めます。しかし、アイスクリームは口当たりがよく、「食欲がない」「少量しか食べられない」というときの栄養補給に役立ちます。食べてもOKです。

ごはん・パン・めん

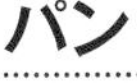

消化のよい食品

ごはん

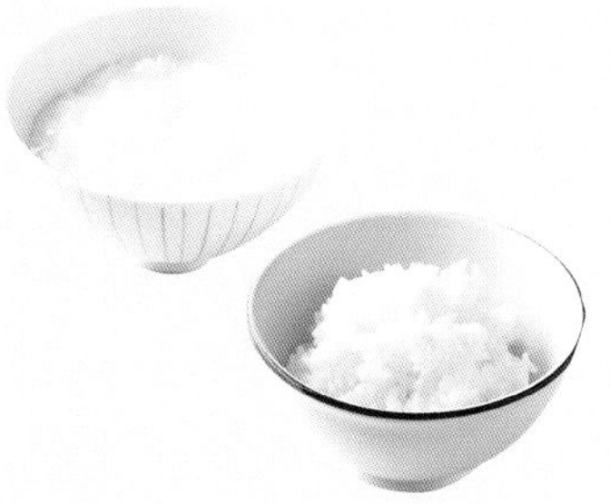

おかゆ、軟飯、雑炊

退院直後は、普通に炊いたごはんよりやわらかく消化のよい、おかゆ、軟飯を基本にしましょう。また、雑炊は具材や味つけで変化をつけられるので、おすすめです。

パン

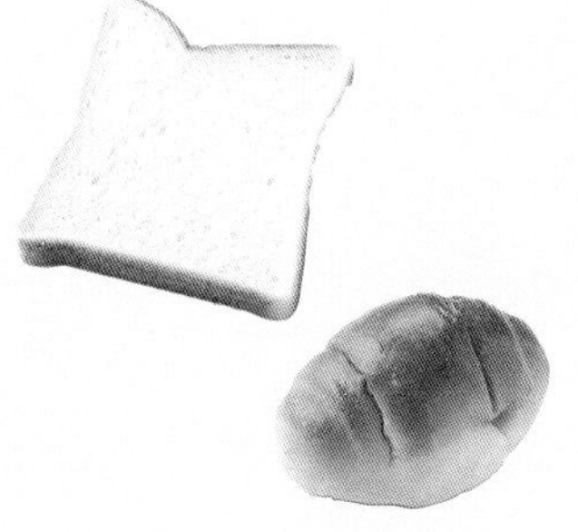

食パン、バターロール

やわらかい食パンやバターロールは、消化がよいものです。トーストにしてもよいでしょう。卵や野菜をはさんだサンドイッチやロールパンもおすすめ。

めん

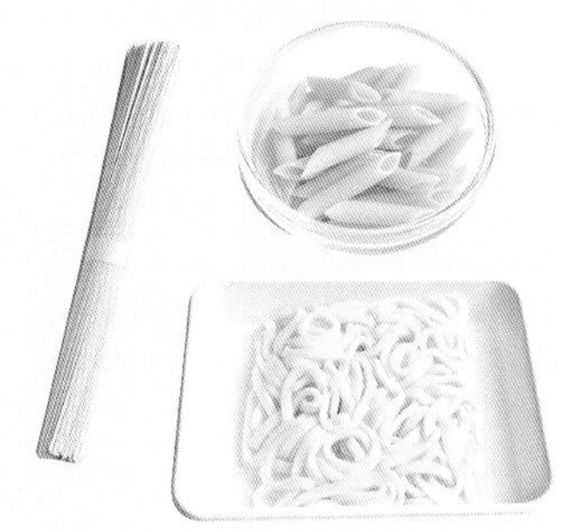

うどん、そうめん、冷やむぎ、マカロニ、ペンネ

消化がよいものですが、退院直後は長くゆでてやわらかくして。スパゲティよりもマカロニやペンネのほうが、スルッと飲み込みにくいのでおすすめ。

気をつけたい食品

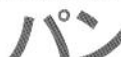

ごはん

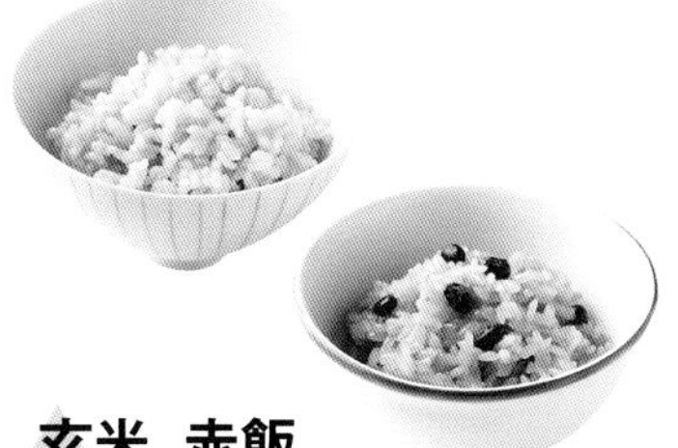

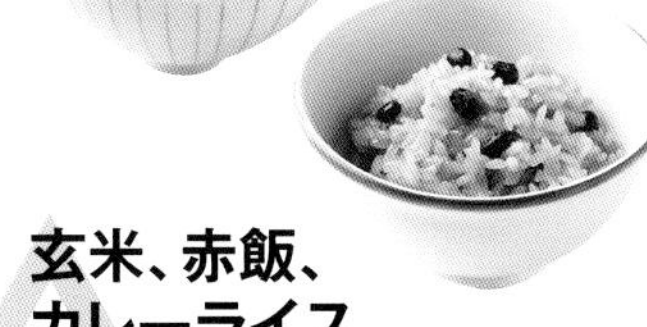

玄米、赤飯、カレーライス、チャーハン、もち

玄米は食物繊維が多く、赤飯はもち米のため、消化がよくありません。また、カレーライスは刺激が強く、チャーハンは油を多く使っているため消化に時間がかかります。もちは、よく噛まずに飲み込みやすいので注意。

パン

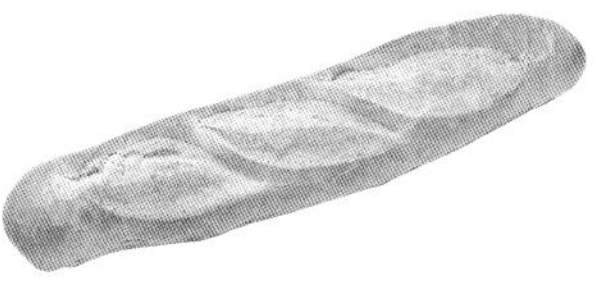

かたいフランスパン、ナッツ入りパン、揚げパン、カレーパン

かたいフランスパンは消化に時間がかかります。ナッツも消化に時間がかかるため、ナッツ入りのパンも注意。揚げパンは、油を多く使っているため消化がよくありません。カレーパンは、油に加えて刺激もあります。

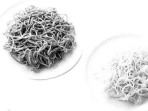

めん

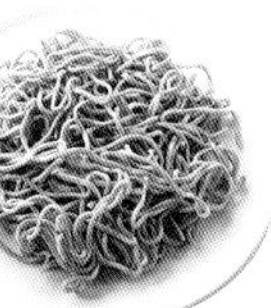

そば、ラーメン、インスタントラーメン、焼きそば

そばは、食物繊維が多くて消化がよくありません。めんのコシを出すために「かん水」がつなぎに使われている中華めんは、消化が悪い上、ラーメンや焼きそばなどは油も多く、消化に時間がかかります。

魚介類・肉類

消化のよい食品

魚介類

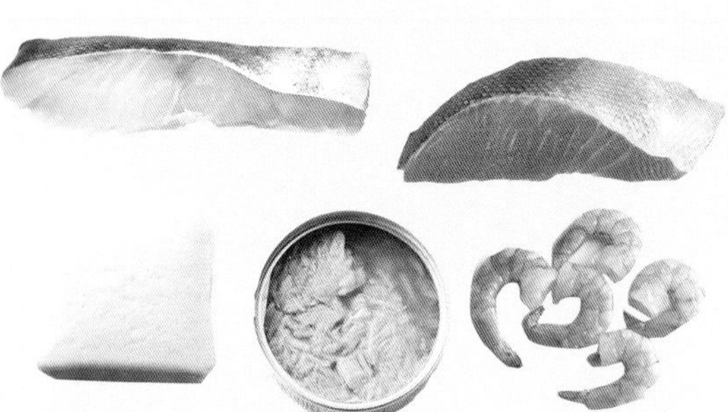

白身魚（たら、たい、かれい、ひらめなど）、**まぐろ、かつお、さけ、ほたて貝柱、かき、えび、かに、はんぺん、つみれ、魚缶詰**（さば、いわし、ツナ、かに、ほたてなど）

白身魚は、消化がよく、たんぱく質も豊富なのでおすすめ。まぐろは、やわらかく消化もよいですが、生ものは新鮮なものを食べるのが大前提です。

肉類

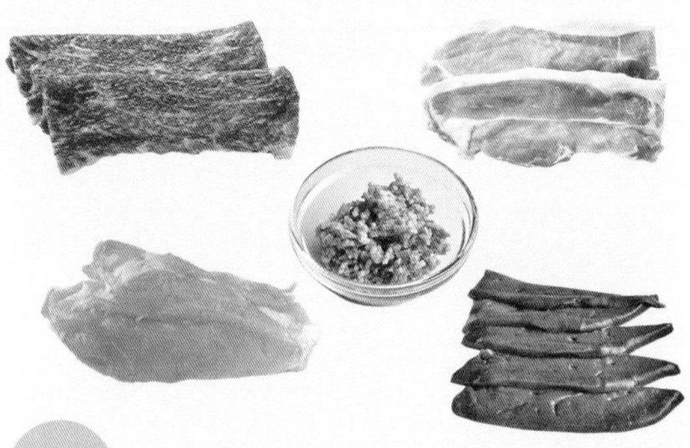

牛肉（赤身）、**豚肉**（赤身）、**鶏肉**（皮なし）、**鶏ささみ、脂身の少ないひき肉、レバー**

脂肪が少ない赤身の肉（牛・豚）、鶏ささみ、鶏肉（皮なし）は、消化がよく、たんぱく質も豊富に含まれています。赤身の薄切り肉やひき肉はやわらかく、おすすめです。

気をつけたい食品

魚介類

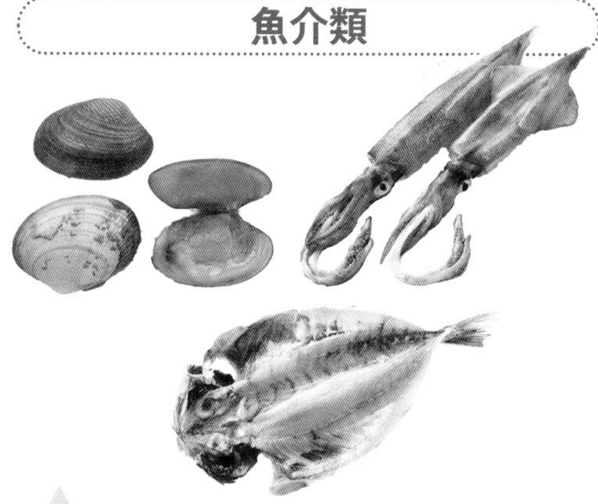

うなぎ、干物、いか、たこ、貝類（ほたて・かき以外）、**いかの塩辛、魚卵**（数の子、すじこ、いくら、明太子など）

うなぎは脂肪が多く、いかやたこは組織がかたいため、消化に時間がかかります。魚卵も消化がよくありません。

肉類

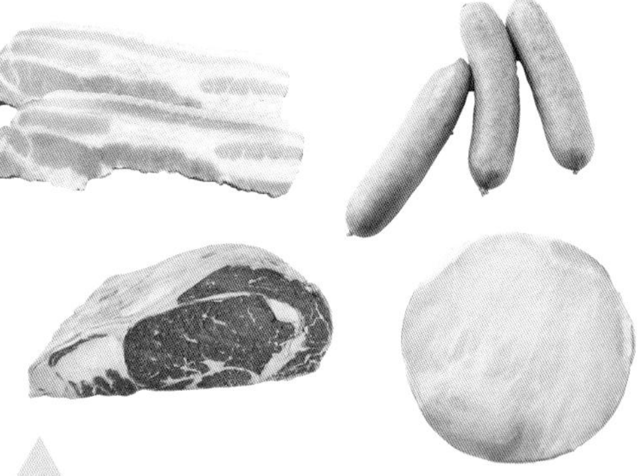

牛肉や豚肉のばら肉、サーロイン、鶏肉の皮、ベーコン、ソーセージ、サラミ

ばら肉やサーロインなどの部位の肉や、ベーコンやソーセージなどの肉加工品は、脂肪が多いため、消化に時間がかかります。

野菜・いも類・きのこ類・海藻類

消化のよい食品

野菜

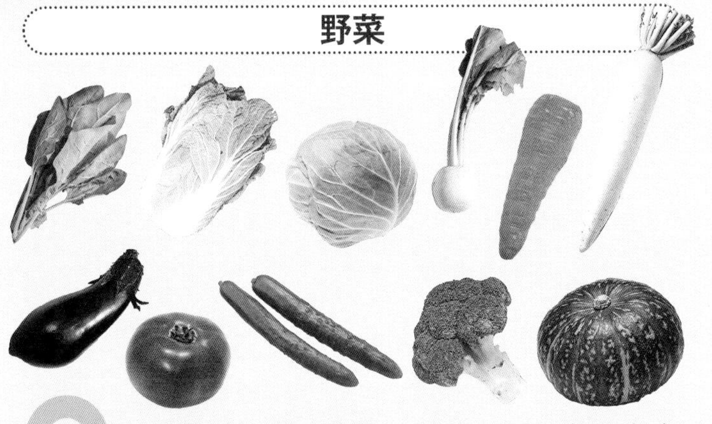

ほうれん草、小松菜、白菜、レタス、キャベツ、かぶ、にんじん、大根、なす、玉ねぎ、トマト、きゅうり、ブロッコリー、カリフラワー、かぼちゃ

比較的、食物繊維が少ない野菜は、消化がよいです。ビタミンやミネラルも豊富。ほうれん草や小松菜には、胃切除後にとりにくくなる鉄分、カルシウムなどが多く含まれています。キャベツや大根には、消化を助ける酵素が含まれています。

いも類

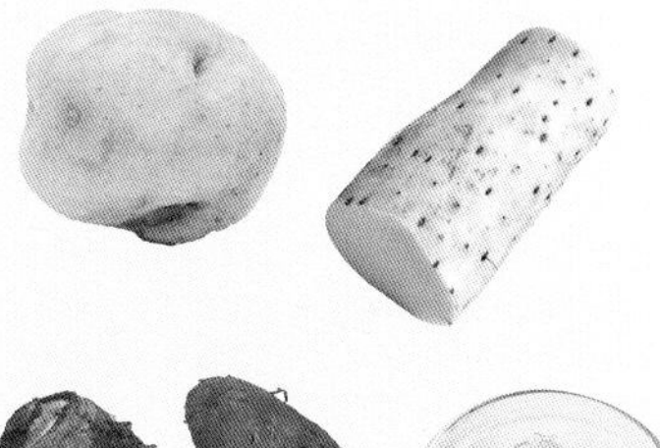

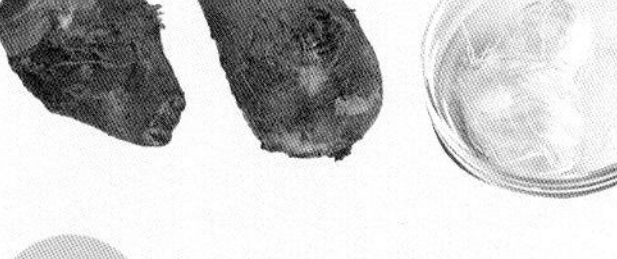

じゃがいも、長いも、里いも、はるさめ

ビタミンが豊富で消化がスムーズ。長いもは、消化を助けるでんぷん分解酵素のアミラーゼが含まれています。

気をつけたい食品

野菜

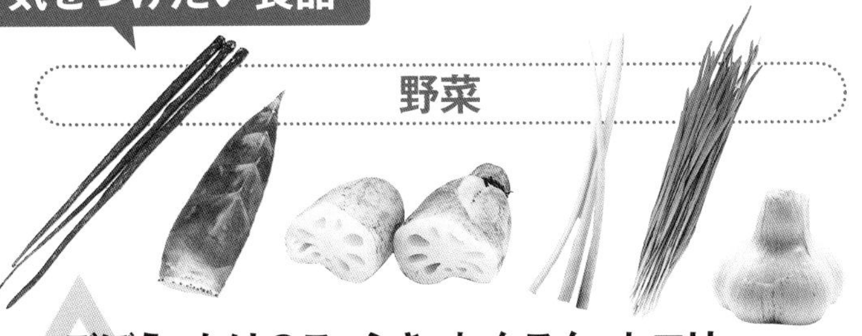

ごぼう、たけのこ、ふき、れんこん、セロリ、わらび、ぜんまい、にら、にんにく、漬け物（たくあん、つぼ漬、たまり漬など）

食物繊維が多い根菜類、山菜などは、消化に時間がかかります。

いも類

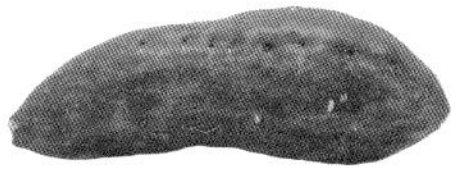

さつまいも、干しいも、こんにゃく、しらたき

食物繊維が多いので消化に時間がかかります。

きのこ類

しいたけ、しめじ、エリンギなど

食物繊維が多いので消化に時間がかかります。

海藻類

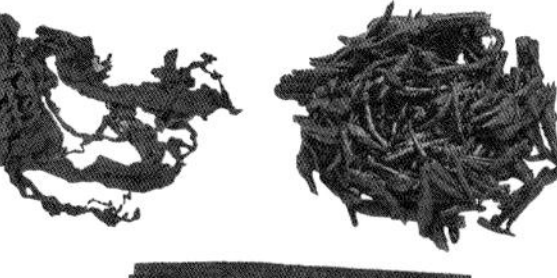

昆布、わかめ、ひじき、のりなど

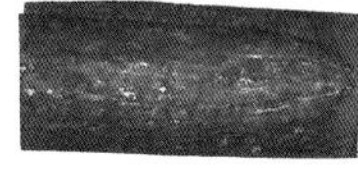

食物繊維が多いので消化に時間がかかります。

卵・大豆製品・乳製品・油脂類・香辛料

消化のよい食品

卵

鶏卵 栄養満点で消化吸収もよいのが特徴。

乳製品

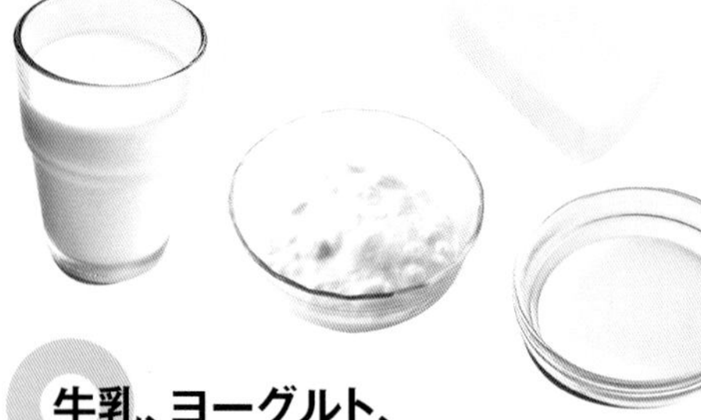

牛乳、ヨーグルト、乳酸飲料、チーズ、生クリーム

たんぱく質が豊富な上、消化もよい食品です。ヨーグルトや乳酸飲料は、さらに腸の働きをよくして便秘を解消する効果も期待できます。チーズや生クリームは栄養価が高く、少量でもエネルギーがとれます。

大豆製品

豆腐、納豆、豆乳、きなこ、湯葉、煮豆

良質のたんぱく質が豊富で、消化吸収がよい食品です。

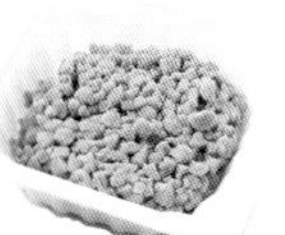

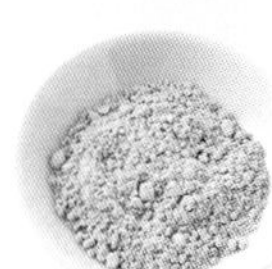

油脂類

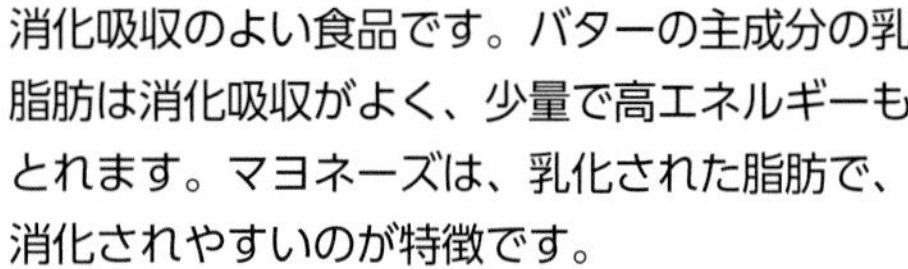

植物油、バター、マヨネーズ、オリーブ油※

消化吸収のよい食品です。バターの主成分の乳脂肪は消化吸収がよく、少量で高エネルギーもとれます。マヨネーズは、乳化された脂肪で、消化されやすいのが特徴です。

※植物油の中でも、オリーブ油は消化吸収がよい油です。

気をつけたい食品

香辛料

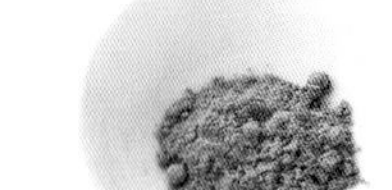

多量の香辛料（わさび、からし、唐辛子、カレー粉、豆板醤など）

多量にとると、刺激が強く、胃腸などの消化器官に負担をかけます。

大豆製品

枝豆、炒り豆

食物繊維が多く、消化に時間がかかります。

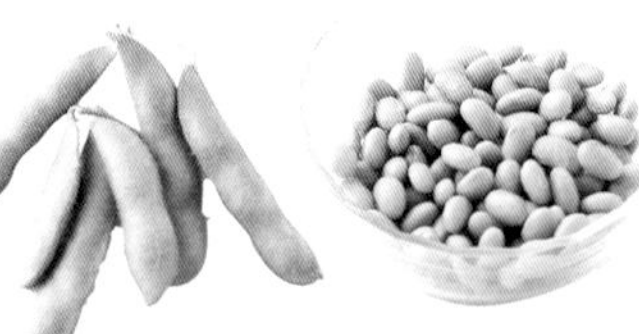

油脂類

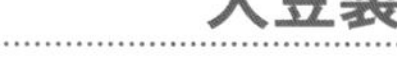

ラード、ヘット

動物性脂肪は消化に時間がかかります。

くだもの・菓子類・飲み物

消化のよい食品

くだもの

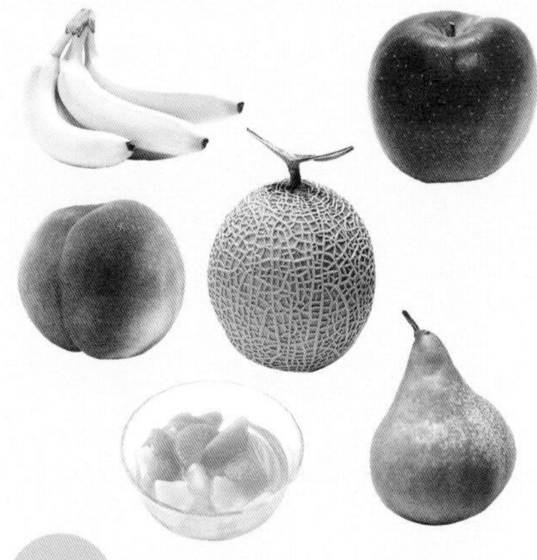

○ **バナナ、りんご、桃、メロン、缶詰**（桃、洋梨など）

バナナはでんぷんが多く消化しやすく、りんごには消化を助けるペクチンが豊富です。

菓子類

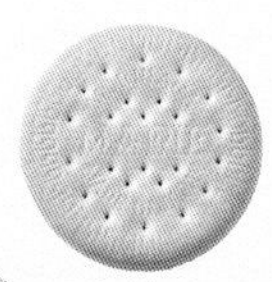
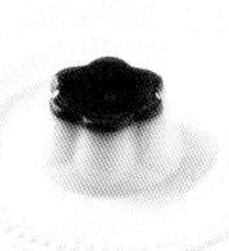
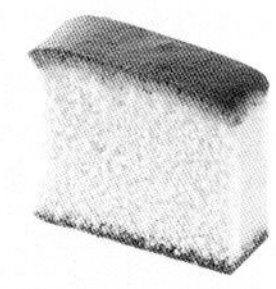
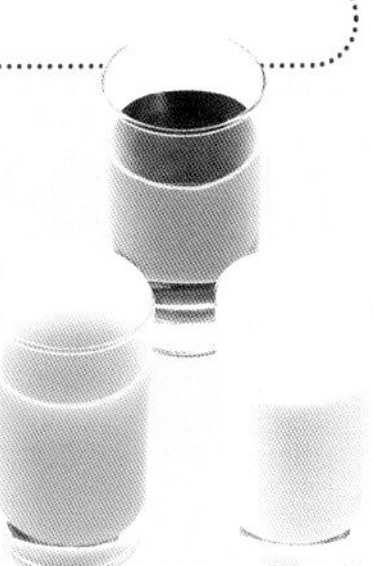

○ **ビスケット、プリン、カステラ、蒸しパン、ホットケーキ、ゼリー**

やわらかくて食べやすく、消化もよい食品です。

飲み物

○ **薄く淹れたお茶・コーヒー・紅茶、麦茶、ほうじ茶、スポーツドリンク、ジュース**

お茶、コーヒー、紅茶も、薄く淹れれば刺激が少なくなります。

気をつけたい食品

くだもの

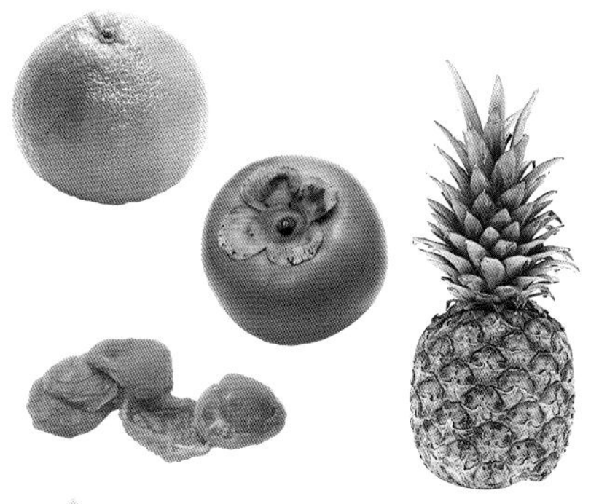

△ **みかん、グレープフルーツ、レモン、パイナップル、柿、なし、ドライフルーツ**

食物繊維の多いくだもの、ドライフルーツは、消化に時間がかかります。柿は消化がよくありません。

菓子類

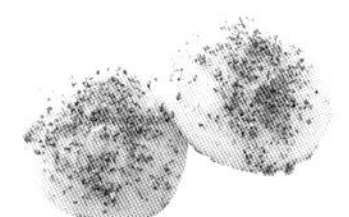
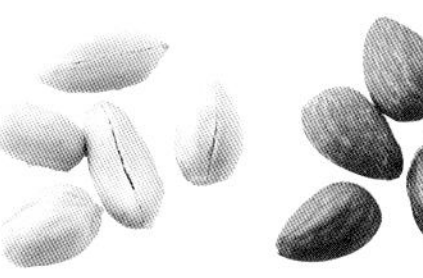

△ **チョコレート、大福、せんべい、揚げ菓子、ピーナッツ、アーモンド**

粒あんは皮が消化しにくいのでNG。せんべいはかたく、油を多く使った菓子は消化がよくありません。ナッツ類はかたくて消化に時間がかかります。

飲み物

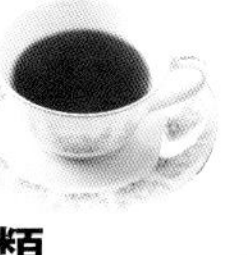
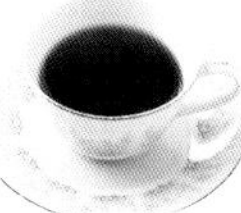
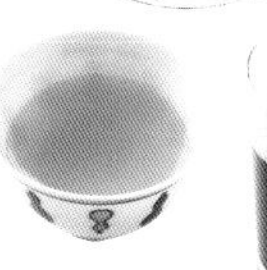
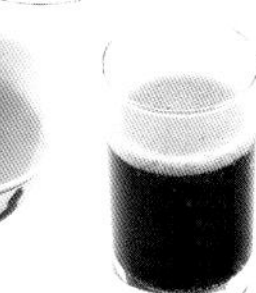

△ **濃く淹れたお茶・コーヒー・紅茶、炭酸飲料、アルコール類**

カフェインや炭酸飲料、ビールの炭酸は胃腸などの消化器官を刺激します。

消化をよくするための調理のポイント

野菜の切り方、調理のしかたによって、食べやすく消化されやすい食事を作ることができます。胃腸などの消化器官に負担をかけない食事作りを心がけましょう。

野菜の切り方

繊維を断つように切る

キャベツや白菜などは、葉脈に沿って走る繊維を断ち切るように千切りにすると、食べやすくなります。

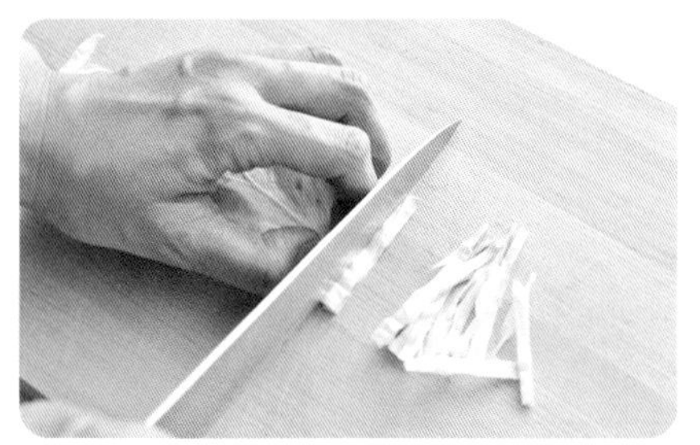

小さく切る

小さく切ると食べやすく、消化もよくなります。また、火の通りも早くなるため、調理時間の時短にもなります。

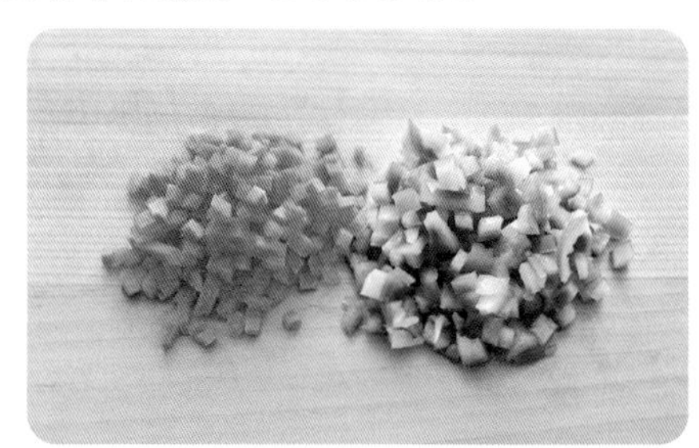

皮をむいたほうがよいもの

野菜の皮は消化されにくいため、退院直後は皮をむいて調理したほうがよいでしょう。

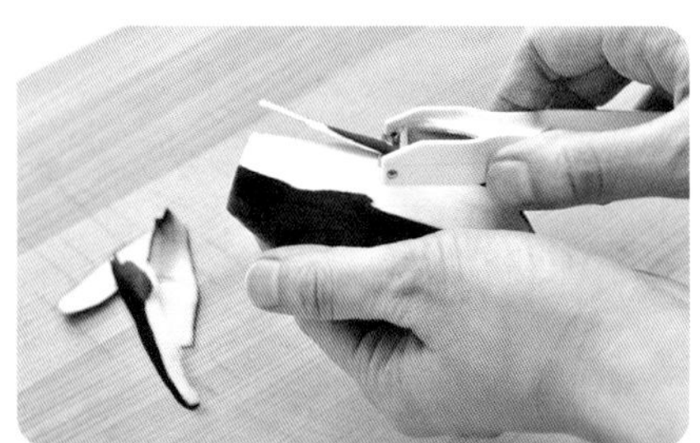

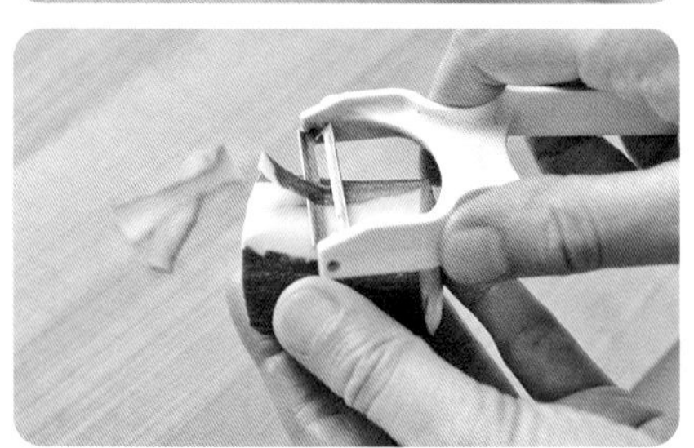

なす・きゅうり・ズッキーニ・かぶ…ピーラーで皮をむきます。

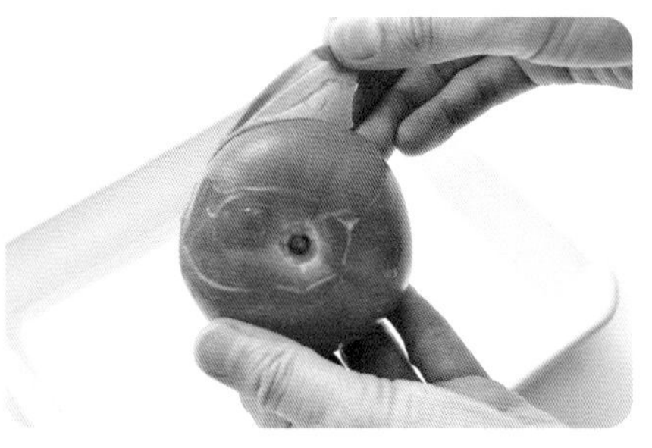

トマト…湯むきをします（退院直後は、消化されにくい種を取り除く）。

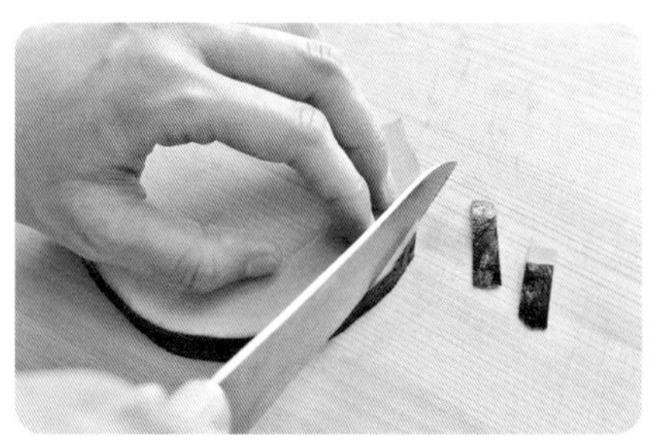

かぼちゃ…包丁で皮を取ります。

調理法

煮る

やわらかく煮ることで、食べやすく消化されやすくなります。かたい食品も小さく切ってよく煮込めば、消化しやすくなるので問題はないでしょう。

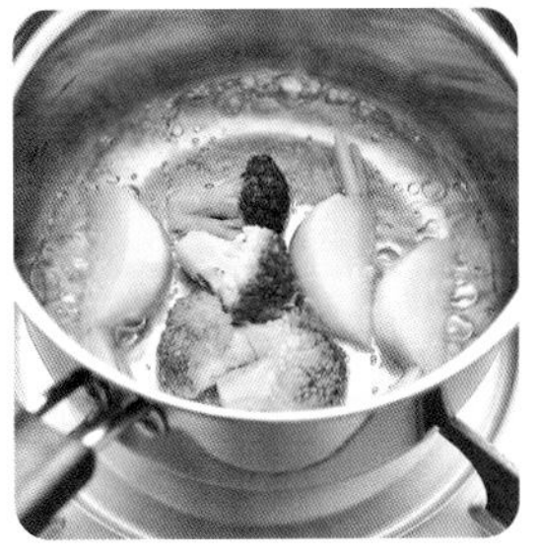

蒸す

油を使わず、おいしく調理できます。肉や魚の場合、余分な脂肪分がとれて消化されやすくなります。野菜などもふっくらやわらかくなります。

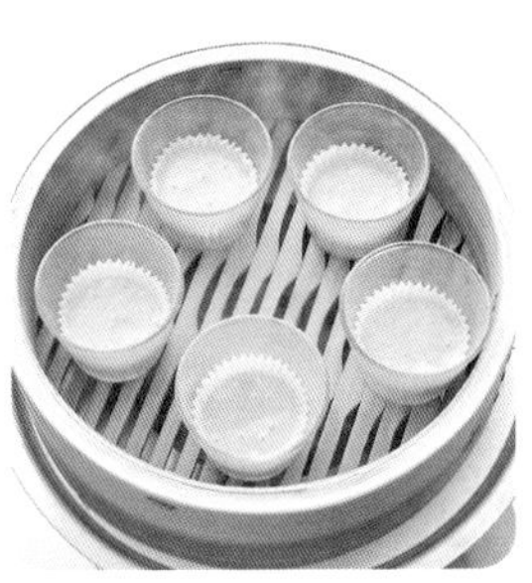

電子レンジを活用

電子レンジを使えば、調理時間が短縮できます。野菜のビタミンは煮ると湯に流れ出てしまいますが、電子レンジは栄養素も失われにくいので料理の下ごしらえに活用しましょう。

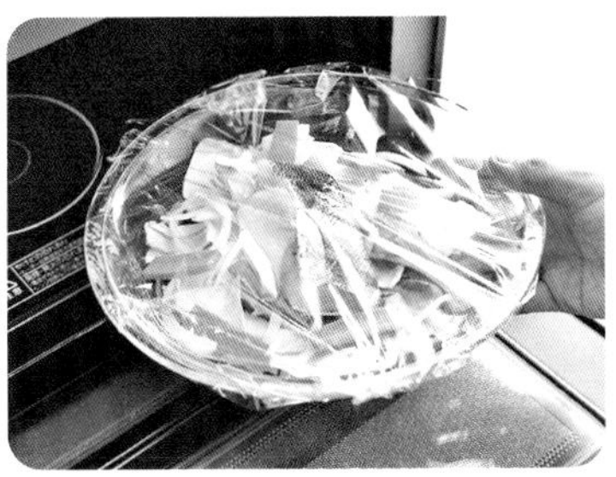

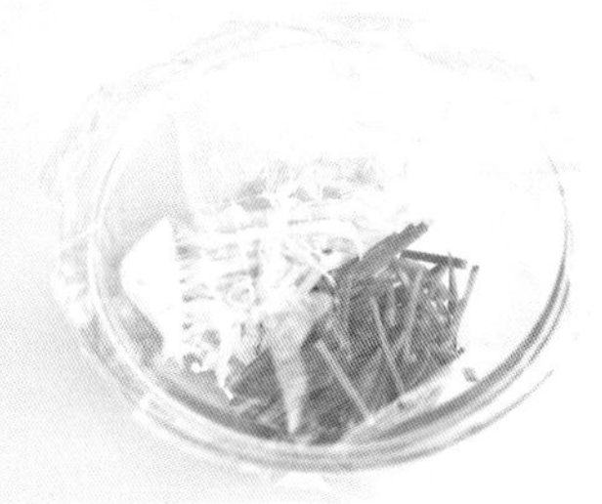

とろみをつける

とろみがあると、のどを通りやすく、食べやすくなります。おかゆ、うどんなどにも水溶き片栗粉を入れると食べやすく、やさしい味わいになります。

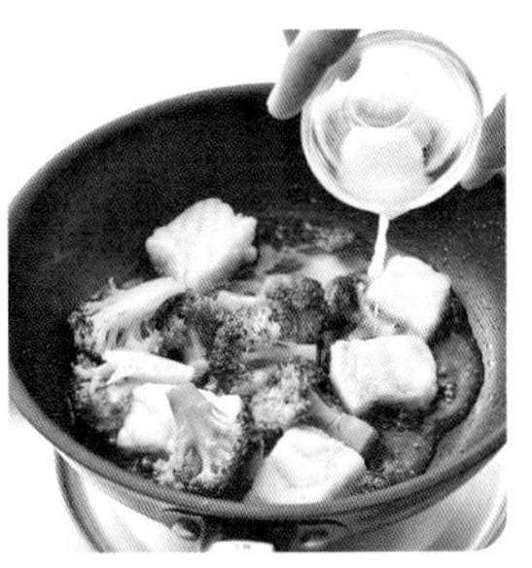

すりおろす

大根やにんじん、長いもなどは、おろすことで繊維が壊され、消化されやすくなります。大根おろしを加えたみぞれ煮は、食べやすいのでおすすめです。

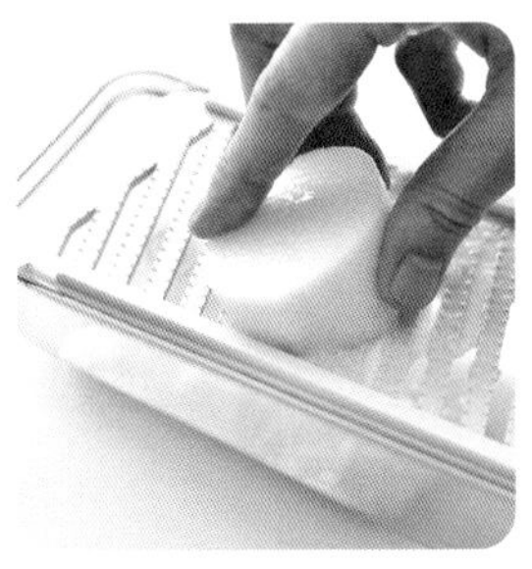

つぶす

じゃがいも、里いもなどは、マッシャーやフォークでよくつぶすことで、なめらかになって食べやすくなります。

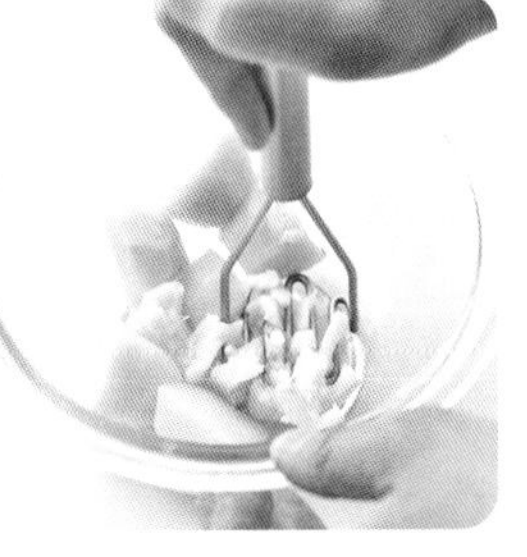

かくはんする

野菜を使ったポタージュやジュースなどを作るときは、ハンドミキサーやミキサーを使うと便利。短時間でなめらかになります。

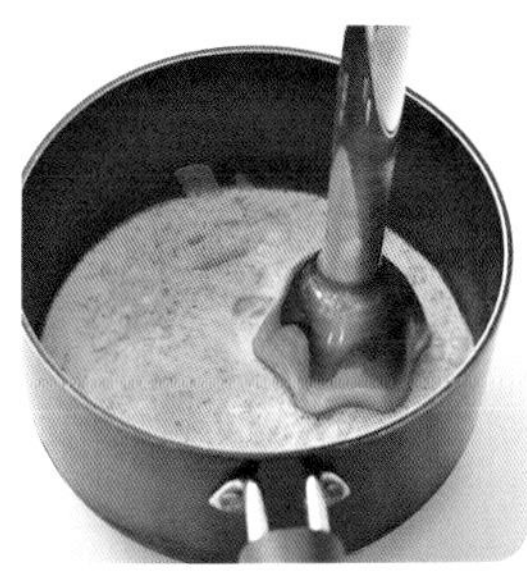

コラム

市販の栄養補助食品で上手にエネルギー補給を

「食欲がない」「1日に必要な栄養がとれない」ときは、経腸（けいちょう）栄養剤、経腸栄養食品と呼ばれる市販の栄養補助食品を利用して、不足しがちな栄養素を効率よくとるのがおすすめです。

少量で手軽に
エネルギー補給が
できる総合栄養飲料

クリミール
（ミルクティー味）
200kcal／125mℓ（クリニコ）

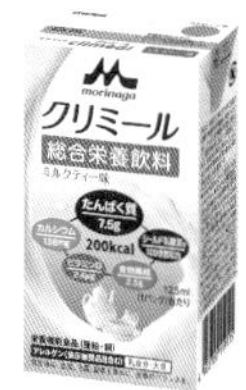

味、食感はそのままで
栄養をプラス。いつもの
豆腐と同様に使える

豆の富
256kcal／256g、
たんぱく質17.2g（クリニコ）

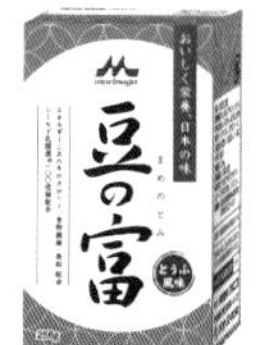

さっぱりした味わいで
たんぱく質・BCAAの
補給が可能なゼリー飲料

リハたいむゼリー
（マスカット味）
100kcal／120g、たんぱく質10g（クリニコ）

とろみのある超高濃度栄養食で
少量で高エネルギーの
摂取が可能

テルミール
アップリード りんご風味
400kcal／100mℓ（ニュートリー）

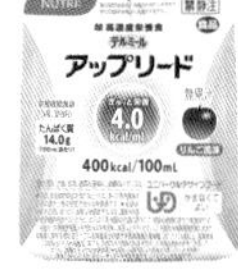

飲みきりサイズで、手軽に
エネルギー補給が可能

テルミールミニ
コーヒー味
200kcal／125mℓ、
たんぱく質7.3g（ニュートリー）

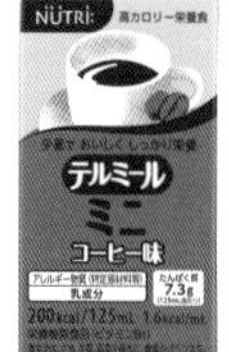

食事にマッチする
甘くないスープタイプ

テルミールミニSoup
トマトスープ味
200kcal／125mℓ、
たんぱく質7.3g（ニュートリー）

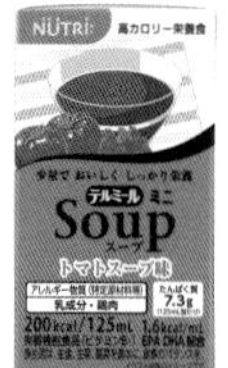

体に必要な栄養素を
バランスよく配合

明治メイバランスMini
カップ バナナ味
200kal／125mℓ
たんぱく質7.5g（明治）

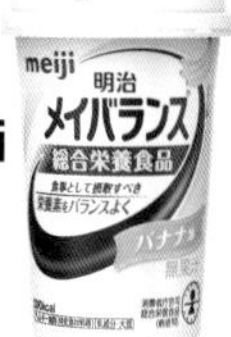

なめらかな食感の
少量高エネルギーゼリー

明治メイバランスソフト
Jelly ピーチヨーグルト味
200kcal／125mℓ、
たんぱく質7.5g（明治）

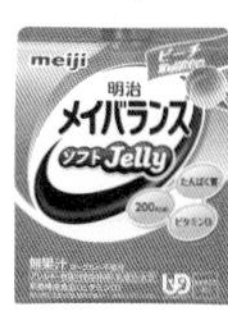

商品問い合わせ先

株式会社クリニコ	0120-52-0050（9:30～17:00、土日祝、5/1、年末年始除く）
ニュートリー株式会社	0120-219-038（9:00～17:00、土日祝、年末年始、お盆を除く）
株式会社明治	0120-201-369（9:00～17:00、土日祝、年末年始除く）

胃の手術後の食事をサポートするお弁当

食事づくりが面倒、たまには休みたいときは、
胃の手術を受けた人向けに調理されたお弁当が便利です。

手術後のための消化にあんしん宅配食

医師・管理栄養士監修「食卓の名医®」
（Wismettacフーズ株式会社）
https://www.shokutakunomeii.com/

「酵素」で処理された食材を使用

介護食・術後食などの「あいーと」
公式オンラインショップ（イーエヌ大塚製薬株式会社）
https://www.ieat-onlineshop.jp

Part 2

退院後しばらくのメニュー

退院してしばらくの人におすすめしたい、食欲をそそる見た目で、飲み込みやすくておいしい、消化のよい料理を紹介します。どれも家族と一緒に楽しめるメニューばかりです。

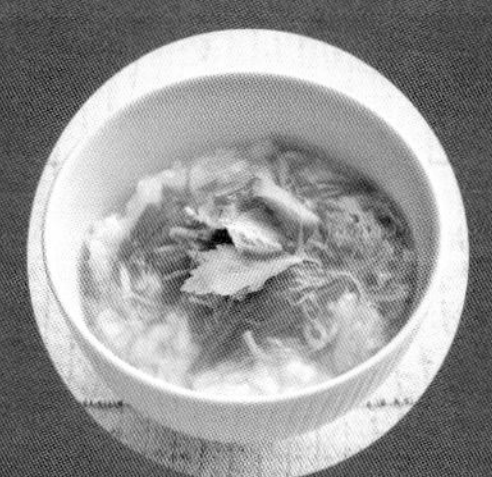
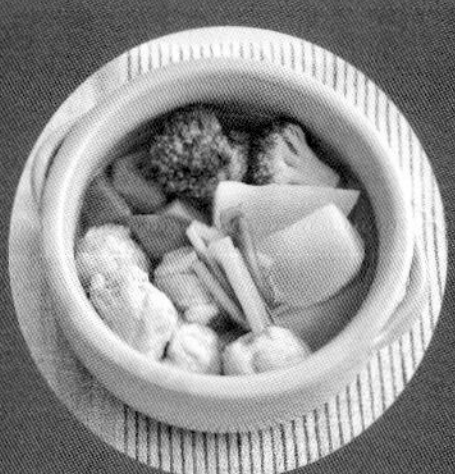
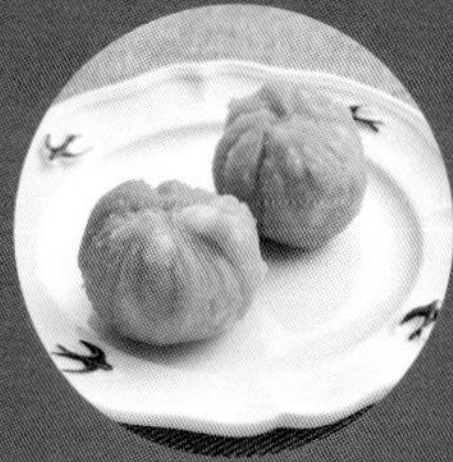

退院後しばらくの食事のポイント

退院後しばらくは1度に少量しか食べられないので、1日の食事回数を多くして必要な栄養やエネルギーをとるようにしましょう。

1回の食事量は少なく食事の回数を増やす

退院後しばらくは、胃が小さく（またはない）なっているために1度に少量しか食べることができません。しかも、退院直後は食が進まなかったりします。まずは、あせらず、おかゆなど消化のよいものから食べ始めましょう。

少しずつでも食べられるようになったら、「主食＋主菜＋副菜」を揃えた食事にしていきます。ただし、1回に食べられる量は少ないので、1日3食に2〜3回の間食を組み合わせた「分食」にして、1日に必要な栄養やエネルギーをとり、体力を回復させていきましょう。

なお、ダラダラといつも何かを食べている状態だと、機能が低下している胃や腸がフル活動して働かなければならず、負担がかかります。規則正しく、できるだけ決まった時間に食べることが大切です。

残った胃と腸などの消化器官に負担をかけないために

分食にする

食事は、少量ずつ食べるのが鉄則。1日3食に加え、軽食などの間食をとり、1日5〜6回を目安に食事をとるようにしましょう。

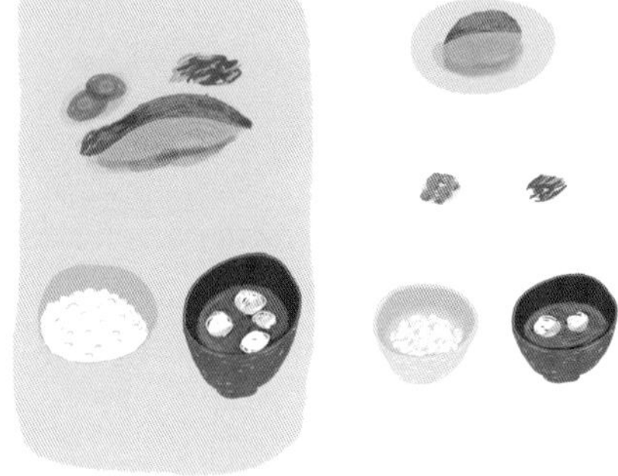

主食、主菜、副菜、汁物の量を少なくして、間食でエネルギーを補給。退院してしばらくは、おかゆ、消化のよい食品と調理法のおかず中心に。

消化のよい食事内容にする

○ 消化のよい食品、刺激の少ない食品（p.21〜25参照）

× 消化が悪い食品、刺激の強い食品（p.21〜25参照）

○ 「煮る」「蒸す」「ゆでる」「細かく刻む」調理法でやわらかく

× 「揚げる」「炒める」などの油を多く使う調理法

○ 温かい料理、常温食

× 冷た過ぎる料理やデザート、熱過ぎる料理

1日の食事のとり方（1日5回）の例

朝食

パンを主食にした献立例。消化しやすい食パンは、トーストにしてもOK。スクランブルエッグなどの卵料理は、栄養価も高く消化しやすいので朝食におすすめです。コーヒーや紅茶は、薄めに淹れたものならよいでしょう。

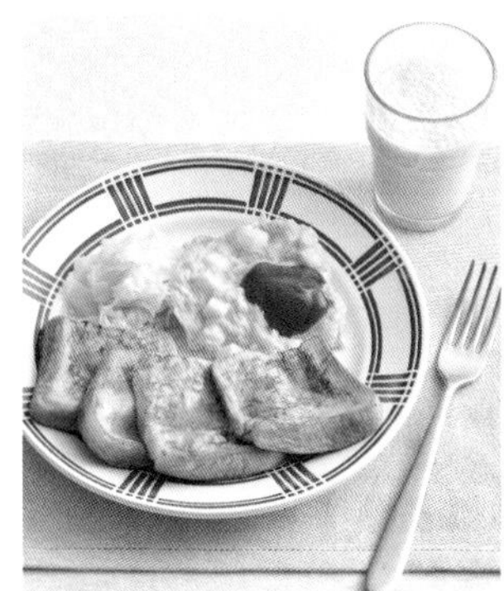

間食

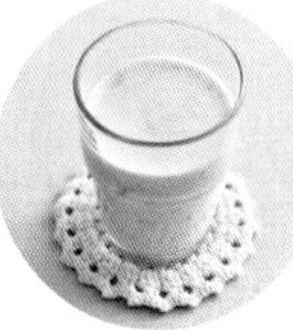

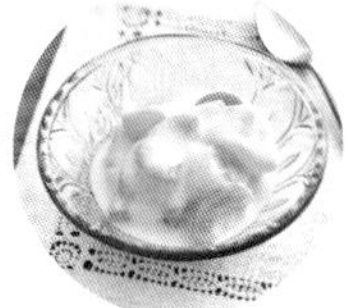

くだものや乳製品など、ビタミンやミネラルが多いものを食べても。

昼食

めんを主食にした献立例。めんは、消化のよいうどん、そうめんなどがおすすめ。具に野菜を入れると、少量でも栄養やエネルギーがとれます。

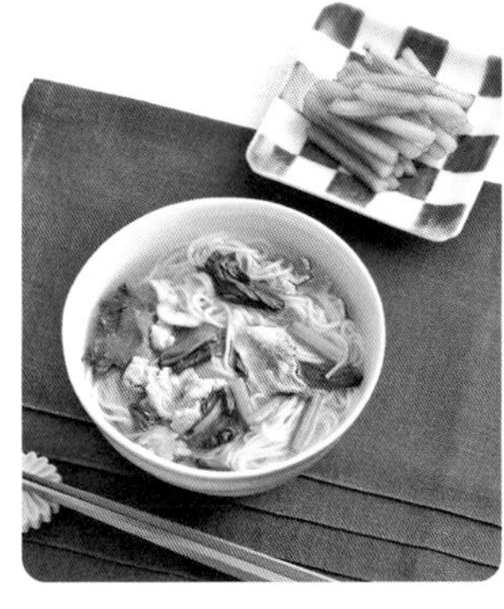

間食

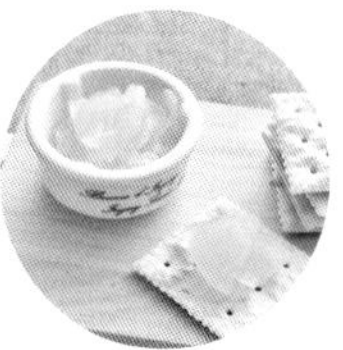

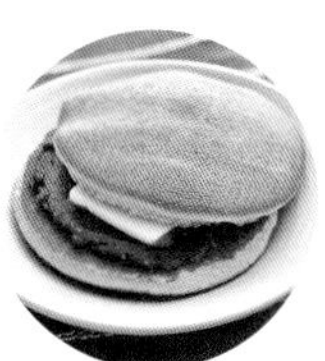

少量でも高エネルギーのおやつで、エネルギー補給を。

夕食

主食＋主菜＋副菜の栄養バランスのとりやすい和食の献立例。主食は消化のよいおかゆから食べ始めましょう。みそ汁は具だくさんにすると、いろいろな食品の栄養がとれます。

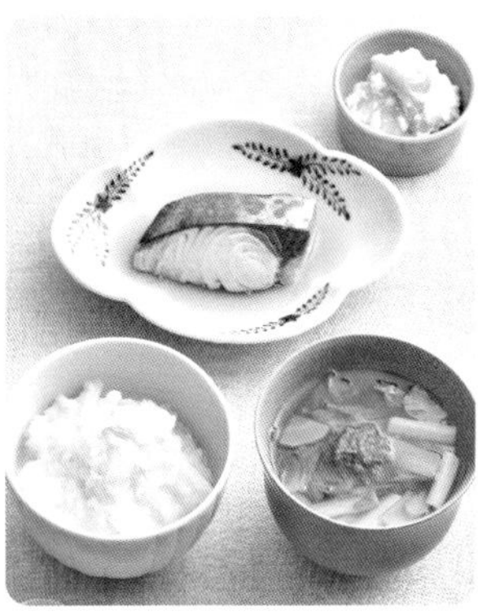

食事の時間例

胃腸などの消化器官をいたわるためにも、できるだけ決まった時間に食事をするようにしましょう。

1日**5**回の場合	朝食 8:00	➡	間食 10:00	➡	昼食 12:00	➡	間食 15:00	➡	夕食 19:00				
1日**6**回の場合	朝食 8:00	➡	間食 10:00	➡	昼食 12:00	➡	間食 14:00	➡	夕食 18:00	➡	間食 20:00		
1日**7**回の場合	朝食 8:00	➡	間食 10:00	➡	昼食 12:00	➡	間食 14:00	➡	間食 16:00	➡	夕食 18:00	➡	間食 20:00

退院してすぐは消化のよい「おかゆ」から。パンや、めん類もやわらかく調理してゆっくりよく噛んで食べ始めましょう。

ごはん

おかゆのトッピング
刻みのり、わかめなどの海藻類は、消化が悪いためNG。のりの佃煮や細かく刻んだ漬け物はOKですが、塩分が多いので、ティースプーン１杯程度に。

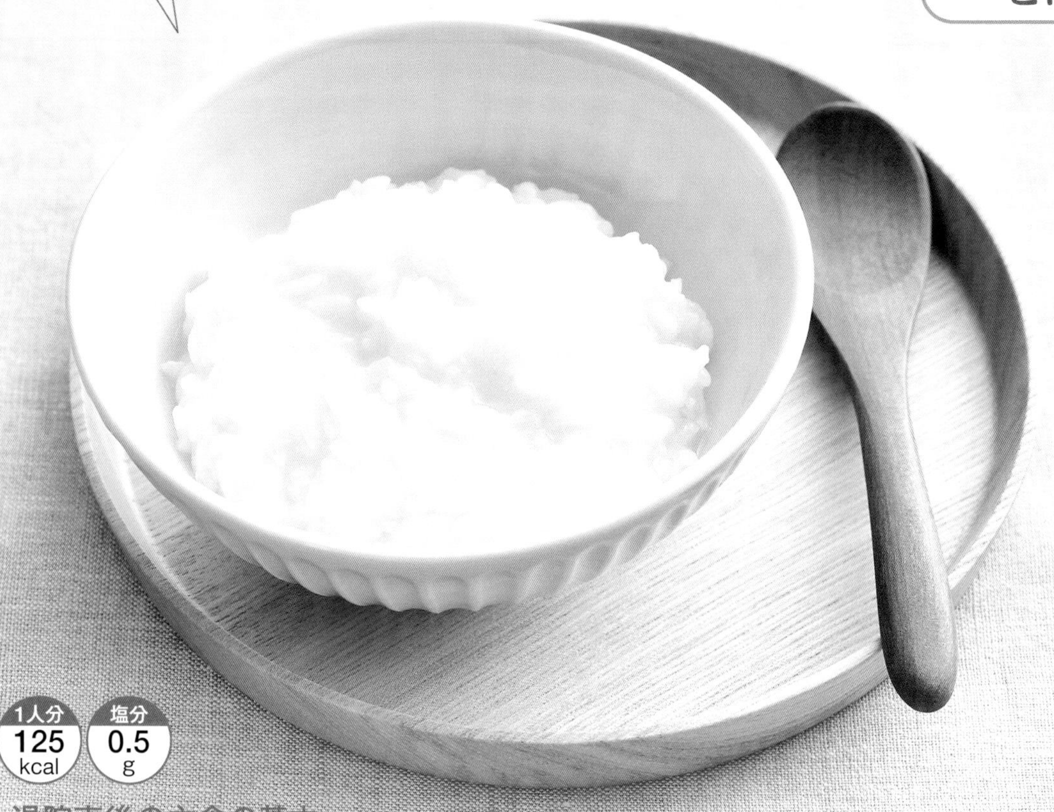

1人分 125 kcal　塩分 0.5 g

退院直後の主食の基本

全がゆ

材料（1人分）

ごはん……80g
水……１カップ
塩……少々

作り方

1 鍋にごはん、水を入れ、中火にかける。

2 沸騰したら弱火にする。

3 ふたをして15分ほど煮た後、塩を加えてさっと混ぜる。

1
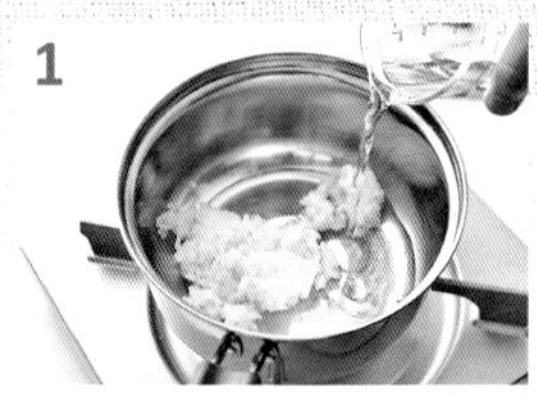

2
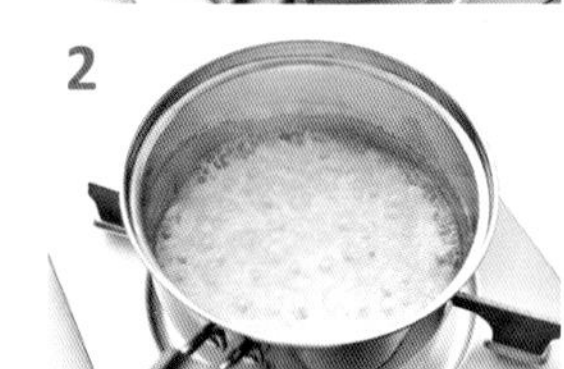

POINT

時短のためにも
温かいごはんか冷凍ごはんで

生米から作ると時間がかかります。時短で作るためには、炊いたごはん、または冷凍ごはんを解凍してから使うのが一番。１食分のおかゆがすぐに作れるよう、80g（ごはん茶碗の約半分程度）のごはんをラップに包み、冷凍しておくと便利です。

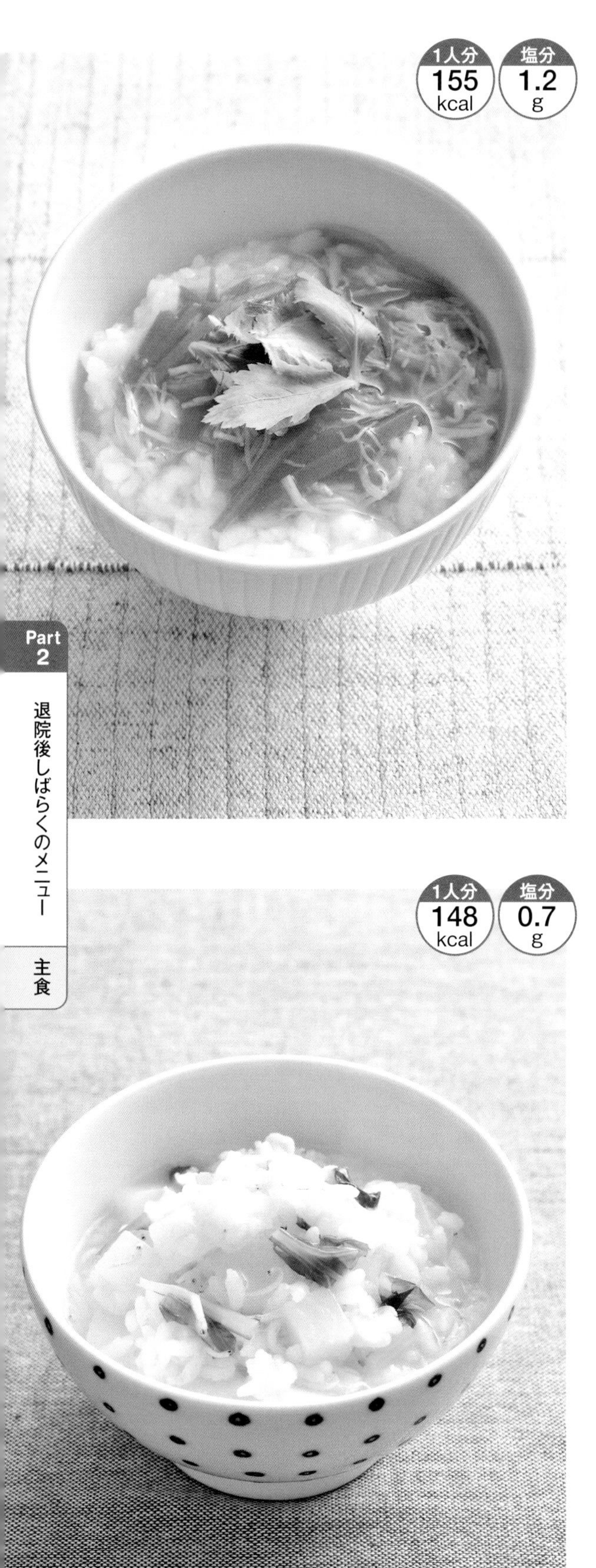

1人分 155 kcal　塩分 1.2 g

とろみをつけて食べやすくした

ほたてあんかけがゆ

材料（1人分）

ごはん …… 80g
水 …… 1カップ
にんじん …… 1㎝（10g）
ほたて缶（水煮）
…… 1/3缶（20g）
だし汁 …… 1/2カップ
A［しょうゆ …… 小さじ1/2
　塩 …… 少々
B［水 …… 小さじ1
　片栗粉 …… 小さじ1/2
三つ葉の葉 …… 適量

作り方

1 鍋にごはん、水を入れて中火にかけ、沸騰したら弱火にしてふたをし、15分ほど煮る。

2 1とは別の鍋にだし汁を入れ、中火で煮立てる。皮をむいて細切りにしたにんじん、ほたて缶を汁ごと加え、ふたをして5分ほど煮る。

3 にんじんがやわらかくなったらAと溶いたBを加えて混ぜ、とろみをつける。

4 器に1を盛って3をかけ、三つ葉の葉をのせる。

1人分 148 kcal　塩分 0.7 g

かぶは角切りにして食感を楽しむ

しらす&かぶのおかゆ

材料（1人分）

ごはん …… 80g
水 …… 1カップ
かぶ …… 1/2個（40g）
かぶの葉 …… 2本
A［しらす干し …… 大さじ1
　塩 …… 少々

作り方

1 かぶは皮をむいて1㎝角に、かぶの葉は1㎝長さに切る。

2 鍋にごはん、水を入れて中火にかけ、沸騰したら弱火にし、1を加えてふたをし、15分ほど煮る。

3 かぶがやわらかくなったら、Aを加えてさっと混ぜる。

POINT

消化吸収をよくするため、かぶの皮はむき、葉は小さく切ります。葉の緑を加えることで、彩りよく食欲増進効果も。ただし、食べるときはよく噛んで。

たんぱく質が簡単にとれる

豆腐入り雑炊

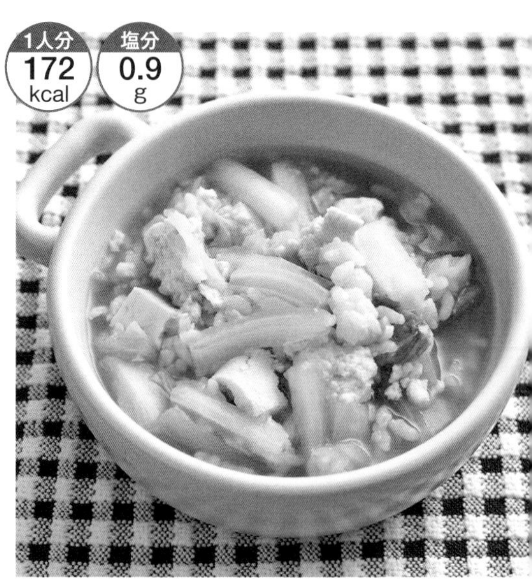
1人分
172
kcal
塩分
0.9
g

材料（1人分）

ごはん……80g
白菜……小1/2枚（40g）
A
だし汁……1カップ
しょうゆ……小さじ1/4
塩……少々
木綿豆腐……1/6丁（50g）

POINT
白菜は、繊維が残らないよう細切りに。

作り方

1 白菜は3㎝長さに切ってから縦に細切りにする。

2 鍋にAを入れて中火で煮立て1を加え、ふたをして弱火で5〜6分煮る。

3 白菜がやわらかくなったら豆腐を食べやすい大きさにくずしながら入れ、ごはんを加えてふたをし、弱火で5〜6分煮る。

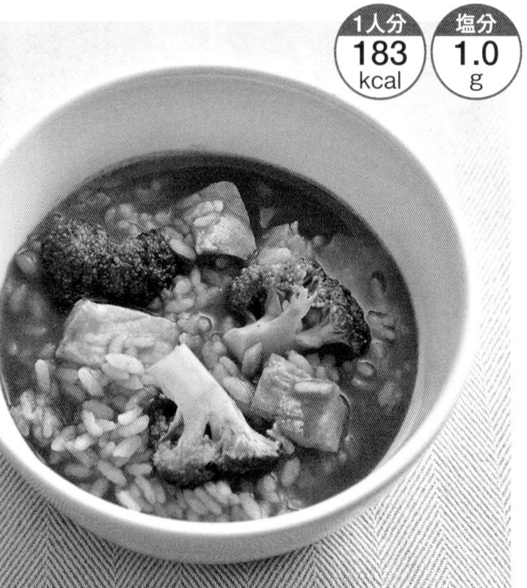
1人分
183
kcal
塩分
1.0
g

エネルギーアップに粉チーズをかけても

さけとブロッコリーの洋風雑炊

材料（1人分）

ごはん……80g
生さけ（切り身）
……1/3切れ（30g）
ブロッコリー……1房（20g）
A
水……1/2カップ
トマトジュース※
……1/3カップ
洋風スープの素
……小さじ1/4
塩……少々

※トマトジュースは食塩無添加。

作り方

1 さけは皮と骨を取り、ひと口大に切る。ブロッコリーはひと口大に切る。

2 鍋にAを入れて中火で煮立て、1を加えて弱火で4〜5分煮る。

3 ブロッコリーがやわらかくなったらごはんを加え、ふたをして弱火で5〜6分煮る。

クリーミーなやさしい甘み

ツナとかぼちゃのリゾット

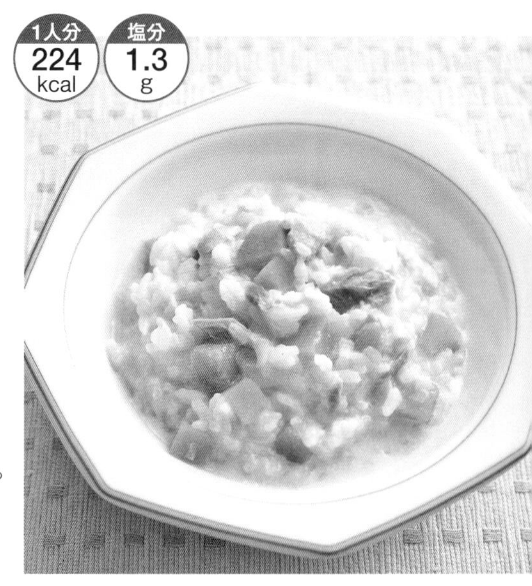
1人分
224
kcal
塩分
1.3
g

材料（1人分）

ごはん……80g
ツナ缶（水煮）
……1/3缶（23g）
かぼちゃ……30g
玉ねぎ……1/8個（25g）
オリーブ油……小さじ1/2
A
水……1/3カップ
洋風スープの素
……小さじ1/2
B
牛乳……1/4カップ
塩……少々

作り方

1 ツナ缶は缶汁を軽くきる。かぼちゃは皮をむき1㎝角に切る。玉ねぎはみじん切りにする。

2 フライパンにオリーブ油を中火で熱し、かぼちゃと玉ねぎを炒め、しんなりしたらツナとAを加え、ふたをし弱火で7〜8分煮る。

3 やわらかくなったらBとごはんを加え、5〜6分煮る。

1人分 280 kcal 塩分 1.9 g

粒なしコーンを使った

クリームコーンパングラタン

材料（1人分）

食パン（6枚切り）……1枚

A
- クリームコーン缶（粒なし）……大さじ3（50g）
- 牛乳……大さじ1
- 塩……少々

ほうれん草……1株（30g）

ピザ用チーズ……20g

作り方

1 食パンは9等分に切る。

2 鍋に湯を沸かし、ほうれん草をやわらかくゆでて冷水に取って冷まし、水気を絞って1㎝長さに切る。

3 耐熱容器に食パンと混ぜ合わせたA、2を入れてチーズをのせ、オーブントースターで表面に薄く焼き色がつくまで4～5分焼く。

1人分 438 kcal 塩分 2.2 g

耳までやわらかくなる

チーズフレンチトースト

材料（1人分）

食パン（6枚切り）……1枚

スライスチーズ……1枚

A
- 卵……1個
- 牛乳……1/2カップ
- 砂糖……小さじ2
- 塩……少々

バター……10g

作り方

1 食パンは4等分に切り、横に切り込みを入れ、4等分に切ったチーズを1切れずつはさむ。

2 バットにAを入れて混ぜ、1のパンを浸し、両面に10分ほど染み込ませる。

3 フライパンを中火で熱してバターを溶かし、2を焼く。焼き色がついたら裏返し、ふたをして弱火で4～5分蒸し焼きにする。

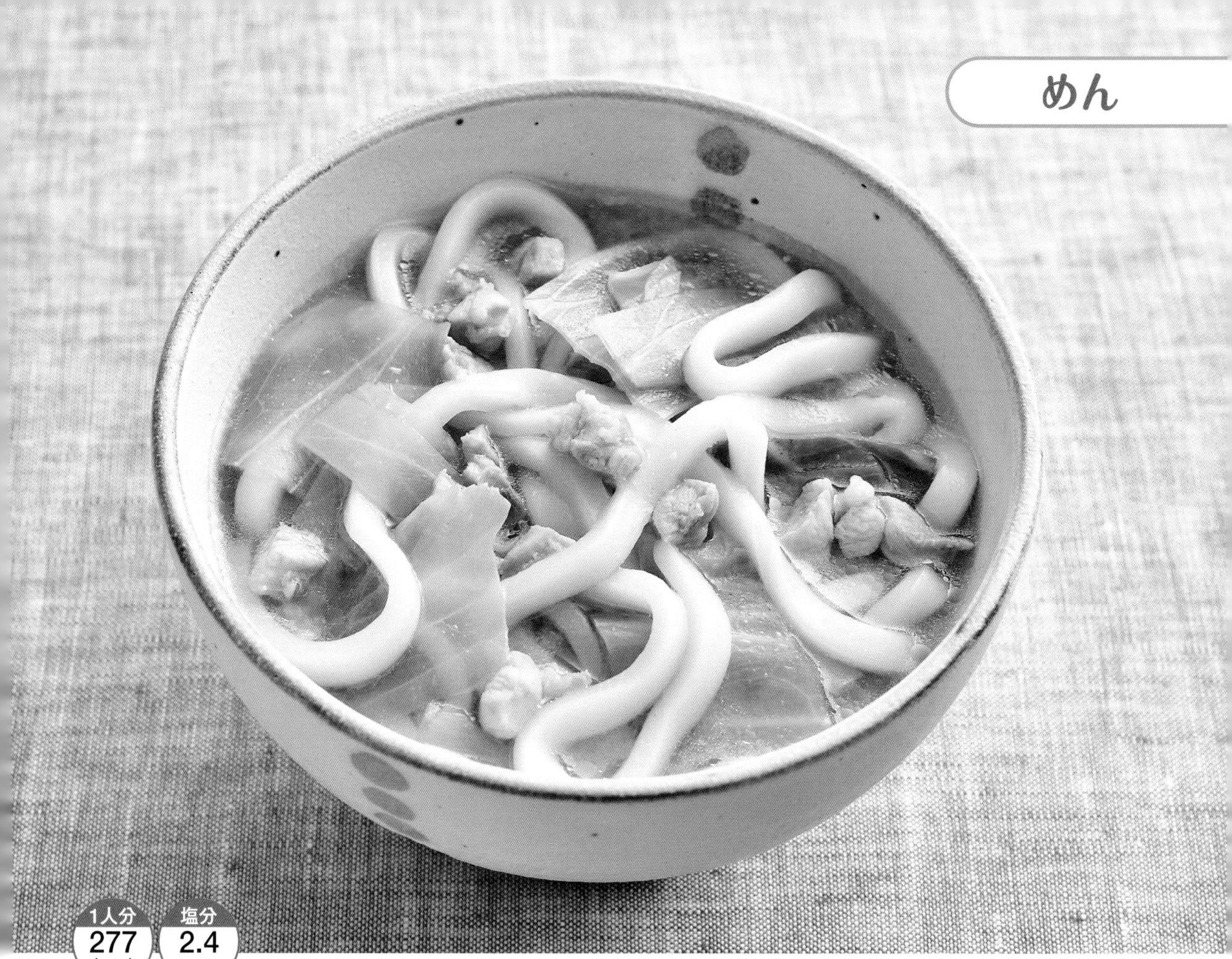

1人分 277 kcal　塩分 2.4 g

うどんはやわらかく煮込む

鶏肉とキャベツの煮込みうどん

材料（1人分）

ゆでうどん……1玉
鶏もも肉（皮なし）……40g
キャベツ……小1/2枚（20g）
だし汁……1と1/2カップ
A［みそ……小さじ2
　 みりん……小さじ2

作り方

1 鶏肉は1～2㎝角に、キャベツは2～3㎝四方に切る。

2 鍋にだし汁を入れて中火で煮立て、1を加え、ふたをして弱火で7～8分煮る。

3 鶏肉とキャベツがやわらかくなったらAとうどんを加え、弱火で5～6分煮る。

POINT

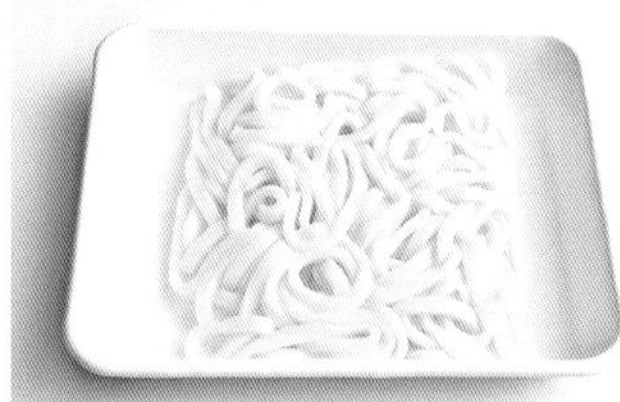

乾めんではなく
ゆでうどんが便利

乾めんより、ゆでうどんを使うことで時短になります。冷凍うどんでもOKです。

なお、うどんは煮込んでやわらかくすると消化しやすくなります。食べるときは、胃腸などの消化器官に負担をかけないようにスルッと飲み込まず、よく噛みましょう。また、すすって食べると、空気を一緒にたくさん飲み込んでお腹が張ってしまうため、最初に短くカットするのがおすすめ。

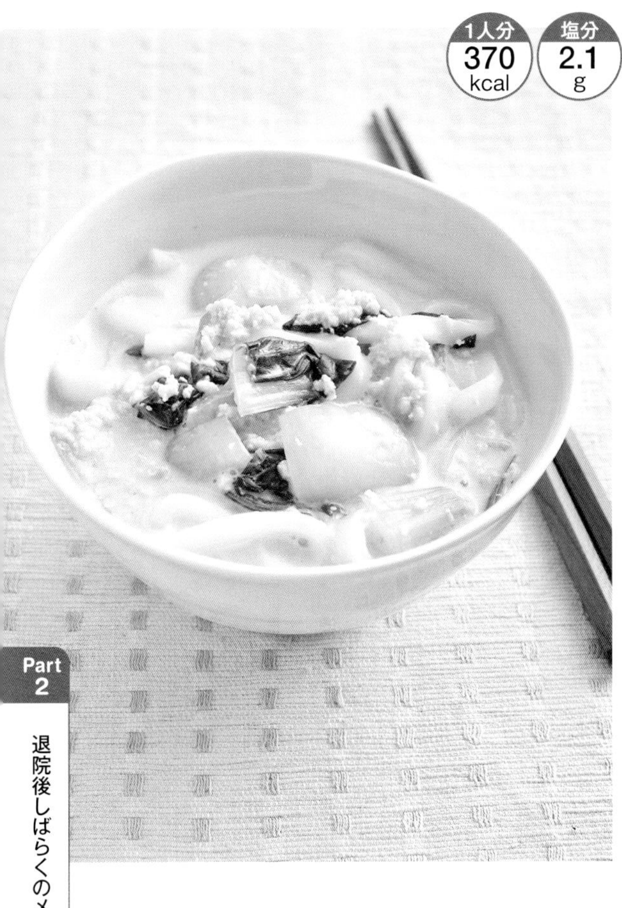

1人分 370 kcal　塩分 2.1 g

豆乳のクセを感じない

豆乳うどん

材料（1人分）

ゆでうどん …… 1玉
チンゲン菜 …… 大1枚（50g）
サラダ油 …… 小さじ1
鶏ひき肉 …… 50g
だし汁 …… 3/4カップ
A 豆乳（成分無調整） …… 3/4カップ
A しょうゆ …… 小さじ1
A 塩 …… 少々

作り方

1 チンゲン菜は2㎝長さに切る。

2 鍋にサラダ油を中火で熱し、ひき肉を炒める。ポロポロになったらだし汁、1、うどんを加え、弱火で10分ほど煮る。

3 チンゲン菜とうどんがやわらかくなったらAを加え、さっと温める。

POINT
ひき肉は、かたまり肉より消化がよく食べやすいので、いろいろな料理で活用しましょう。

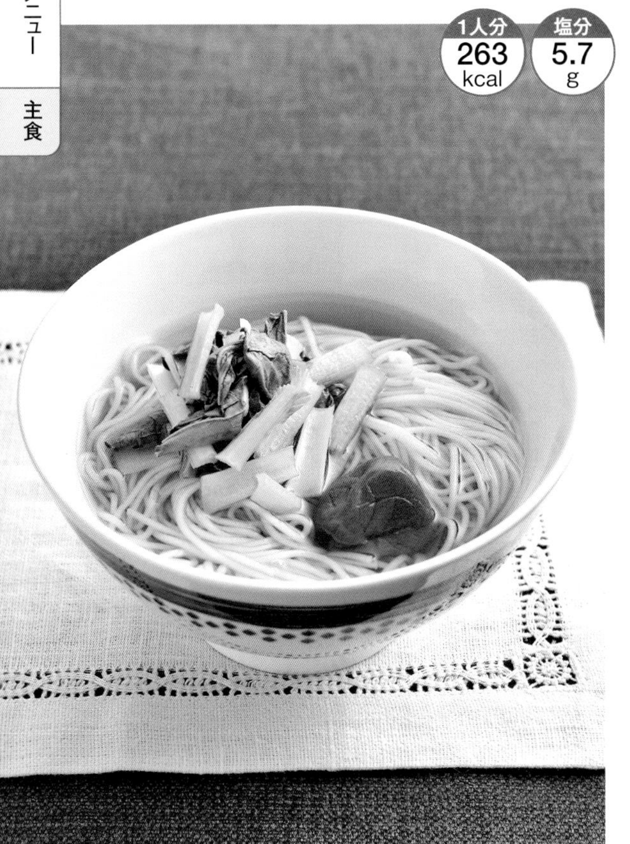

1人分 263 kcal　塩分 5.7 g

梅干しをのせてさっぱりと

梅と小松菜のにゅうめん

材料（1人分）

そうめん …… 60g
小松菜 …… 2株（50g）
A 水 …… 1カップ
A めんつゆ（2倍濃縮） …… 1/3カップ
梅干し …… 1個

作り方

1 鍋にたっぷりの湯を沸かし、そうめんをパッケージの表示時間通りにゆで、冷水で洗ってぬめりを取り、水気をきる。小松菜は3㎝長さに切る。

2 鍋にAを入れて中火で煮立て、1のそうめんと小松菜を加えて5分ほど煮る。

3 器に2を盛り、梅干しをのせる。

POINT
そうめんは、胃腸などの消化器官にやさしい温かい汁で食べるのがおすすめです。

高たんぱくで脂肪の少ない魚からチャレンジしていきましょう。肉、卵、大豆製品なども使い、味がワンパターンにならないよう工夫を。

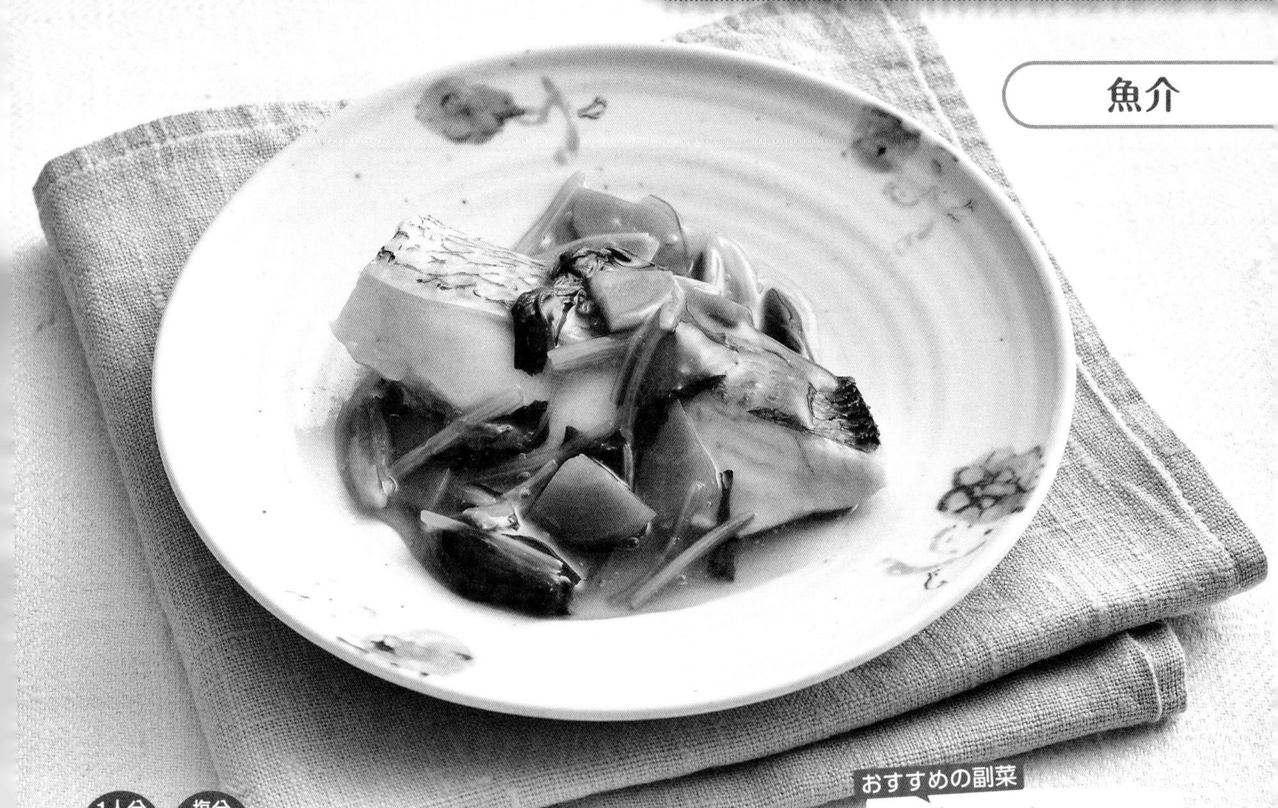

1人分 128 kcal　塩分 1.1 g

あんかけのとろみで白身魚を食べやすく

たいの野菜あんかけ

材料（1人分）

たい（切り身）
…… 小1切れ（70g）
ほうれん草
…… 1/2株（15g）
にんじん …… 2cm（20g）

A
- だし汁 …… 1/2カップ
- みりん …… 小さじ1
- しょうゆ …… 小さじ1/2
- 塩 …… 少々

B
- 水 …… 小さじ2
- 片栗粉 …… 小さじ1

作り方

1 鍋に湯を沸かし、ほうれん草をやわらかくゆでて冷水に取って冷まし、水気を絞って2～3cm長さに切る。にんじんは皮をむいて薄いいちょう切りにする。

2 フライパンにAを入れて中火で煮立て、たい、にんじんを加え、ふたをして弱火で5～6分煮る。

3 にんじんがやわらかくなったら、ほうれん草を加えてさっと煮、溶いたBを加えて混ぜ、とろみをつける。

おすすめの副菜

じゃがいもとブロッコリーのサラダ ➡p.57
トマトのチーズ焼き ➡p.60

POINT

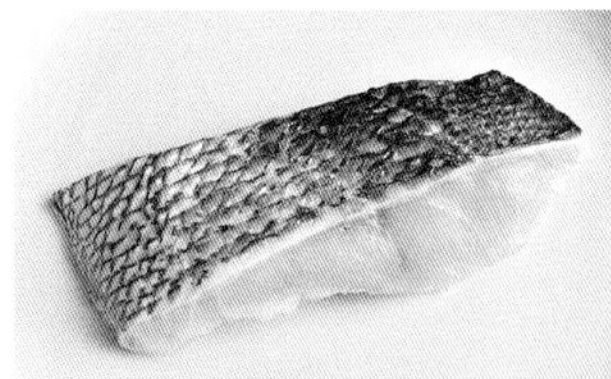

低脂肪・高たんぱくの白身魚がおすすめ

たいは、アミノ酸バランスのよい良質のたんぱく質が多く含まれています。さらに脂肪が少なく、消化のよい魚なので、退院直後の食材に最適です。クセがない淡白な味は、いろいろな調理法で楽しめます。

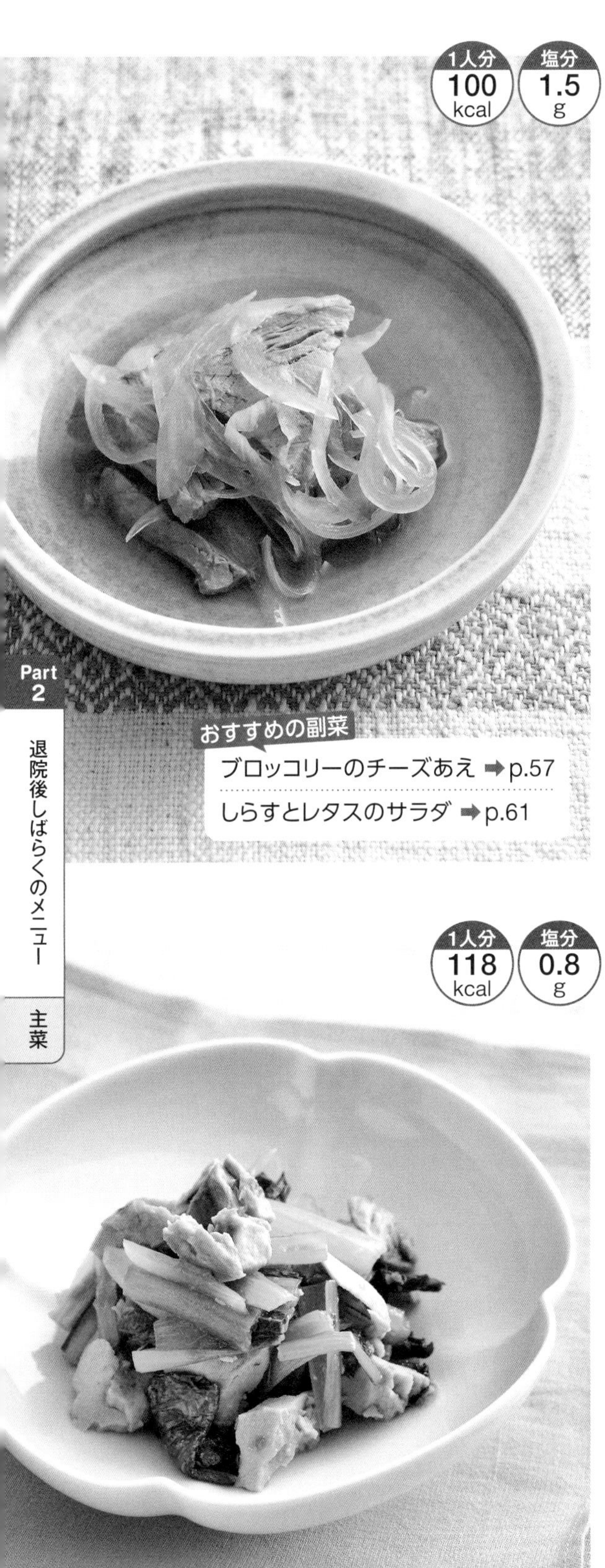

1人分 100 kcal　塩分 1.5 g

脂の少ない赤身のまぐろを使って

まぐろと玉ねぎのさっぱり煮

材料（1人分）

まぐろ（刺身用・さく）……60g
玉ねぎ……1/8個（25g）
A
- だし汁……1/2カップ
- しょうゆ……大さじ1/2
- 砂糖・酢……各小さじ1

作り方

1 まぐろは食べやすい大きさに切る。玉ねぎは薄切りにする。

2 鍋にAを入れて中火で煮立て、1を加える。ふたをして、玉ねぎがやわらかくなるまで弱火で7～8分煮る。

POINT
退院後は脂肪の少ない白身魚や魚の部位からにして、徐々に脂肪の多い魚をとり入れていきましょう。

おすすめの副菜

ブロッコリーのチーズあえ ➡p.57
しらすとレタスのサラダ ➡p.61

1人分 118 kcal　塩分 0.8 g

鉄分が多く貧血予防にも

かつおと小松菜の酢みそあえ

材料（1人分）

かつお（刺身）……60g
小松菜……2株（50g）
酒……小さじ1
A
- みそ・砂糖……各小さじ1
- ごま油……小さじ1/2
- 酢・水……各小さじ1/4

作り方

1 小松菜は3㎝長さに切る。

2 耐熱皿にかつおと1を入れて酒を回しかけ、ラップをかけて電子レンジ（600W）で1分30秒ほど加熱する。小松菜がやわらかくなったら、かつおを粗くほぐす。

3 ボウルにAを入れて混ぜ、2を加えてあえる。

POINT
胃を切ると貧血になりやすいので、かつおや小松菜など鉄分が多く含まれるものをとりましょう。

おすすめの副菜

かぼちゃのトマト煮 ➡p.53
納豆だし巻き卵 ➡p.61

さけを食べやすくお団子に

さけ団子と キャベツのスープ煮

材料（1人分）

生さけ（切り身）
…… 1/2切れ（40g）

A
- 玉ねぎ（みじん切り）…… 小さじ2
- 溶き卵・パン粉 …… 各大さじ1/2
- 塩 …… 少々

キャベツ …… 1枚（50g）

B
- 水 …… 3/4カップ
- 洋風スープの素 …… 小さじ1/4

塩 …… 少々

作り方

1 さけは皮と骨を取って細かくたたいてボウルに入れ、Aを加えて練り混ぜ、2等分にして丸める。キャベツは3㎝四方に切る。

2 鍋にBを入れて中火で煮立て、1の団子とキャベツを加え、ふたをして弱火で10分ほど煮る。キャベツがやわらかくなったら、塩で味をととのえる。

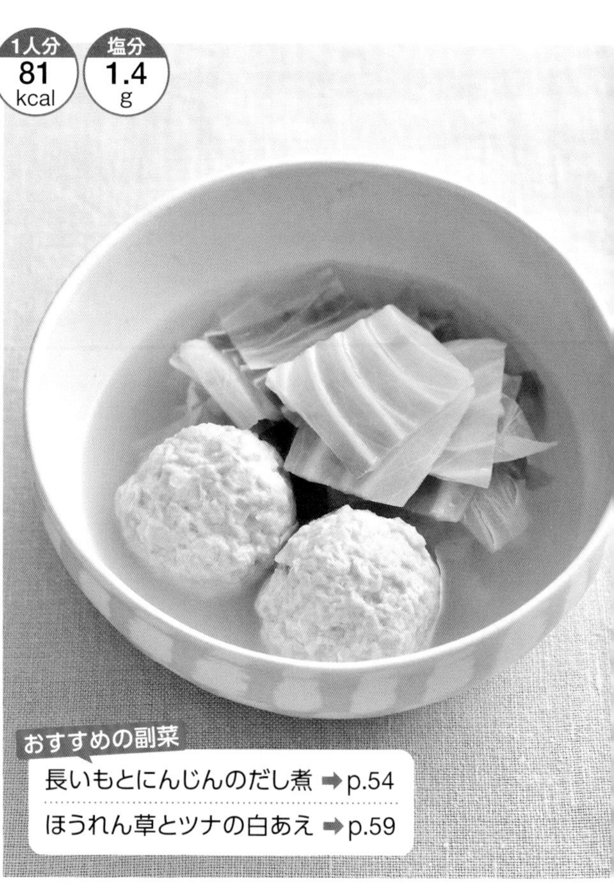

1人分 81 kcal　塩分 1.4 g

おすすめの副菜

長いもとにんじんのだし煮 ➡p.54
ほうれん草とツナの白あえ ➡p.59

カルシウム吸収を高めるおかず

さけのさっと煮

材料（1人分）

生さけ（切り身）
…… 小1切れ（60g）

小松菜 …… 2株（50g）

A
- だし汁 …… 1/2カップ
- 酒 …… 大さじ1
- しょうゆ・みりん …… 各大さじ1/2
- 砂糖 …… 小さじ1/2
- 塩 …… 少々

作り方

1 さけは皮を取ってひと口大に、小松菜は3㎝長さに切る。

2 鍋にAを入れて中火で煮立て、1のさけと小松菜を加える。ふたをして、小松菜がやわらかくなるまで7～8分煮る。

POINT

カルシウムが多い小松菜と、ビタミンDを含むさけを組み合わせることで、カルシウム吸収率がアップします。

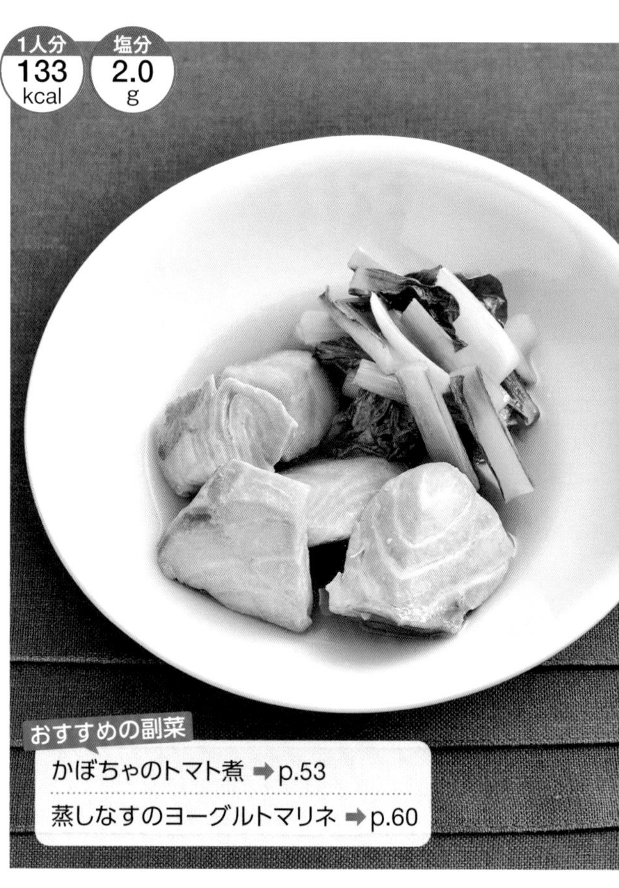

1人分 133 kcal　塩分 2.0 g

おすすめの副菜

かぼちゃのトマト煮 ➡p.53
蒸しなすのヨーグルトマリネ ➡p.60

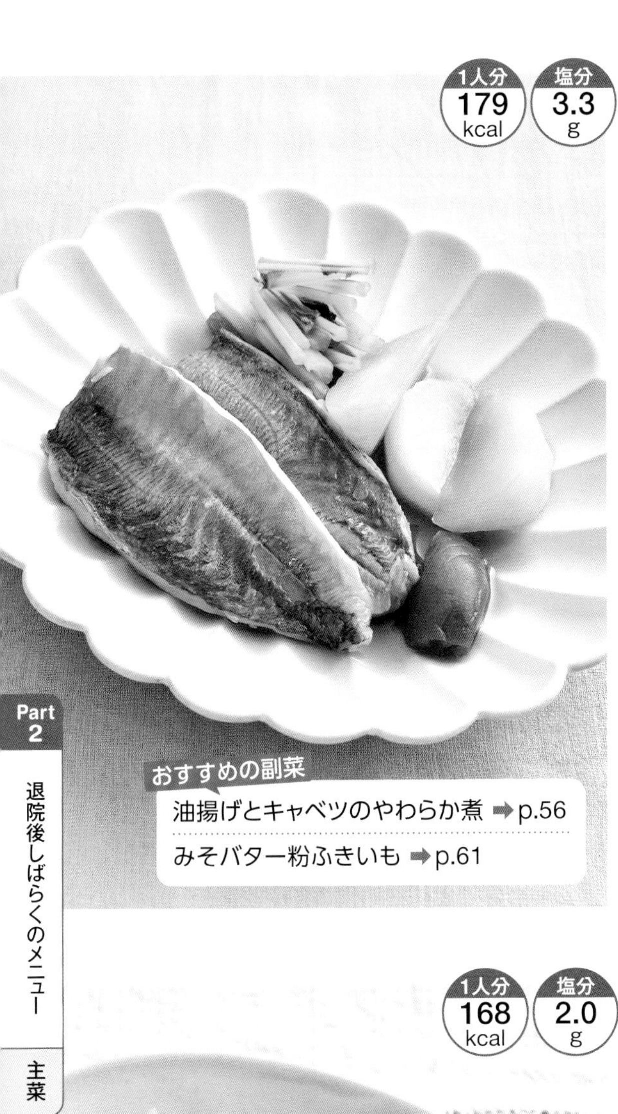

おすすめの副菜
油揚げとキャベツのやわらか煮 ➡p.56
みそバター粉ふきいも ➡p.61

1人分 179 kcal　塩分 3.3 g

良質な脂を含む青魚をさっぱりと

あじの梅煮

材料（1人分）

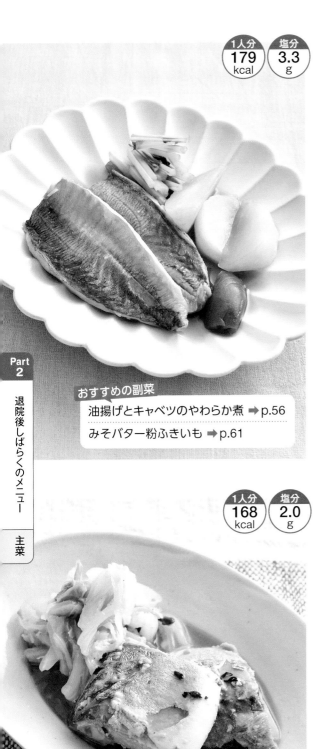

あじ（三枚おろし）…… 小1尾分
かぶ …… 1/4個（20g）
かぶの葉 …… 1個分
A
- 水 …… 1/2カップ
- 酒・しょうゆ・みりん …… 各大さじ1
- 砂糖 …… 小さじ2
- 梅干し …… 1/2個

作り方

1 かぶは皮をむいて3等分のくし形切りにする。かぶの葉は3㎝長さに切る。

2 鍋にAを入れて中火で煮立て、あじと1を加えて、かぶがやわらかくなるまで8分ほど煮る。

POINT

あじ、さばなどの青魚の脂には、動脈硬化や高血圧予防に効果的なDHAやEPAが多く含まれています。

1人分 168 kcal　塩分 2.0 g

うま味が詰まった缶汁も一緒にあえて

さばと白菜の南蛮漬け

材料（1人分）

さば缶（水煮）…… 1/2缶（80g）
白菜 …… 1/2枚（50g）
A
- しょうゆ・酢 …… 各大さじ1/2
- 砂糖 …… 小さじ1

作り方

1 白菜は細切りにする。鍋に湯を沸かし、白菜をやわらかくゆでてざるに上げ、水気をきる。さば缶は身と缶汁に分けておく。

2 ボウルにさばの缶汁とAを入れて混ぜ、さばの身と白菜を加えてあえる。

おすすめの副菜
かぶとブロッコリーのスープ煮 ➡p.58
ほうれん草のおひたし ➡p.60

POINT

消化をよくするためにも、白菜の葉は細く切ってやわらかくゆでて食べましょう。

レンジで簡単に作れる

たらのレンジ蒸し

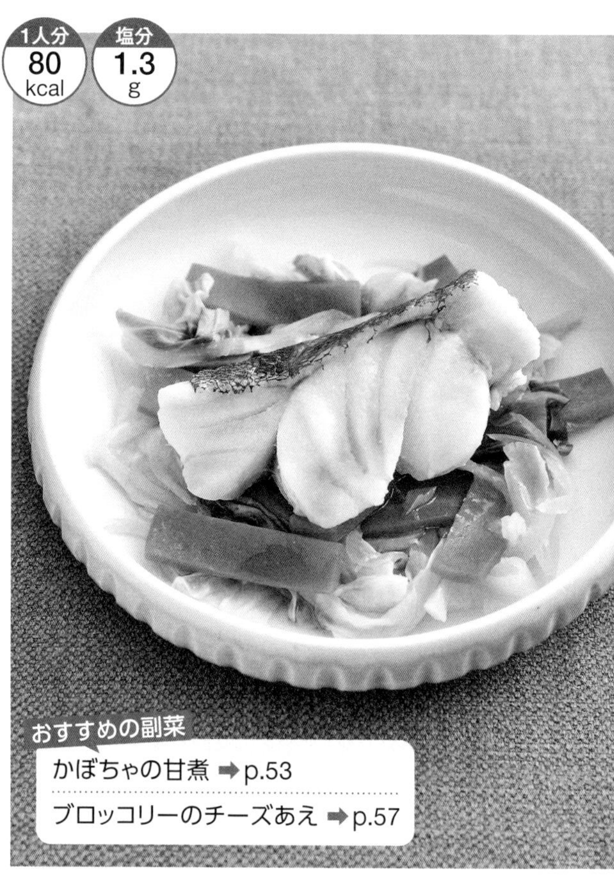
1人分
80
kcal
塩分
1.3
g

材料（1人分）

生だら（切り身）
……小1切れ（60g）
玉ねぎ……1/8個（25g）
にんじん……2cm（20g）
キャベツ
……約1/2枚（30g）

A
塩……少々
酒……大さじ1/2

B
だし汁……小さじ1
しょうゆ……小さじ2/3
酢・砂糖
……各小さじ1/3

作り方

1 玉ねぎは薄切りに、にんじんは皮をむいて短冊切りにする。キャベツは3cm角に切る。

2 耐熱皿に1の野菜を入れ、たらをのせて、Aを順にふる。ラップをかけて電子レンジ（600W）で5分ほど加熱する。

3 器に2を盛り付け、混ぜ合わせたBをかける。

おすすめの副菜

かぼちゃの甘煮 ➡p.53
ブロッコリーのチーズあえ ➡p.57

素材の味を引き立てるシンプルな味つけ

たらと白菜のだし煮

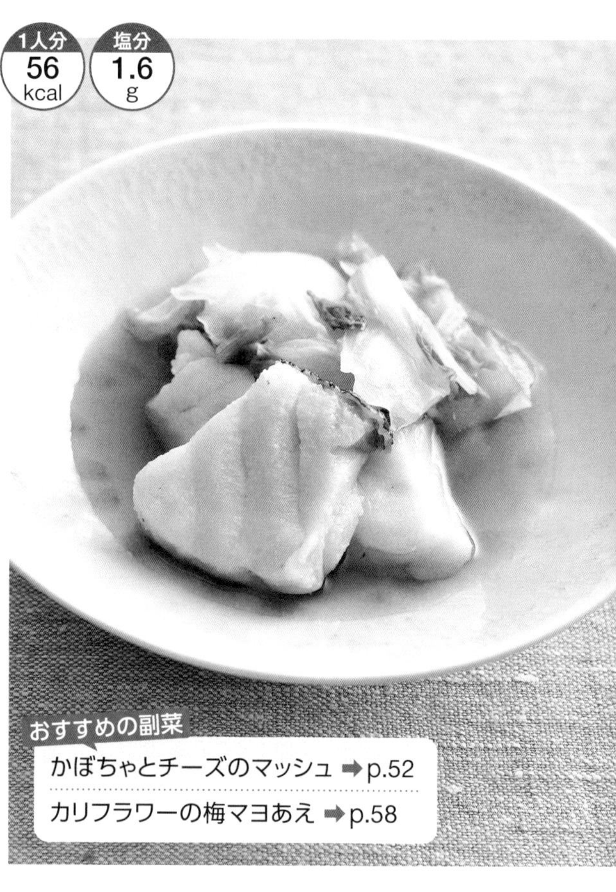
1人分
56
kcal
塩分
1.6
g

材料（1人分）

生だら（切り身）……小1切れ（60g）
白菜……1/2枚（50g）

A
だし汁……1/2カップ
しょうゆ……小さじ1
塩……少々

作り方

1 たらはひと口大に切る。白菜はひと口大のそぎ切りにする。

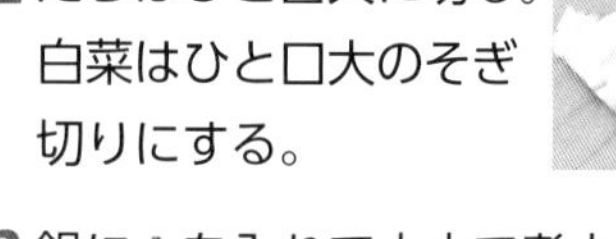

2 鍋にAを入れて中火で煮立て、1を加えてふたをし、弱火で白菜がやわらかくなるまで10〜12分煮る。

おすすめの副菜

かぼちゃとチーズのマッシュ ➡p.52
カリフラワーの梅マヨあえ ➡p.58

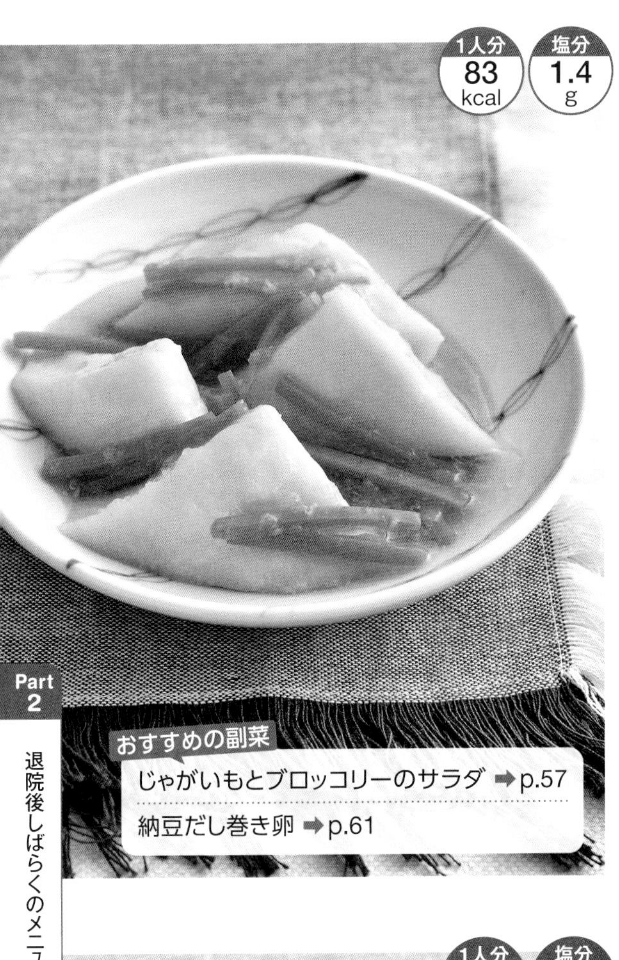

1人分 83 kcal　塩分 1.4 g

消化のよいはんぺんを使って

はんぺんのみぞれ煮

材料（1人分）

はんぺん……1/2枚(55g)
にんじん……2cm(20g)
A［だし汁……1/2カップ
　しょうゆ・みりん……各小さじ1/2］
大根おろし……30g
B［水……小さじ2
　片栗粉……小さじ1］

作り方

1 はんぺんは半分に切ってから斜め半分に切る。にんじんは皮をむいて細切りにする。

2 鍋にAを入れて中火で煮立て、にんじんを加えて3分ほど煮る。やわらかくなったら、はんぺんと大根おろしを加えてさっと煮、溶いたBを加えて混ぜ、とろみをつける。

POINT

魚のすり身を加工したはんぺんは、食べやすく調理しやすいので、いろいろな料理に使ってみて。

おすすめの副菜

じゃがいもとブロッコリーのサラダ ➡p.57
納豆だし巻き卵 ➡p.61

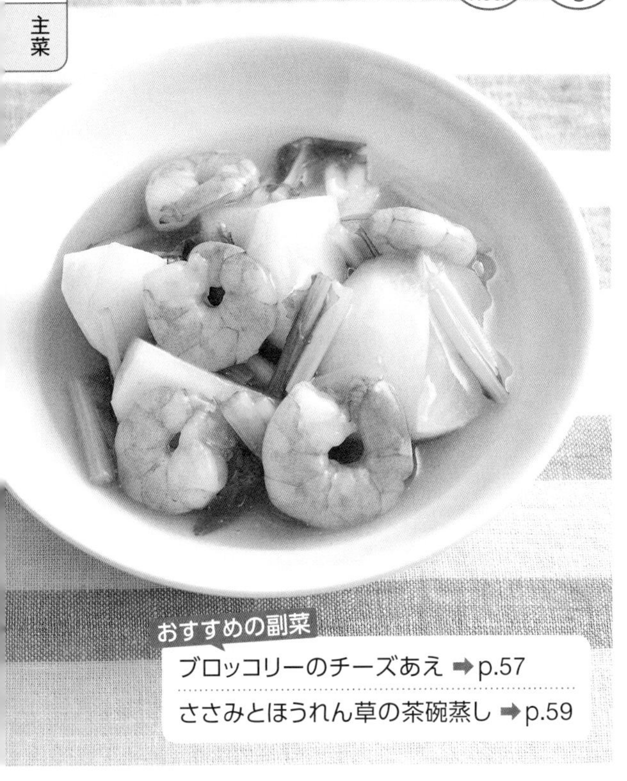

1人分 72 kcal　塩分 1.4 g

とろ～りあんとぷりぷりのえびがよく合う

えびとかぶのあんかけ煮

材料（1人分）

むきえび……5尾(50g)
片栗粉……少々
かぶ……1個(80g)
かぶの葉……2本
A［水……1/2カップ
　鶏ガラスープの素……小さじ1/4］
B［しょうゆ……小さじ1/2
　塩……少々］
C［水……小さじ2
　片栗粉……小さじ1］

作り方

1 えびは背わたを取って片栗粉をもみ込み、流水で洗って水気をきる。かぶは皮をむいて6等分のくし形切りにする。かぶの葉は3cm長さに切る。

2 フライパンにAを入れて中火で煮立て、**1**を加えて弱火で7～8分煮る。かぶがやわらかくなったらBを加え、溶いたCを加えて混ぜ、とろみをつける。

おすすめの副菜

ブロッコリーのチーズあえ ➡p.57
ささみとほうれん草の茶碗蒸し ➡p.59

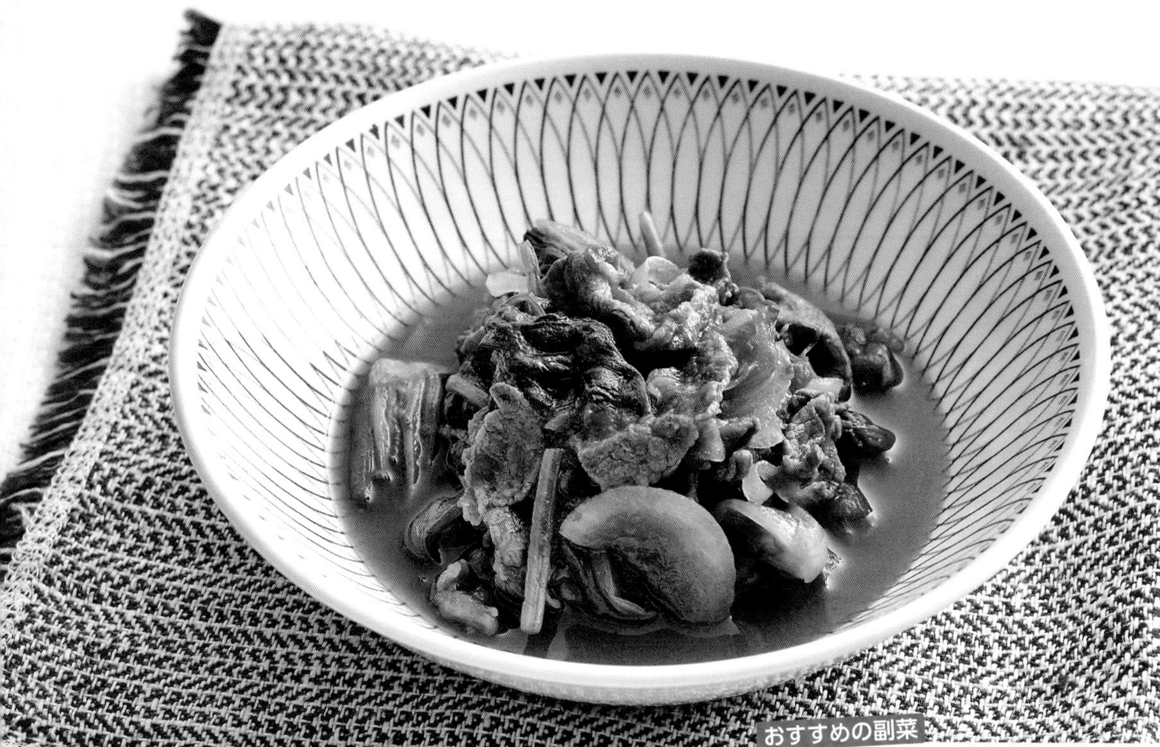

おすすめの副菜
かぼちゃとチーズのマッシュ ➡p.52
しらすとレタスのサラダ ➡p.61

1人分 118 kcal　塩分 1.2 g

肉がホロホロとして食べやすい

牛肉とほうれん草のトマト煮

材料（1人分）

牛薄切り肉……40g
玉ねぎ……1/10個（20g）
ほうれん草……小1株（20g）
オリーブ油……小さじ1/2
A
- 水……大さじ2
- トマト缶（カット）……50g
- 洋風スープの素……小さじ1/6
- 塩……少々

塩……少々

作り方

1 牛肉はひと口大に切る。玉ねぎは薄切りにする。

2 鍋に湯を沸かし、ほうれん草をやわらかくゆでて冷水に取って冷まし、水気を絞って3㎝長さに切る。

3 鍋にオリーブ油を中火で熱し、玉ねぎを炒める。しんなりとしたら牛肉を加えて炒め合わせ、牛肉の色が変わったらAを加え、ふたをして弱火で5分ほど煮る。

4 玉ねぎがやわらかくなったらほうれん草を加え、さっと煮て、塩で味をととのえる。

POINT

薄切り肉やひき肉など消化のよいものを使う

脂身の多いかたまり肉は、消化に時間がかかり、胃腸に負担がかかるので、肉料理には薄切り肉やひき肉などを使いましょう。

牛肉 胃を切ると、亜鉛不足により味覚異常をきたすことがあります。赤身には亜鉛が多いので、赤身を選ぶとよいでしょう。

豚肉 胃を切ると、ビタミンB_{12}が吸収されにくくなり、貧血や味覚異常になることもあるので、ビタミンB群が多い豚肉はおすすめ。

鶏肉 ささみ、むね肉は低脂肪で消化吸収がよい上、高たんぱくなためおすすめですが、皮は取って調理をしましょう。

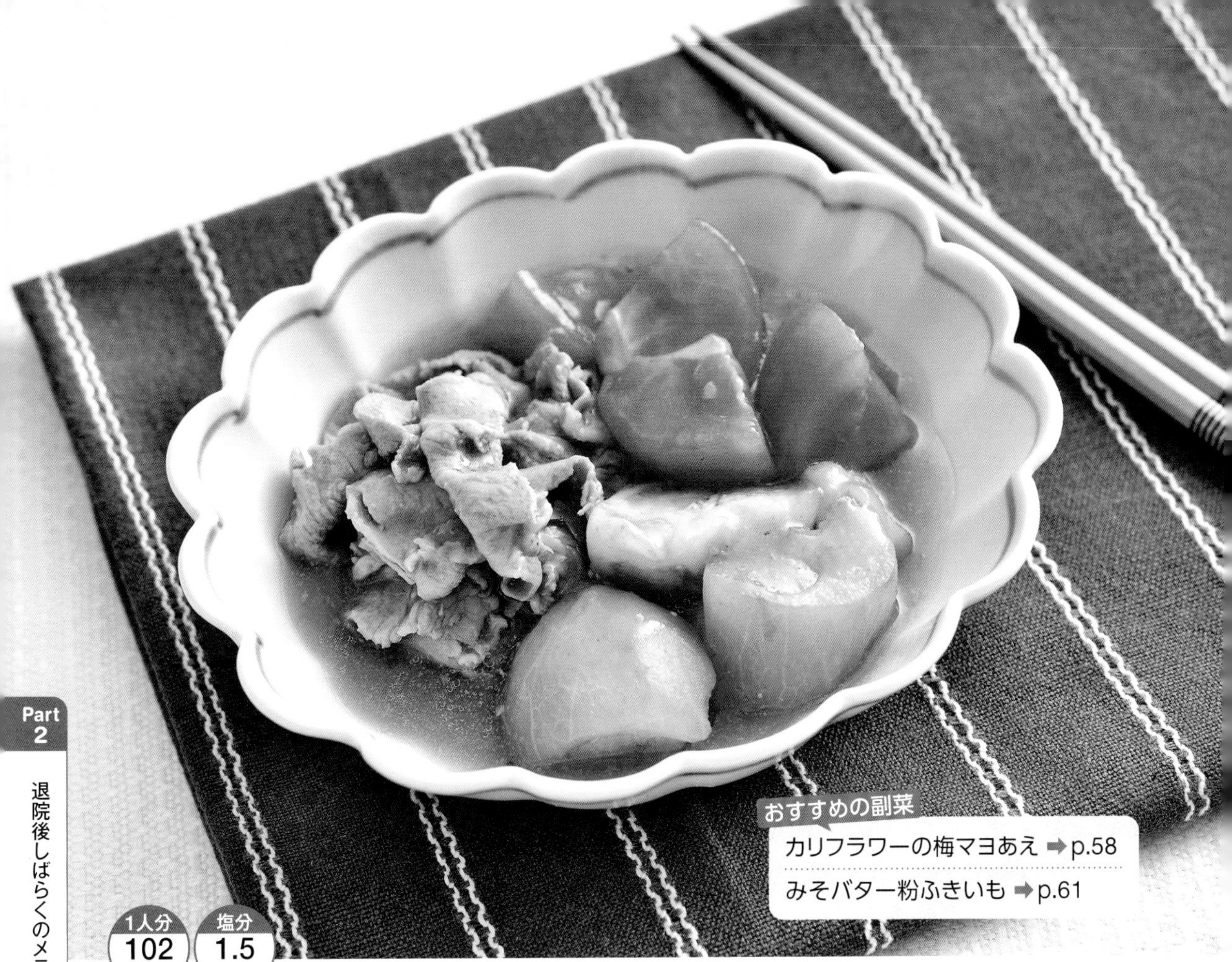

おすすめの副菜
カリフラワーの梅マヨあえ ➡p.58
みそバター粉ふきいも ➡p.61

1人分 102 kcal
塩分 1.5 g

とろみがあってやさしい味わい

豚肉となすのとろみ煮

材料（1人分）

豚薄切り肉
（しゃぶしゃぶ用）…… 40g
なす …… 1/2本（50g）
トマト …… 1/4個（40g）

A
だし汁 …… 1/2カップ
しょうゆ …… 小さじ1
塩 …… 少々

B
水 …… 小さじ2
片栗粉 …… 小さじ1

作り方

1 豚肉はひと口大に切る。なすは皮をむいて、ひと口大に切る。トマトは皮を湯むきして、ひと口大に切る。

2 鍋にAを入れて中火で煮立てたら豚肉となすを入れ、ふたをして弱火で7〜8分煮る。

3 なすがやわらかくなったらトマトを加えてさっと煮て、溶いたBを加えて混ぜ、とろみをつける。

POINT

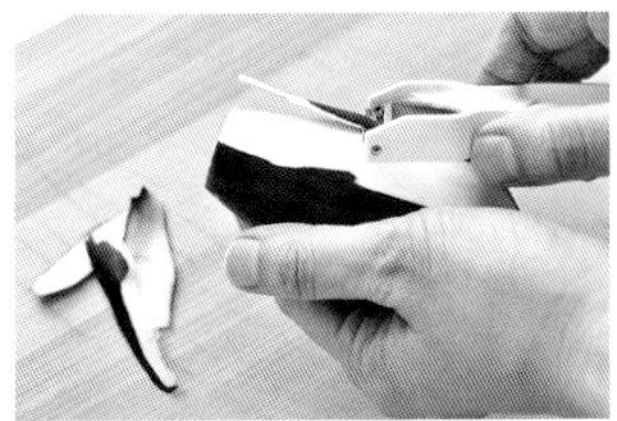

消化しにくい野菜の皮はできるだけむく

なすやトマトは、皮をむいたほうが、消化されやすくなります。トマトの種は消化されにくいですが、少量であれば種つきでも問題ありません。ただし、気になるようなら種を取って調理しましょう。

みその甘みが味のアクセントに

豚肉と大根のみそ煮

1人分 183 kcal　塩分 1.4 g

材料（1人分）

豚薄切り肉（しゃぶしゃぶ用）…… 60g
大根 …… 5㎝（100g）

A
- だし汁 …… 1/2カップ
- 酒 …… 大さじ1
- みりん …… 小さじ2
- みそ …… 小さじ2弱

作り方

1 豚肉はひと口大に切る。大根は皮をむいて1㎝厚さの半月切りにし、耐熱皿に入れてラップをかけ、電子レンジ（600W）で2～3分加熱する。

2 鍋にAを入れて中火で煮立て、1を加えて大根がやわらかくなるまで弱火で15分ほど煮る。

POINT

大根は、最初にレンジで加熱しておくと、煮る時間が短くてすみます。

おすすめの副菜

長いもとにんじんのだし煮 ➡p.54
ほうれん草とツナの白あえ ➡p.59

彩りよく味もやさしい

ポトフ

1人分 136 kcal　塩分 1.4 g

材料（1人分）

豚薄切り肉（しゃぶしゃぶ用）…… 60g

A
- 酒 …… 小さじ1
- 片栗粉 …… 小さじ1/2
- 塩 …… 少々

かぶ …… 1/2個（40g）
かぶの葉 …… 2本
にんじん …… 2㎝（20g）
ブロッコリー …… 小1房（15g）

B
- 水 …… 3/4カップ
- 洋風スープの素 …… 小さじ1/4
- 塩 …… 少々

作り方

1 豚肉にAをもみ込み、1枚ずつ丸める。

2 かぶは皮をむいて3等分のくし形切りにする。かぶの葉は3㎝長さに切る。にんじんは皮をむいて小さめの乱切りにする。ブロッコリーはひと口大に切る。

3 鍋にBを入れて中火で煮立て、1と2を加えてふたをし、野菜がやわらかくなるまで弱火で10～12分煮る。

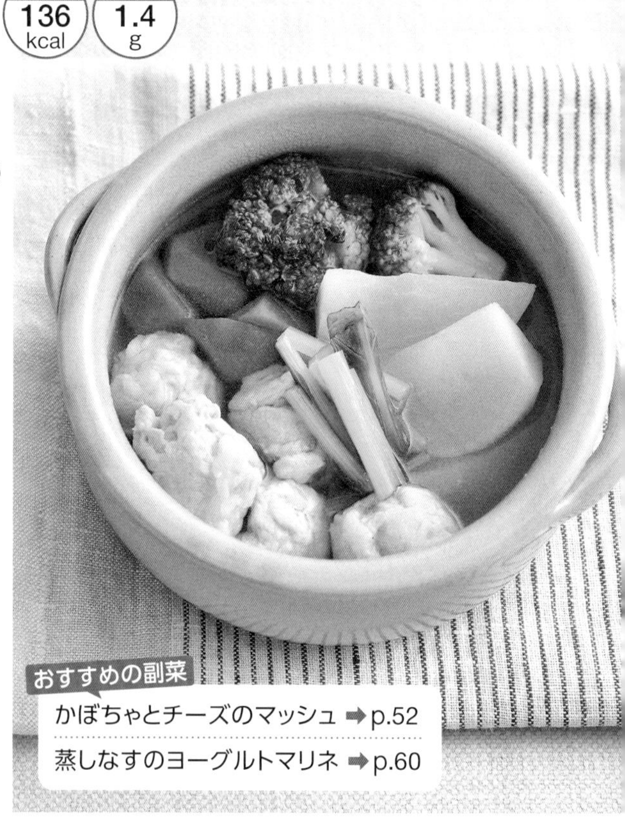

おすすめの副菜

かぼちゃとチーズのマッシュ ➡p.52
蒸しなすのヨーグルトマリネ ➡p.60

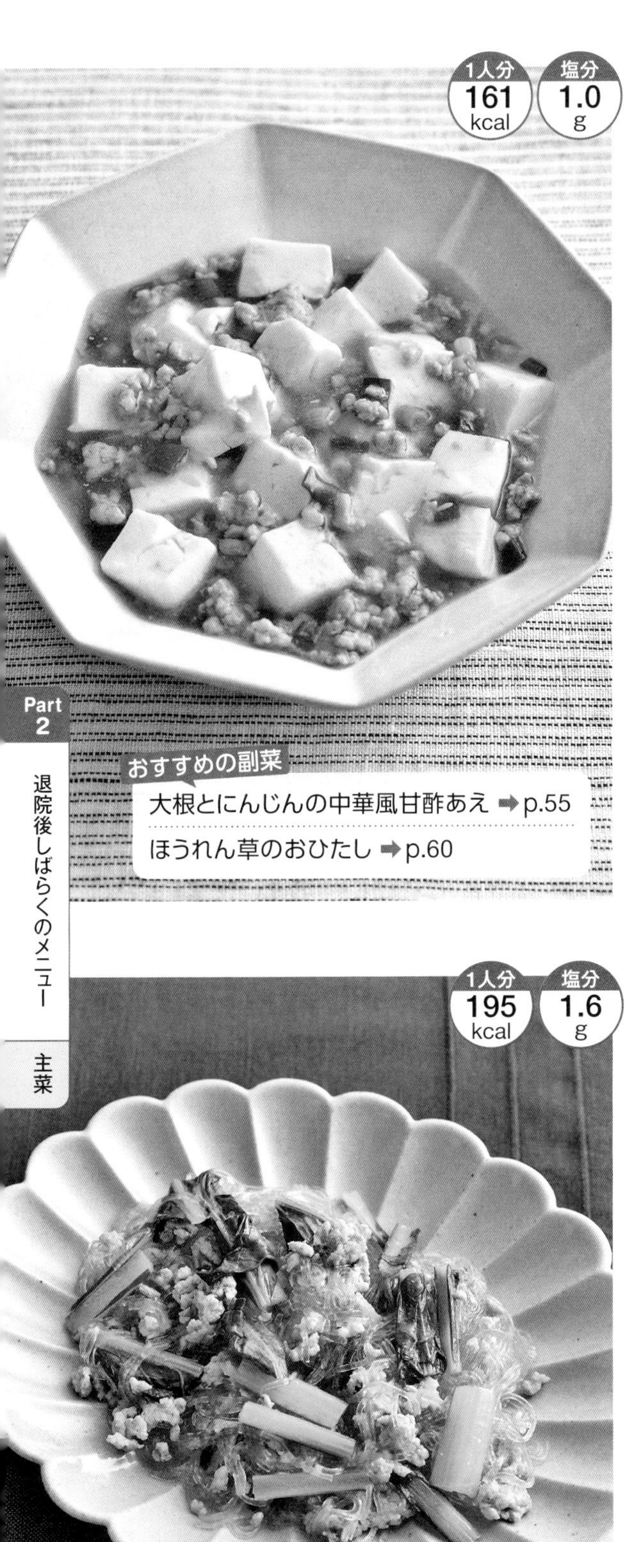
1人分
161
kcal
塩分
1.0
g
おすすめの副菜
大根とにんじんの中華風甘酢あえ ➡p.55
ほうれん草のおひたし ➡p.60
1人分
195
kcal
塩分
1.6
g
おすすめの副菜
ささみとキャベツのマリネ ➡p.56
じゃがいもとブロッコリーのサラダ ➡p.57

辛くないので消化器官にもやさしい

麻婆豆腐

材料（1人分）

豚ひき肉……40g
木綿豆腐……1/6丁（50g）
小ねぎ……2本
ごま油……小さじ1/2

A
- 水……1/2カップ
- 酒……小さじ1
- しょうゆ……小さじ2/3
- 鶏ガラスープの素……小さじ1/4

B
- 水……小さじ2
- 片栗粉……小さじ1

作り方

1 豆腐はペーパータオルに包んで耐熱皿にのせ、ラップをかけずに電子レンジ（600W）で1分ほど加熱して水きりをし、ひと口大に切る。小ねぎは小口切りにする。

2 フライパンにごま油を中火で熱し、ひき肉を炒める。色が変わったらAを入れて煮立て、1を加えて2～3分煮る。溶いたBを加えて混ぜ、とろみをつける。

みそとしょうゆの香りが食欲をそそる

麻婆春雨

材料（1人分）

豚ひき肉……40g
小松菜……大1株（30g）
春雨……20g
ごま油……小さじ1/2

A
- 水……1/2カップ
- みそ……小さじ1
- 砂糖・しょうゆ……各小さじ1/2
- 鶏ガラスープの素……小さじ1/4

作り方

1 小松菜は3㎝長さに切る。春雨は湯で戻し、水気をきって食べやすい長さに切る。

2 フライパンにごま油を中火で熱し、ひき肉を炒める。色が変わったらAを加えて煮立て、小松菜を加えて3～4分煮る。小松菜がやわらかくなったら春雨を加えて、汁気が少なくなるまで煮る。

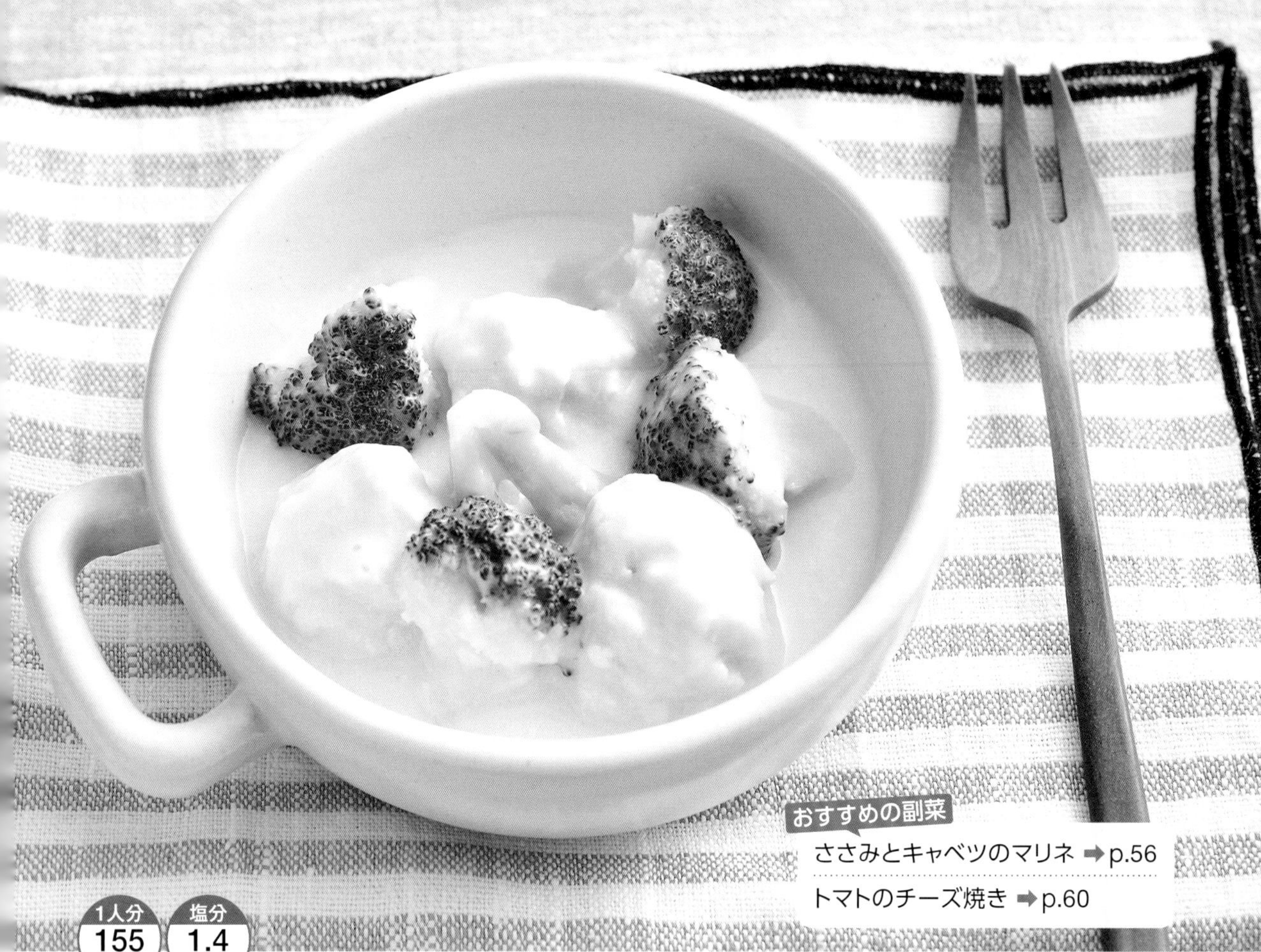
おすすめの副菜
ささみとキャベツのマリネ ➡p.56
トマトのチーズ焼き ➡p.60
1人分
155
kcal
塩分
1.4
g

片栗粉で簡単にトロッとシチュー風

鶏団子とブロッコリーのミルク煮

材料（1人分）

A
- 鶏ひき肉 …… 40g
- 木綿豆腐 …… 1/15丁（20g）
- 片栗粉 …… 大さじ1/2
- 塩 …… 少々

ブロッコリー …… 2房（40g）

B
- 水 …… 1/2カップ
- 洋風スープの素 …… 小さじ1/4

C
- 牛乳 …… 1/4カップ
- 塩 …… 少々

D
- 水 …… 小さじ2
- 片栗粉 …… 小さじ1

作り方

1 ボウルにAを入れてよく練り混ぜ、3等分にして丸める。

2 ブロッコリーはひと口大に切る。

3 鍋にBを入れて中火で煮立て、1と2を加え、ふたをして弱火で8分ほど煮る。

4 ブロッコリーがやわらかくなったらCを加えて弱火で温め、溶いたDを加えて混ぜ、とろみをつける。

POINT

乳製品でコクと
エネルギー量をアップ

牛乳を加えたミルク煮にすることで、エネルギーアップします。

退院してしばらくは、1回の食事量が少なくなるので、1日に必要なエネルギー量を摂取するためにも、乳製品など簡単にエネルギーアップにつながる食材を上手に取り入れるとよいでしょう。

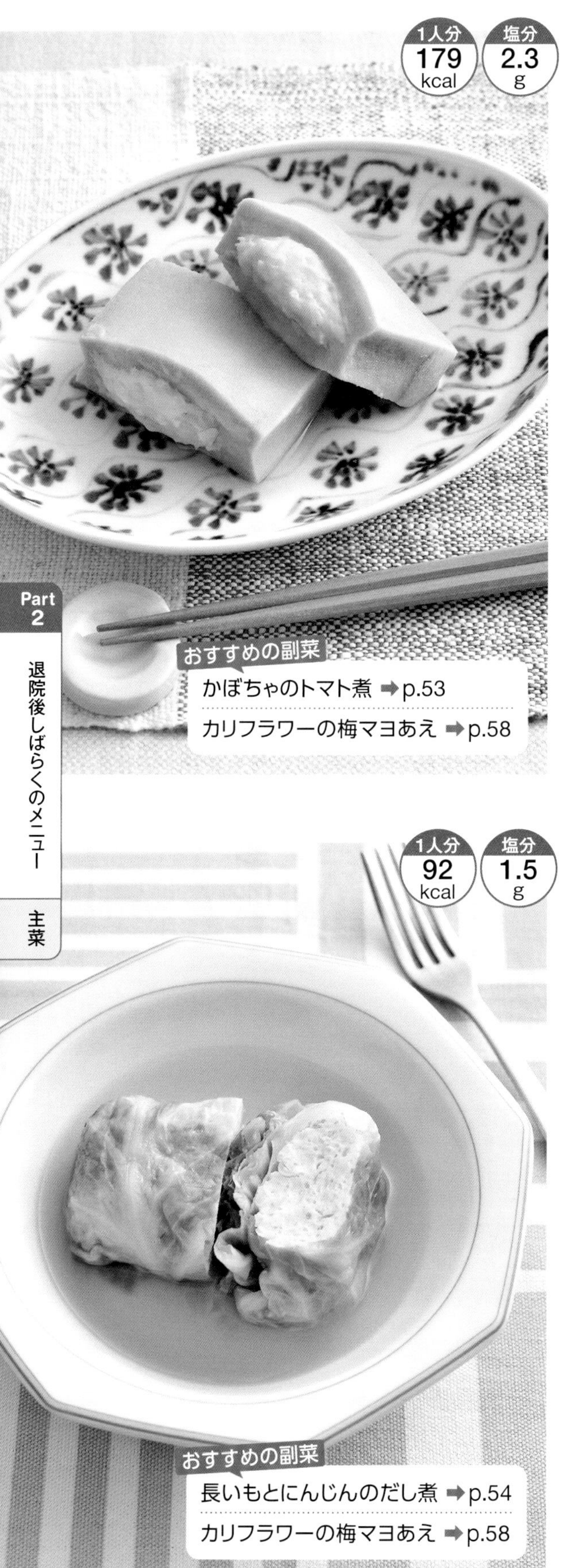

1人分 179 kcal　塩分 2.3 g

肉のうま味が染み込んだ

高野豆腐の肉詰め煮

材料（1人分）

高野豆腐 …… 1枚

A
- 鶏ひき肉 …… 30g
- 長ねぎ（みじん切り）・片栗粉 …… 各小さじ1
- 酒 …… 小さじ1/2
- 塩 …… 少々

B
- だし汁 …… 1カップ
- みりん・しょうゆ …… 各小さじ1
- 砂糖 …… 小さじ1/2
- 塩 …… 少々

作り方

1 高野豆腐は水で戻し、水気をしっかりと絞って半分に切り、さらに袋状になるように厚みの中心に切り込みを入れる。

2 ボウルにAを入れてよく練り混ぜ、2等分にして1の切り込みに詰める。

3 鍋にBを入れて中火で煮立て、2を加える。落としぶたをして弱火にし、汁気がなくなるまで12〜15分煮る。

おすすめの副菜

かぼちゃのトマト煮 ➡p.53
カリフラワーの梅マヨあえ ➡p.58

1人分 92 kcal　塩分 1.5 g

鶏ひき肉とはんぺんの具で

ロールキャベツ

材料（1人分）

キャベツ …… 1枚（50g）

A
- 鶏ひき肉 …… 30g
- はんぺん …… 1/4枚
- 玉ねぎ（みじん切り）・にんじん（みじん切り） …… 各小さじ1

B
- 水 …… 3/4カップ
- 洋風スープの素 …… 小さじ1/2
- 塩 …… 少々

作り方

1 キャベツはラップで包んで耐熱皿にのせ、電子レンジ（600W）で2〜3分加熱する。

2 ボウルにAを入れてよく練り混ぜ、1のキャベツを広げ、そのまん中にのせて包む。

3 鍋にBを入れて中火で煮立て、2の包み終わりを下にして入れる。ふたをしてキャベツがやわらかくなるまで弱火で10〜12分煮る。

おすすめの副菜

長いもとにんじんのだし煮 ➡p.54
カリフラワーの梅マヨあえ ➡p.58

ルーがなくても簡単に作れる！

鶏肉とかぼちゃのクリームシチュー

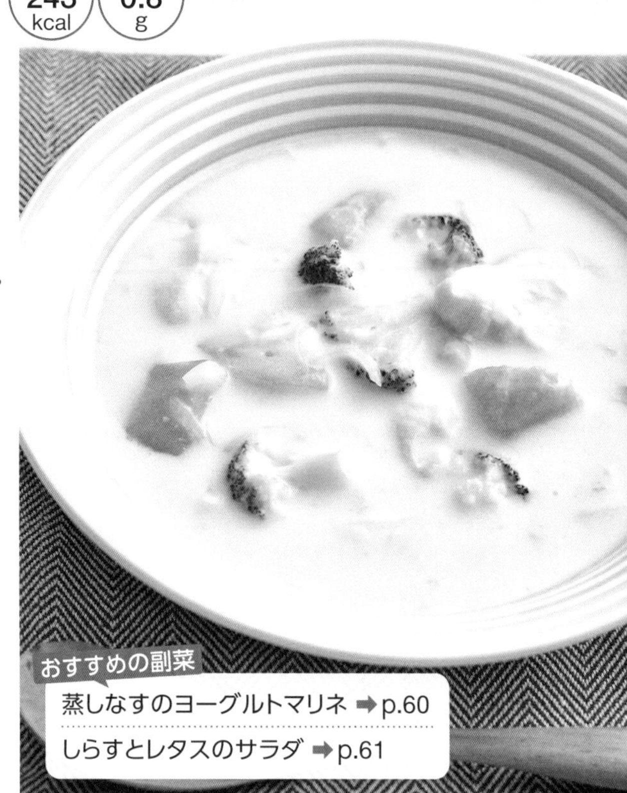
1人分
243
kcal
塩分
0.8
g
おすすめの副菜
蒸しなすのヨーグルトマリネ ➡p.60
しらすとレタスのサラダ ➡p.61

材料（1人分）

鶏むね肉（皮なし）……50g
玉ねぎ……1/8個（25g）
かぼちゃ……30g
ブロッコリー……1房（20g）
バター……10g
小麦粉……小さじ2
A［水・牛乳……各1/2カップ
塩……少々

作り方

1 鶏肉はひと口大のそぎ切り、玉ねぎは薄切りにする。かぼちゃは皮をむいてひと口大に切る。ブロッコリーはひと口大に切る。

2 鍋にバターを中火で熱して溶かし、玉ねぎを炒める。しんなりとしたら小麦粉をふり入れ、粉っぽさがなくなったらAを加えて煮る。

3 2に鶏肉、かぼちゃ、ブロッコリーを加えてふたをし、弱火にして野菜がやわらかくなるまで8〜10分煮る。味をみて、塩でととのえる。

長いもをすって混ぜてチンするだけ

鶏ひき肉と長いものレンジ蒸し

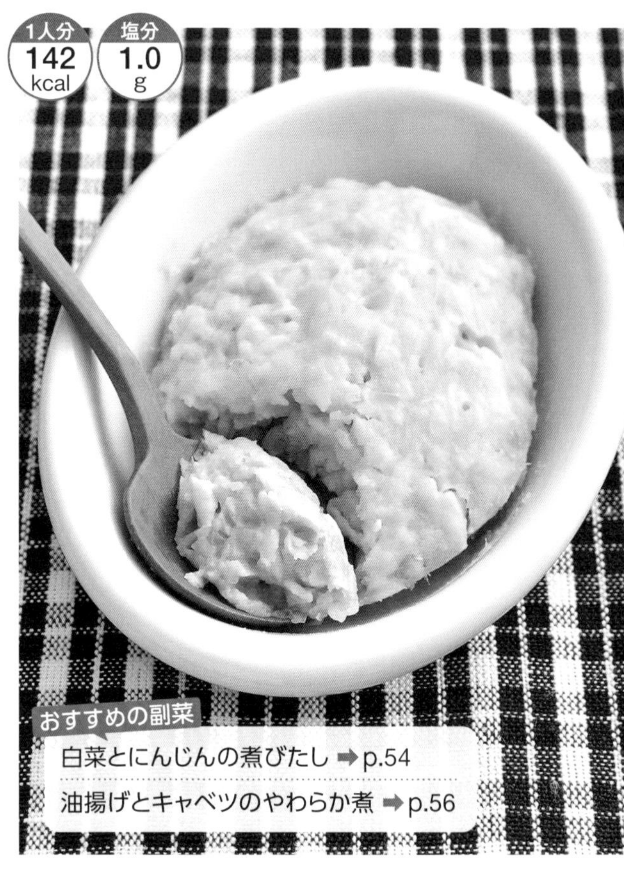
1人分
142
kcal
塩分
1.0
g
おすすめの副菜
白菜とにんじんの煮びたし ➡p.54
油揚げとキャベツのやわらか煮 ➡p.56

材料（1人分）

長いも……30g
A
鶏ひき肉……60g
玉ねぎ（みじん切り）……大さじ1
片栗粉……小さじ1
酒・しょうゆ……各小さじ1/2
塩……少々

作り方

1 長いもは皮をむいてすりおろす。

2 ボウルにAと1を入れてよく練り混ぜ、耐熱容器に入れる。ラップをかけ、電子レンジ（600W）で2分ほど加熱する。

POINT

長いもは、消化促進と疲労回復の効果があります。

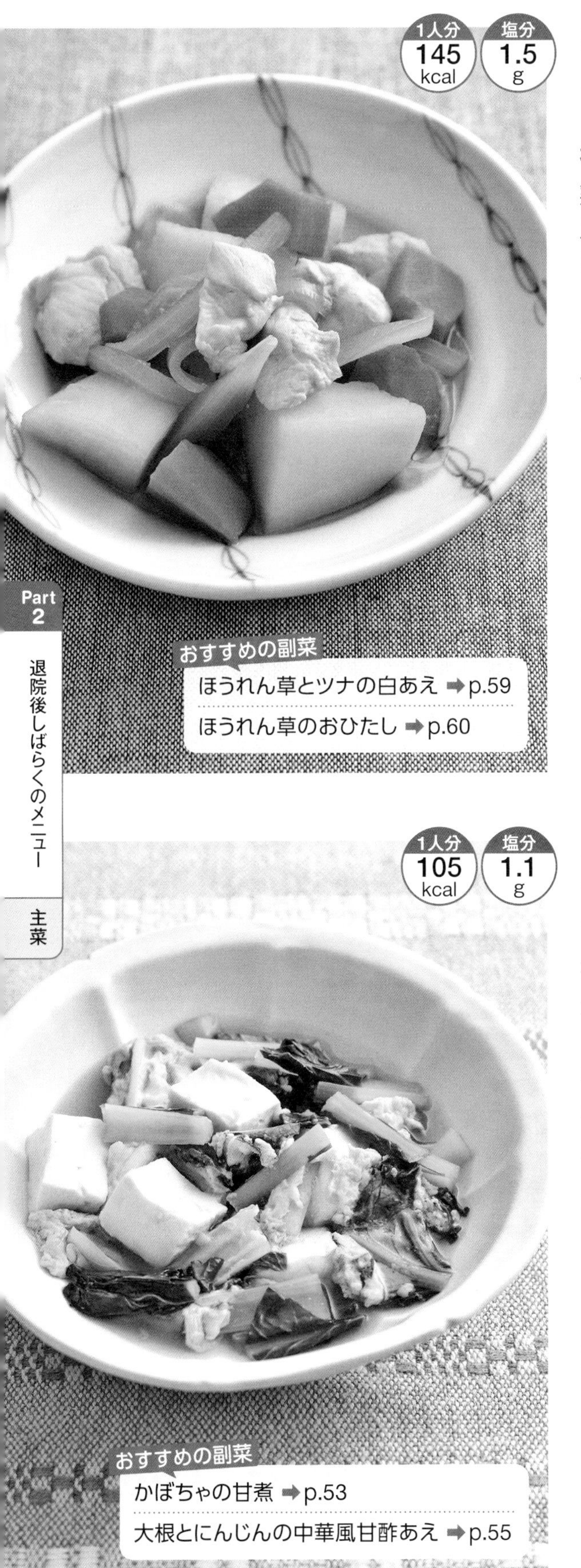
1人分
145
kcal
塩分
1.5
g
おすすめの副菜
ほうれん草とツナの白あえ ➡p.59
ほうれん草のおひたし ➡p.60
1人分
105
kcal
塩分
1.1
g
おすすめの副菜
かぼちゃの甘煮 ➡p.53
大根とにんじんの中華風甘酢あえ ➡p.55

しっとりした肉がおいしい

ささみの肉じゃが

材料（1人分）

鶏ささみ …… 40g
片栗粉 …… 適量
じゃがいも …… 1/2個（75g）
にんじん …… 2㎝（20g）
玉ねぎ …… 1/8個（25g）
A
- だし汁 …… 1/2カップ
- しょうゆ・みりん …… 各大さじ1/2
- 砂糖 …… 小さじ1

作り方

1 ささみは筋を取り、ひと口大のそぎ切りにして片栗粉をまぶす。じゃがいもは皮をむいてひと口大に切り、水にさらして水気をきる。にんじんは皮をむいて乱切りにする。玉ねぎは5㎜厚さに切る。

2 鍋にAを入れて中火で煮立て、じゃがいも、にんじん、玉ねぎを加え、弱火で10分ほど煮る。じゃがいも、にんじんがやわらかくなったら、ささみを加えて2分ほど煮る。

良質なたんぱく質の大豆と卵の料理

豆腐と小松菜の卵とじ

材料（1人分）

木綿豆腐 …… 1/6丁（50g）
小松菜 …… 2株（50g）
溶き卵 …… 1/2個分
A
- だし汁 …… 1/2カップ
- しょうゆ・みりん …… 各小さじ1
- 砂糖 …… 小さじ1/4

作り方

1 豆腐はペーパータオルに包んで耐熱皿にのせ、ラップをかけずに電子レンジ（600W）で1分ほど加熱して水きりをし、ひと口大に切る。小松菜は3㎝長さに切る。

2 鍋にAを入れて中火で煮立て、豆腐と小松菜を加えて強火で4〜5分煮る。小松菜がやわらかくなったら溶き卵を回し入れ、さっと煮る。

副菜

ビタミンやミネラルが多い野菜の副菜を加えると、食事全体の栄養バランスがよくなります。なお、生野菜より煮物や蒸し物のほうが消化しやすいです。

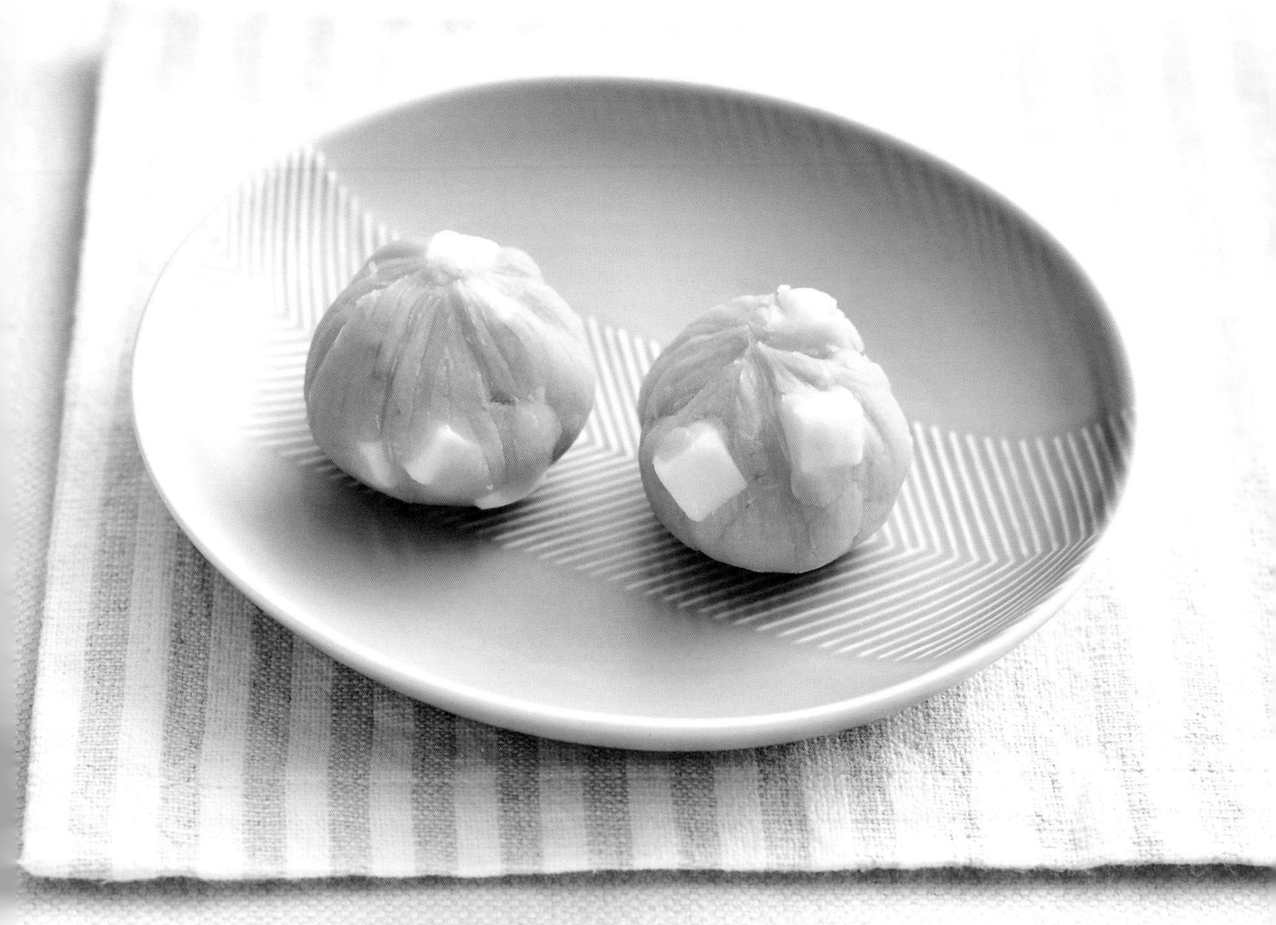

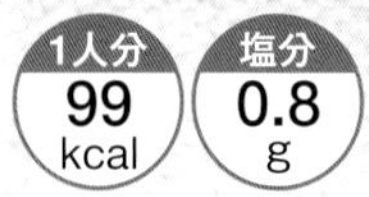

β-カロテンが豊富なかぼちゃで免疫力アップ

かぼちゃとチーズのマッシュ

材料（1人分）

プロセスチーズ……10g
かぼちゃ……80g
A［牛乳……小さじ1/2
　砂糖・塩……各少々

作り方

1 チーズは7～8㎜角に切る。

2 かぼちゃは皮をむいてひと口大に切る。耐熱ボウルに入れてラップをかけ、電子レンジ（600W）で2～3分加熱し、フォークなどでなめらかになるまでつぶす。Aを加えて混ぜ、さらに1を加えて混ぜる。

3 2を2等分にし、それぞれラップに包んで、茶巾に絞る。

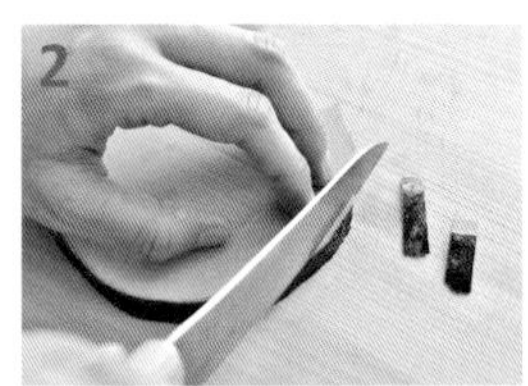

3

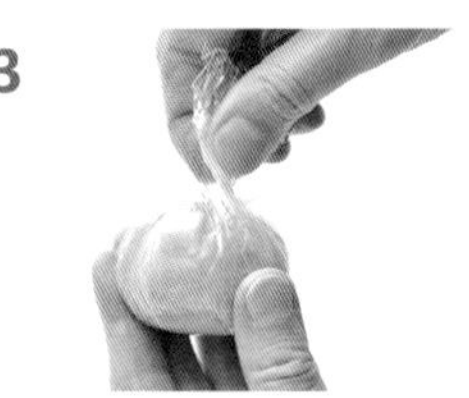

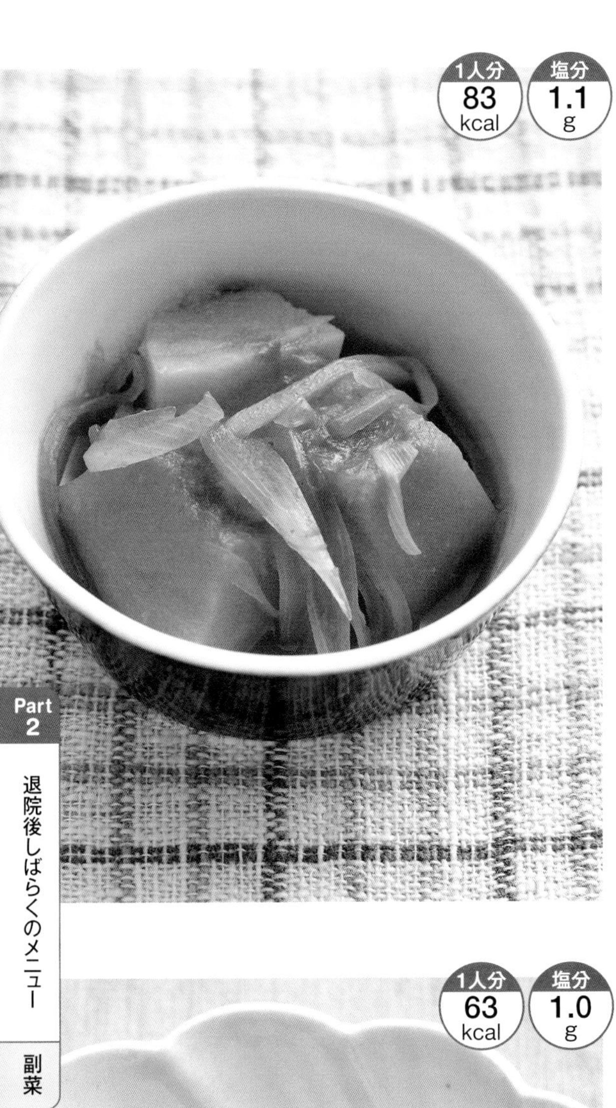

1人分 83 kcal　塩分 1.1 g

ごはんにもパンにも合う

かぼちゃのトマト煮

材料（1人分）

かぼちゃ …… 50g
玉ねぎ …… 1/8個（25g）
オリーブ油 …… 小さじ1/2
A
- 水 …… 1/2カップ
- トマト缶（カット状） …… 30g
- トマトケチャップ …… 大さじ1/2
- 洋風スープの素 …… 小さじ1/4
- 塩 …… 少々

作り方

1 かぼちゃは皮をむいてひと口大に切る。玉ねぎは薄切りにする。

2 鍋にオリーブ油を中火で熱し、玉ねぎを炒める。しんなりとしたら**A**を加えて煮立て、かぼちゃを加えてふたをし、やわらかくなるまで弱火で10〜12分煮る。

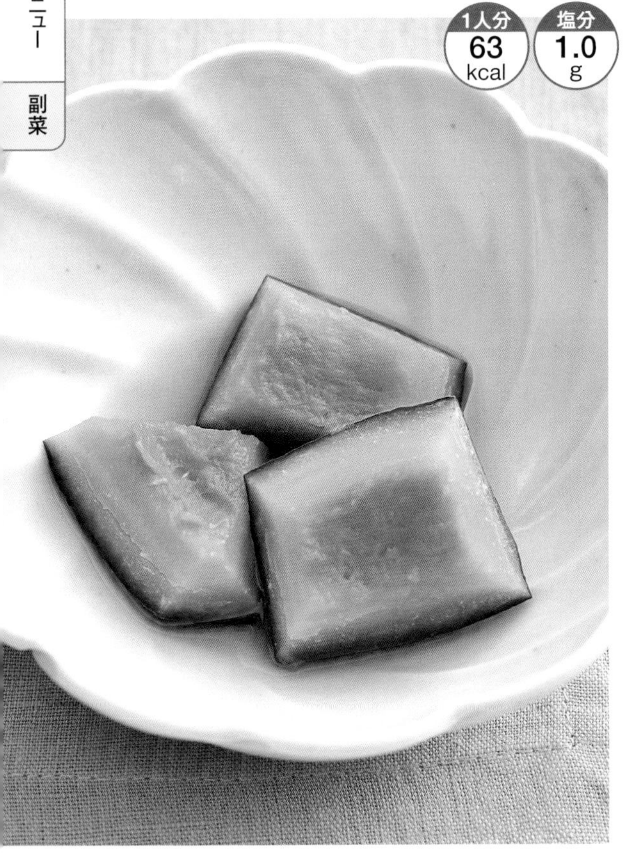

1人分 63 kcal　塩分 1.0 g

かぼちゃの甘みがおいしい

かぼちゃの甘煮

材料（1人分）

かぼちゃ …… 50g
A
- だし汁 …… 1/2カップ
- 砂糖 …… 大さじ1/2
- しょうゆ …… 小さじ1

作り方

1 かぼちゃは、皮つきのままひと口大に切る。

2 鍋に**A**を入れて中火で煮立て、**1**を加えてふたをし、やわらかくなるまで弱火で10分ほど煮る。

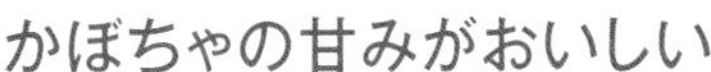

POINT

食事に自信のない人は皮をむいて

食事にまだ自信がない人は、かぼちゃの皮をむいたほうが無難です。しかし、調理は皮つきのほうが煮くずれせず、見た目もきれいです。食べ慣れてきたらよく噛んで食べてみましょう。

やわらかくやさしい味わい

白菜とにんじんの煮びたし

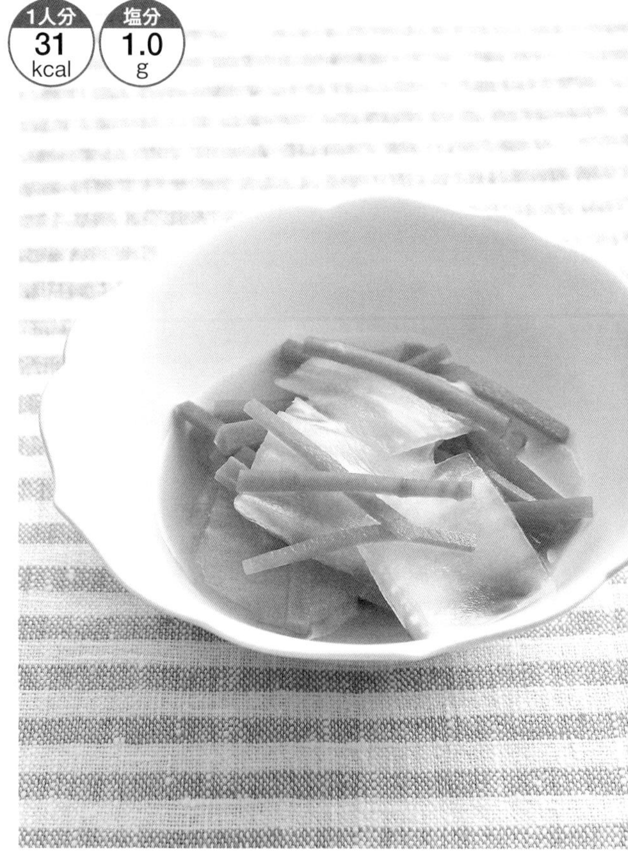
1人分
31
kcal
塩分
1.0
g

材料（1人分）

白菜 …… 1/2枚（50g）
にんじん …… 2㎝（20g）

A
- だし汁 …… 1/2カップ
- みりん …… 小さじ1
- しょうゆ …… 小さじ1/2
- 塩 …… 少々

作り方

1 白菜は2～3㎝幅のそぎ切りにしてから、ひと口大に切る。にんじんは皮をむいて細切りにする。

2 鍋にAを入れて中火で煮立て、1を加えてふたをし、野菜がやわらかくなるまで8～10分煮る。

POINT

白菜は「そぎ切り」にすることで繊維が残りにくくなる上、火が通りやすく早くやわらかく煮えます。

長いもが消化をサポート

長いもとにんじんのだし煮

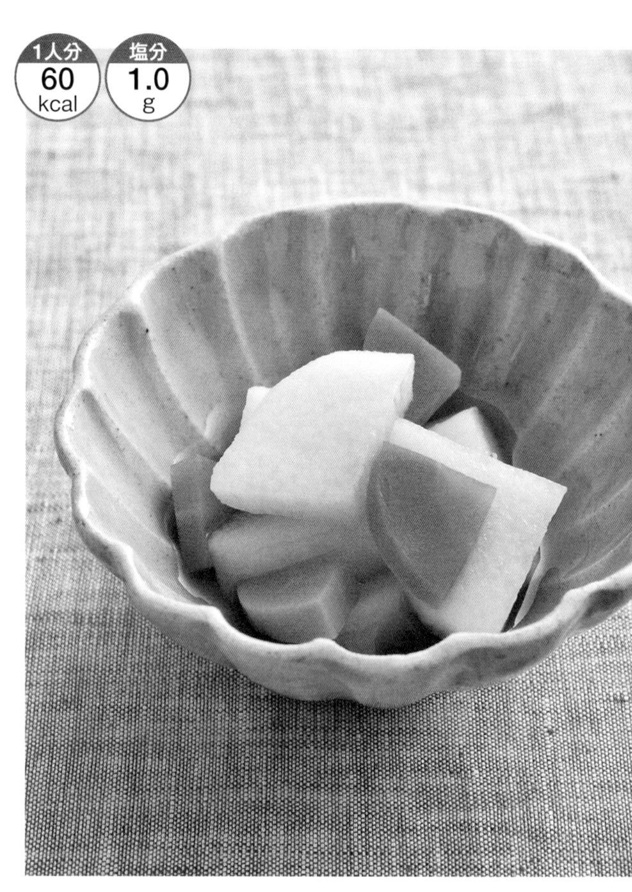
1人分
60
kcal
塩分
1.0
g

材料（1人分）

長いも …… 60g
にんじん …… 1㎝（10g）

A
- だし汁 …… 1/2カップ
- みりん …… 小さじ1
- しょうゆ …… 小さじ1/2
- 塩 …… 少々

作り方

1 長いもは皮をむいて1.5㎝厚さのいちょう切りに、にんじんは皮をむいて5㎜厚さのいちょう切りにする。

2 鍋にAを入れて中火で煮立て、1を加える。ふたをして弱火にし、野菜がやわらかくなるまで10～12分煮る。

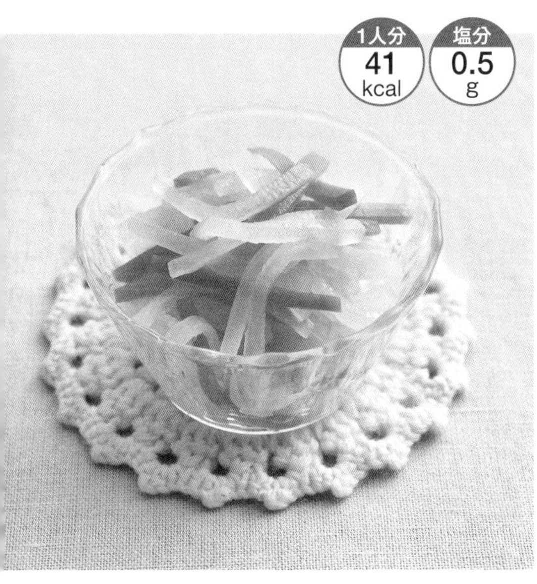
1人分 41 kcal　塩分 0.5 g

さっぱりとした味つけにごま油でコクをプラス

大根とにんじんの中華風甘酢あえ

材料（1人分）

大根……3㎝（60g）
にんじん……2㎝（20g）
A［酢……小さじ1
ごま油・砂糖……各小さじ1/2
塩……少々］

作り方

1 大根とにんじんは皮をむいて細切りにする。

2 1を耐熱ボウルに入れてラップをかけ、電子レンジ（600W）で1分30秒ほど加熱し、水気をきる。

3 ボウルにAを入れて混ぜ、2を加えてあえる。

レンジで加熱することで時短に！

ふろふき大根

材料（1人分）

大根……5㎝（100g）
A［みそ・砂糖……各小さじ2
水……小さじ1］
昆布（3㎝）……1枚

作り方

1 大根は皮をむき、片面に十字の浅い切り込みを入れる。耐熱皿に入れてラップをかけ、電子レンジ（600W）で5～6分加熱する。

2 鍋に大根、昆布、かぶるくらいの水（分量外）を入れて中火にかけ、沸騰したら、大根がやわらかくなるまで弱火で15分ほど煮る。

3 器に2を盛り、混ぜたAをかける。

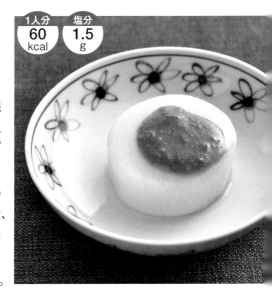
1人分 60 kcal　塩分 1.5 g

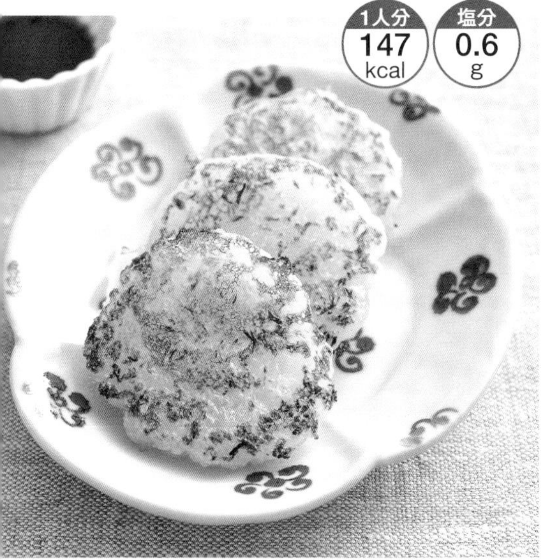
1人分 147 kcal　塩分 0.6 g

消化がよく間食にもピッタリ

大根もち

材料（1人分）

大根……7.5㎝（150g）
ほたて缶（水煮）……約1/2缶（30g）
片栗粉……大さじ2
ごま油……小さじ1
ポン酢しょうゆ……適量

作り方

1 大根は皮をむいてすりおろし、水気をきって80g程度にする。ほたて缶の缶汁を軽くきる。

2 ボウルに1の大根とほたて、片栗粉を入れて混ぜる。

3 フライパンにごま油を中火で熱し、2を1/3量ずつ落とし入れて両面を焼く。焼き色がついたら器に盛り、ポン酢しょうゆを添える。

さっぱりとした味わい

ささみとキャベツのマリネ

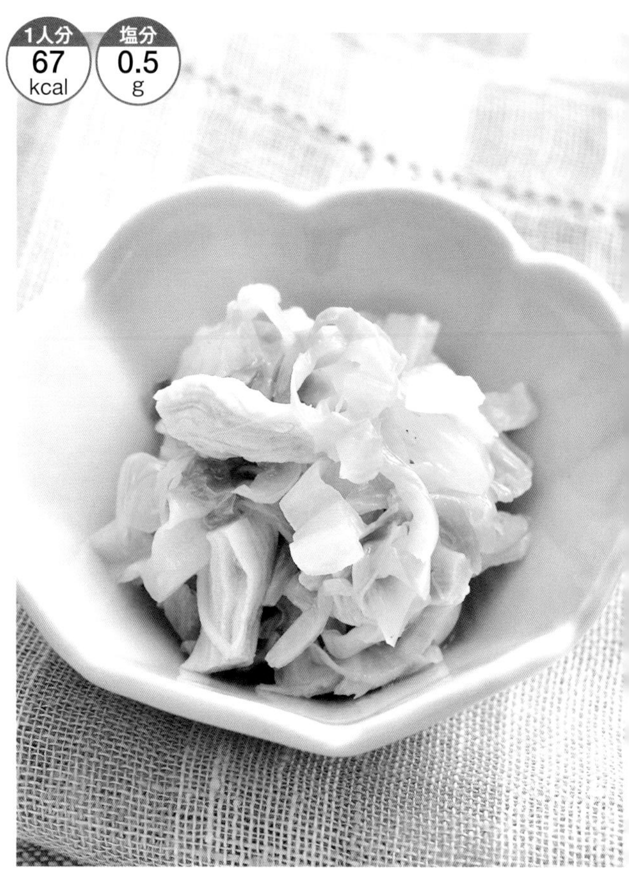
1人分
67
kcal
塩分
0.5
g

材料（1人分）

鶏ささみ …… 1/3本
キャベツ …… 1枚（50g）
A［オリーブ油 …… 小さじ1
　酢 …… 小さじ1/2
　塩 …… 少々

作り方

1 ささみは筋を取って鍋に入れ、かぶるくらいの水（分量外）を加えて中火で熱し、沸騰したら1分30秒～2分ゆでてざるに上げ、水気をきって食べやすい大きさにほぐす。

2 キャベツは5㎜幅の細切りにする。鍋に湯を沸かし、キャベツをやわらかくゆでてざるに上げ、水気をきる。

3 ボウルにAを入れて混ぜ、1と2を加えてあえる。

煮汁を含んだ油揚げが美味

油揚げとキャベツのやわらか煮

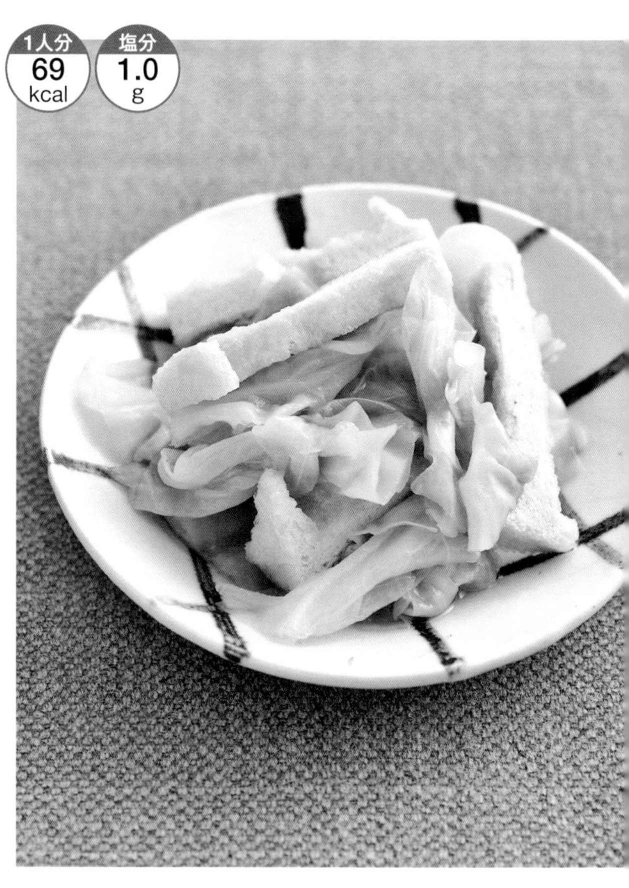
1人分
69
kcal
塩分
1.0
g

材料（1人分）

油揚げ …… 1/4枚
キャベツ …… 1枚（50g）
A［だし汁 …… 1/2カップ
　しょうゆ・みりん …… 各小さじ1

作り方

1 油揚げはざるに入れて熱湯を回しかけ、水気をきって細切りにする。キャベツは3㎝四方に切る。

2 鍋にAを入れて中火で煮立て、1を加えてキャベツがやわらかくなるまで10～12分煮る。

POINT

油揚げは熱湯をかけて油抜きをすると、余分な油がとれ、味がよくしみ込みます。

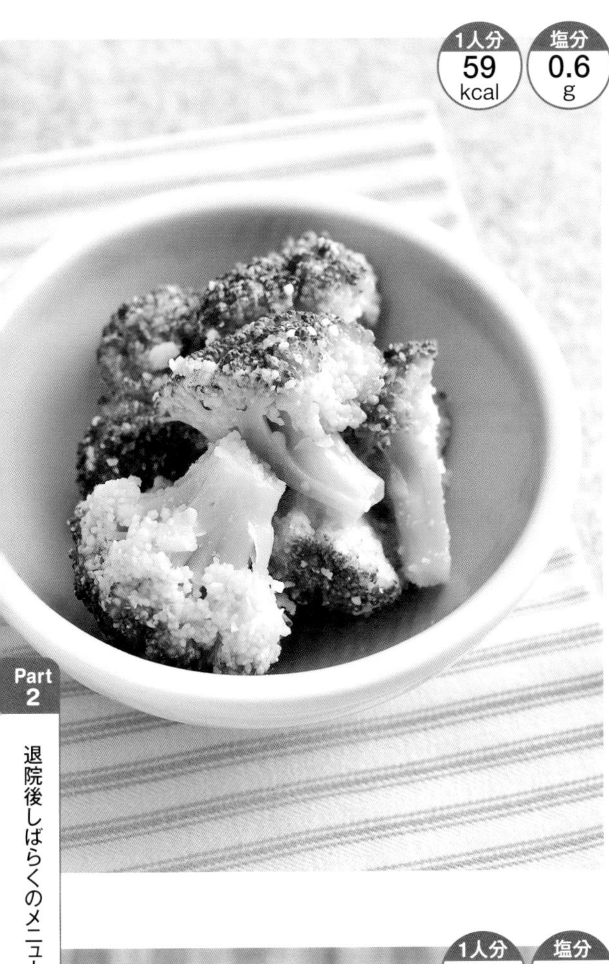

1人分 59 kcal　塩分 0.6 g

チーズが味のアクセントに

ブロッコリーのチーズあえ

材料（1人分）

ブロッコリー
……2房（40g）
塩……少々

A
- 粉チーズ・オリーブ油……各小さじ1
- 塩……少々

作り方

1 ブロッコリーはひと口大に切る。

2 鍋に湯を沸かして塩を入れ、ブロッコリーをやわらかくゆでてざるに上げ、水気をきる。

3 ボウルに2と混ぜ合わせたAを入れてあえる。

POINT

ブロッコリーに多く含まれているビタミンCは、がんに関与する活性酸素の働きを抑える抗酸化作用があります。効果的に摂取するには、たんぱく質やカルシウムと組み合わせるのがおすすめ。

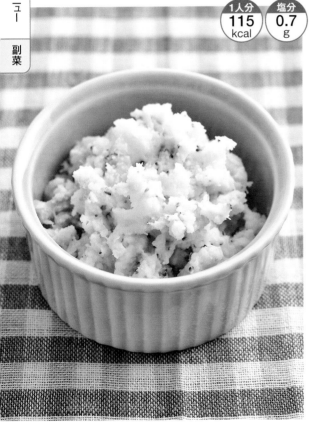

1人分 115 kcal　塩分 0.7 g

つぶしてあえるから消化がよい

じゃがいもとブロッコリーのサラダ

材料（1人分）

じゃがいも……1/2個（75g）
ブロッコリー……1/2房（10g）

A
- マヨネーズ……小さじ2
- 塩……少々

作り方

1 じゃがいもは皮をむいてひと口大に切り、水にさらして水気をきる。鍋に湯を沸かし、じゃがいもとブロッコリーをやわらかくゆでてざるに上げ、水気をきる。ブロッコリーは粗く切る。

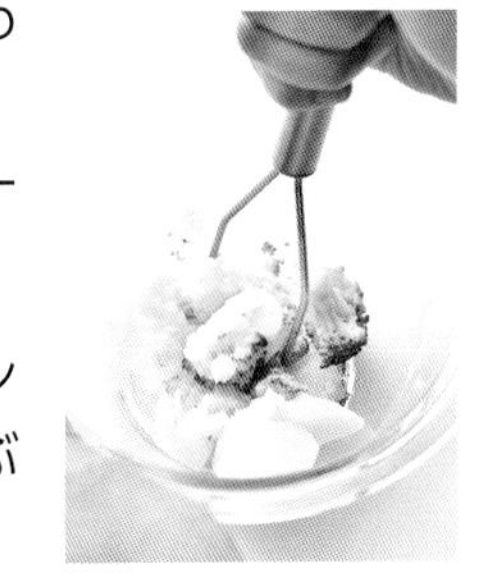

2 ボウルに1を入れてマッシャーまたはフォークでつぶし、Aを加えてあえる。

トロトロのかぶの甘みがおいしい

かぶとブロッコリーのスープ煮

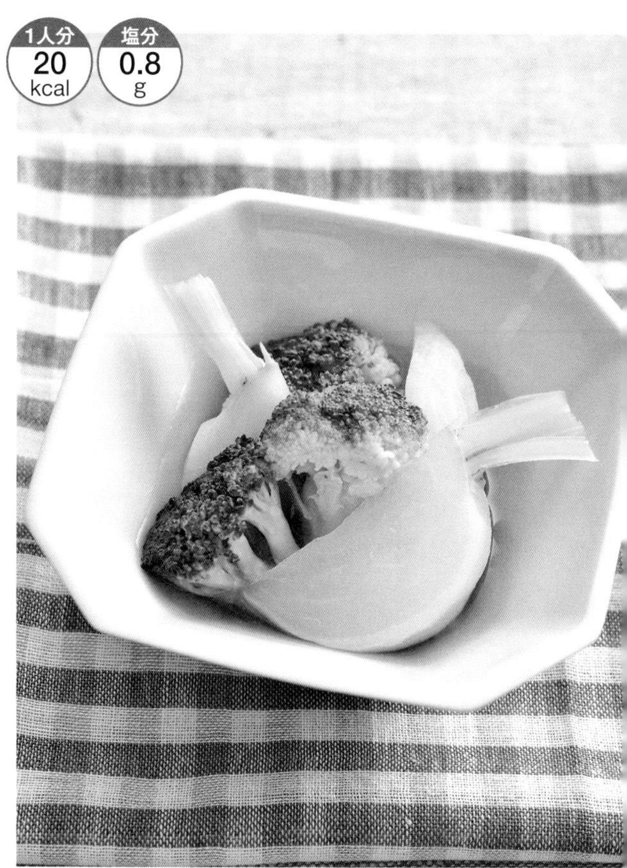
1人分
20
kcal
塩分
0.8
g

材料（1人分）

かぶ …… 1/2個（40g）
ブロッコリー …… 大1房（30g）
A ［水 …… 1/2カップ
　 洋風スープの素 …… 小さじ1/4
　 塩 …… 少々

作り方

1 かぶは茎を3㎝ほど残して切って皮をむき、3等分のくし形切りにする。ブロッコリーはひと口大に切る。

2 鍋に**A**を入れて中火で煮立て、**1**を加えてふたをし、弱火で野菜がやわらかくなるまで10分ほど煮る。

POINT
かぶの代わりに大根や玉ねぎを使用してもOK。

梅干しの酸味で食欲が増進

カリフラワーの梅マヨあえ

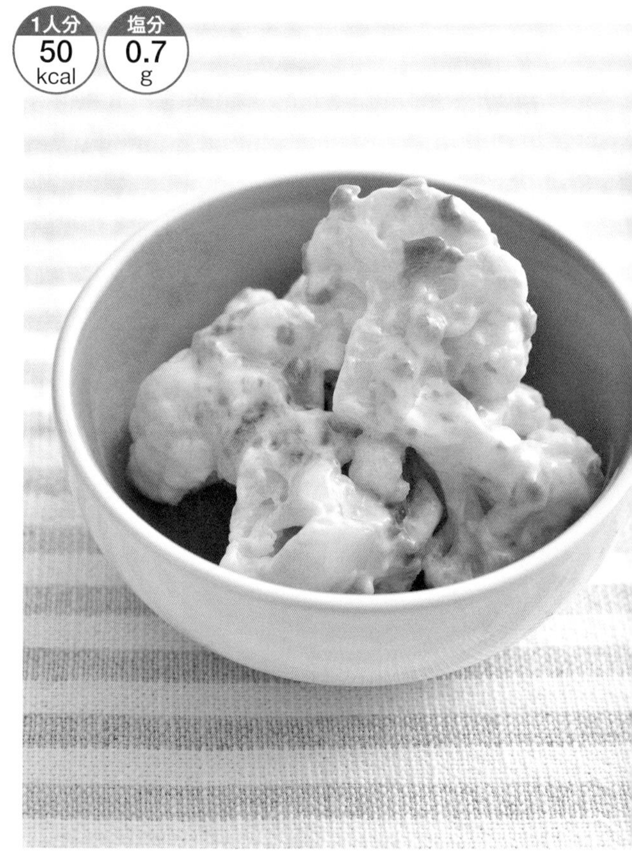
1人分
50
kcal
塩分
0.7
g

材料（1人分）

カリフラワー …… 小2房（50g）
A ［マヨネーズ …… 小さじ1
　 梅肉（梅干しの果肉をたたいたもの）
　 …… 小さじ1/2

作り方

1 カリフラワーはひと口大に切る。鍋に湯を沸かし、カリフラワーをやわらかくなるまでゆで、ざるに上げて、水気をきる。

2 ボウルに**A**を入れて混ぜ、**1**を加えてあえる。

POINT
マヨネーズはエネルギーが高い上に乳化されているので、吸収されやすいのが特徴。あえるとなめらかな食感になり、野菜が食べやすくなります。

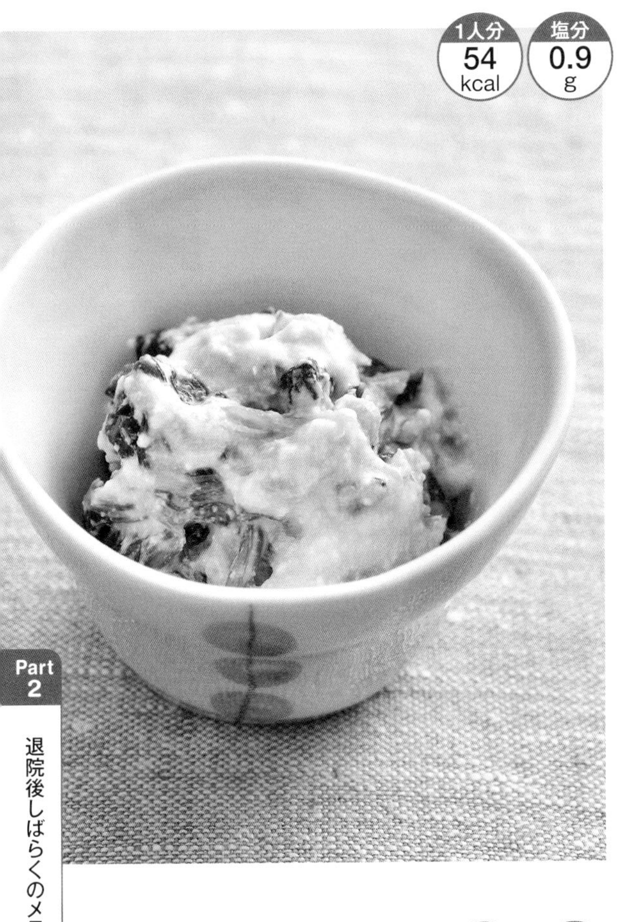

1人分 54 kcal　塩分 0.9 g

うま味もあるツナはたんぱく質も豊富

ほうれん草とツナの白あえ

材料（1人分）

ほうれん草 …… 2株（50g）
ツナ缶（水煮）…… 1/2缶（35g）
絹ごし豆腐 …… 1/10丁（30g）
A［砂糖・しょうゆ …… 各小さじ1/4
　塩 …… 少々

作り方

1 鍋に湯を沸かし、ほうれん草をやわらかくゆでて冷水に取って冷まし、水気を絞って3㎝長さに切る。ツナは缶汁を軽くきる。

2 豆腐はペーパータオルで包んで水気をふき取り、ボウルに入れて泡立て器でなめらかになるまで混ぜる。Aを加えて混ぜ、1を加えてあえる。

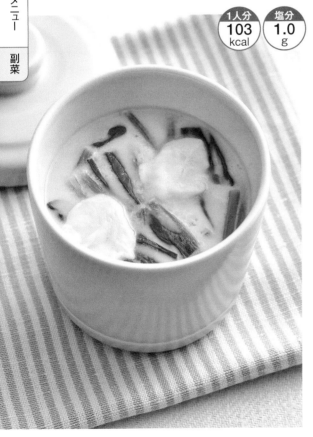

1人分 103 kcal　塩分 1.0 g

だしを効かせた上品な味わい

ささみとほうれん草の茶碗蒸し

材料（1人分）

鶏ささみ …… 1/3本
ほうれん草 …… 小1/2株（10g）
卵 …… 1個
A［だし汁 …… 1/2カップ
　しょうゆ …… 小さじ1/4
　塩 …… 少々

作り方

1 ささみは筋を取り、薄切りにする。鍋に湯を沸かし、ほうれん草をやわらかくゆでて冷水に取って冷まし、水気を絞って2㎝長さに切る。

2 ボウルに卵を溶きほぐし、Aを加えて混ぜる。

3 2をこしながら耐熱容器に移し、1を加える。

4 蒸気の上がった蒸し器に3を入れ、中火で1～2分、弱火にしてさらに10分ほど蒸す。
※電子レンジ（600W）で加熱する場合は6～7分。

多めに作って常備菜にしても

ほうれん草のおひたし

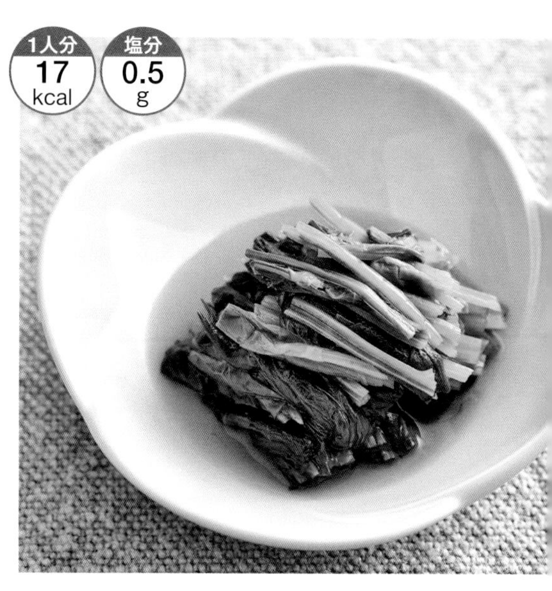
1人分
17
kcal
塩分
0.5
g

材料（1人分）

ほうれん草
…… 小3株（80g）

A
- だし汁 …… 大さじ1
- しょうゆ …… 小さじ1/2

作り方

1 鍋に湯を沸かし、ほうれん草をやわらかくゆでて冷水に取って冷まし、水気を絞って3cm長さに切る。

2 ボウルにAを入れて混ぜ、1を加えてあえる。

POINT

細かく切っておかゆにトッピングするのもおすすめ。

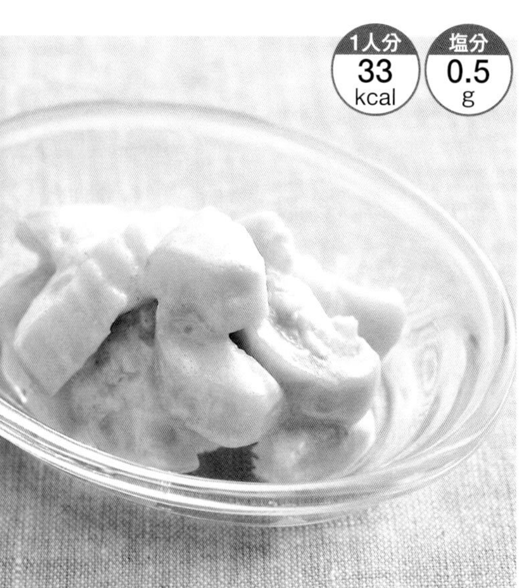
1人分
33
kcal
塩分
0.5
g

なすとヨーグルトは意外にも相性抜群！

蒸しなすのヨーグルトマリネ

材料（1人分）

なす …… 1本（100g）

A
- プレーンヨーグルト（無糖）…… 小さじ2
- オリーブ油 …… 小さじ1/4
- 塩 …… 少々

作り方

1 なすはヘタを取り、皮をむいて水にさらし、水気をきってラップで包む。耐熱皿にのせて電子レンジ（600W）で1～2分加熱し、粗熱が取れたらひと口大に切る。

2 ボウルにAを入れて混ぜ、1を加えてあえる。

切ってチーズをかけて焼くだけ

トマトのチーズ焼き

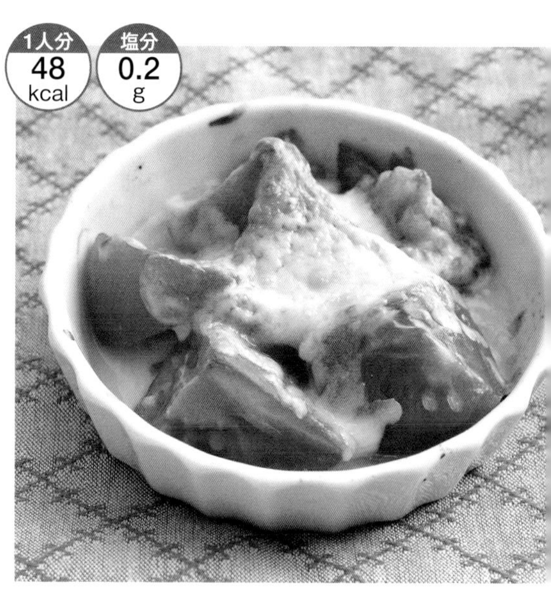
1人分
48
kcal
塩分
0.2
g

材料（1人分）

トマト …… 1/3個（50g）
ピザ用チーズ …… 10g

作り方

1 トマトは皮を湯むきしてひと口大に切る。

2 耐熱容器に1を入れ、チーズをかけてオーブントースターで4～5分焼く。

POINT

お好みでこしょうをふると、味にアクセントがつきます。

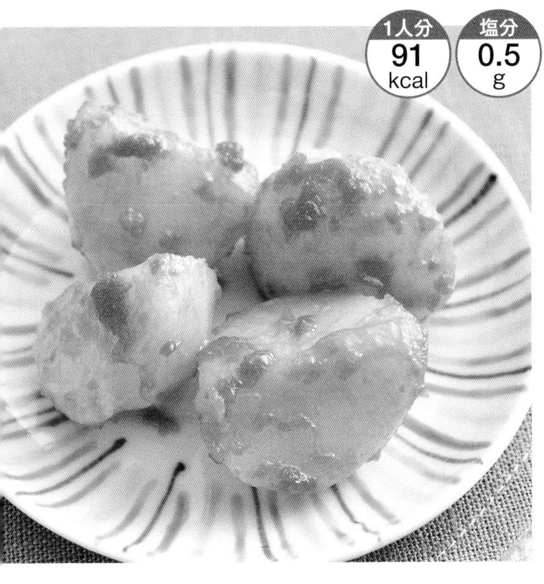

1人分 91 kcal　塩分 0.5 g

ホクホクのじゃがいもとみそが好相性

みそバター粉ふきいも

材料（1人分）

じゃがいも ……1/2個（75g）

A
- みそ …… 小さじ1/2
- 水・砂糖 …… 各小さじ1/2

バター …… 5g

作り方

1 じゃがいもは皮をむいてひと口大に切り、水にさらす。水気をきって鍋に入れ、かぶるくらいの水（分量外）を加えて中火でゆでる。やわらかくなったら湯を捨て、中火で鍋を揺すりながら水分を飛ばす。

2 火を止め、Aとバターを加えてからめる。

さっと洗って納豆のぬめりを取る

納豆だし巻き卵

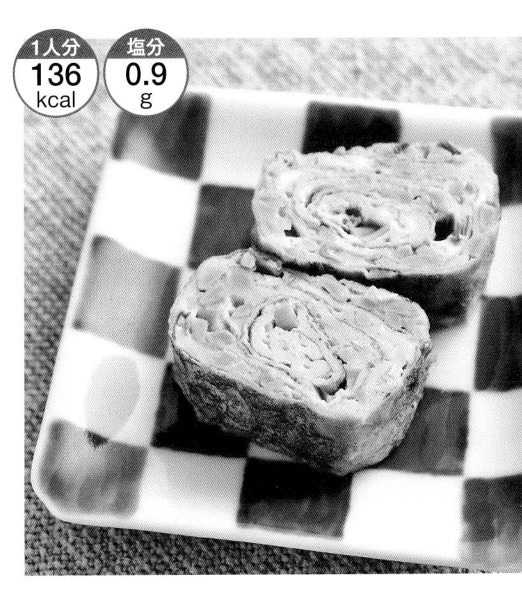

1人分 136 kcal　塩分 0.9 g

材料（作りやすい分量・2人分）

納豆（ひき割り） …… 1パック（45g）

卵 …… 2個

小ねぎ（小口切り） …… 2本分

A
- だし汁 …… 大さじ2
- しょうゆ …… 小さじ1
- みりん …… 小さじ1/2
- 塩 …… 少々

サラダ油 …… 適量

作り方

1 納豆はざるに入れ、水で洗う。

2 ボウルに卵を溶きほぐし、Aを加えて混ぜる。さらに1と小ねぎを加え、さっと混ぜる。

3 卵焼き器を中火で熱し、サラダ油をなじませる。2の1/3量を流し入れて巻いた卵を寄せ、あいたところにサラダ油をなじませ、2の1/2量を流し入れ、同様に焼く。残りも同様に焼く。

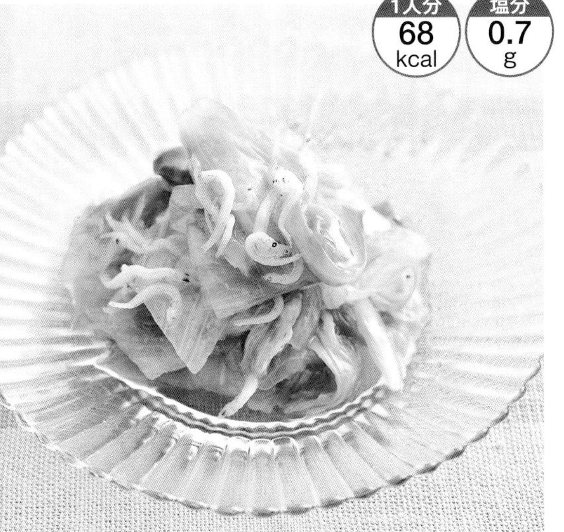

1人分 68 kcal　塩分 0.7 g

釜揚げしらすでもOK

しらすとレタスのサラダ

材料（1人分）

レタス …… 2枚（60g）

A
- オリーブ油 …… 大さじ1/2
- 酢 …… 小さじ1/2
- 塩 …… 少々

しらす干し …… 大さじ1

作り方

1 レタスは3㎝四方に切る。鍋に湯を沸かし、レタスをやわらかくゆでてざるに上げ、水気をきる。

2 ボウルにAを入れて混ぜ、1としらすを加えてあえる。

汁物

汁物は食欲がないときでも食べやすく、具材によって栄養やエネルギーも手軽にとれます。消化をよくするためにも具材はやわらかく煮ましょう。

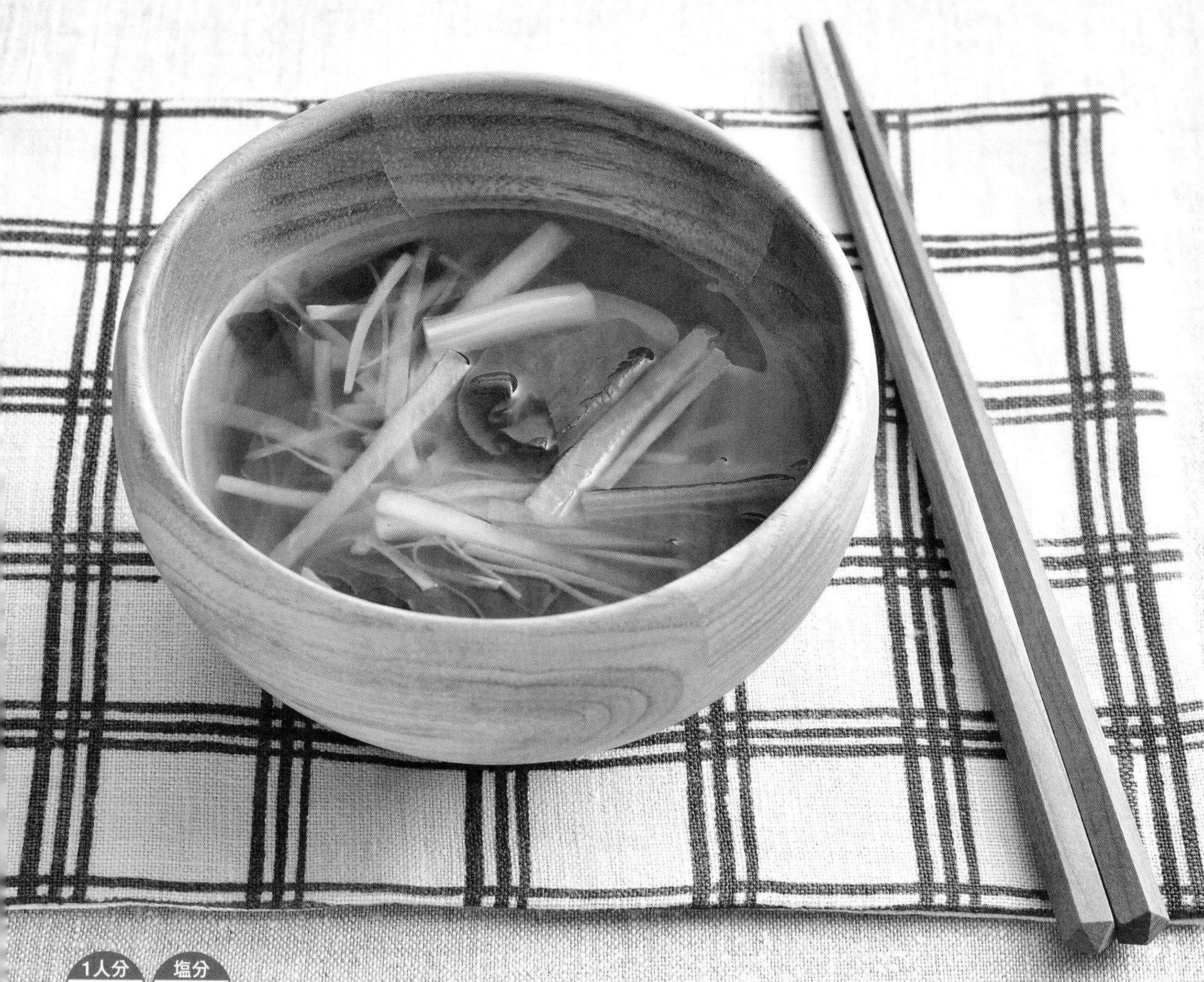

1人分 11 kcal　塩分 0.9 g

野菜たっぷり！ おかずにもなる汁物

沢煮椀

材料（1人分）

大根 …… 1㎝（20g）
にんじん …… 1㎝（10g）
小松菜 …… 小1/2株（10g）
だし汁 …… 3/4カップ
A しょうゆ …… 小さじ1/4
A 塩 …… 少々

作り方

1 大根とにんじんは皮をむいて千切りにする。小松菜は3㎝長さに切る。

2 鍋にだし汁を入れて中火で煮立て、1を加えて弱火で7～8分煮る。野菜がやわらかくなったらAを加える。

POINT

野菜は千切りにしてやわらかくする

具材の野菜は、消化されやすくするために千切りに。火も通りやすくなり、時短になります。なお、一般的に汁物には、しいたけ、しめじなどのきのこ類、わかめなどの海藻類をよく使いますが、これらの食材は消化に時間がかかるので、入れるなら細かく切り、やわらかく煮てからにしましょう。退院直後は避けたほうが無難です。

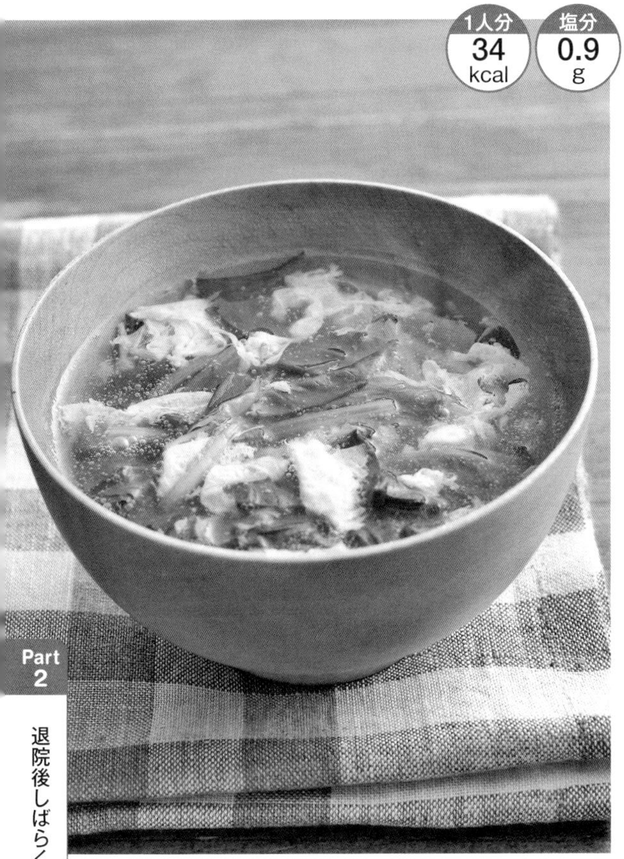

1人分 34 kcal　塩分 0.9 g

卵は細く流し入れてふんわりと

ほうれん草のかき玉汁

材料（1人分）

ほうれん草……1株（30g）

A
- だし汁……3/4カップ
- しょうゆ……小さじ1/4
- 塩……少々

B
- 水……小さじ1
- 片栗粉……小さじ1/2

溶き卵……1/4個分

作り方

1 鍋に湯を沸かし、ほうれん草がやわらかくなるまでゆで、冷水に取って冷まし、水気を絞って3㎝長さに切る。

2 鍋にAを入れて中火で煮立て、1を加えてさっと煮て、溶いたBを加えて混ぜる。とろみがついたら溶き卵を回し入れ、火を止める。

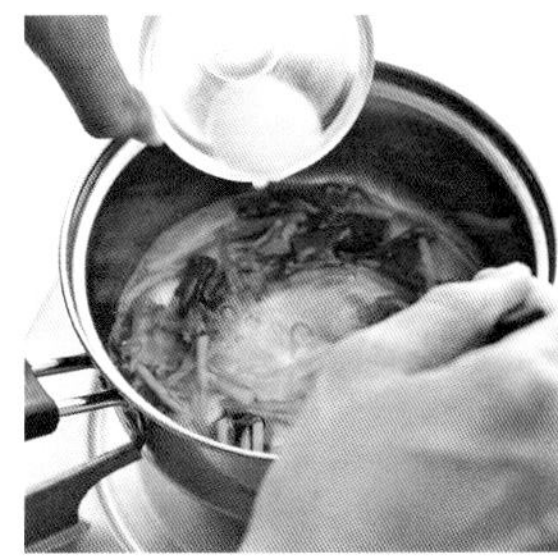

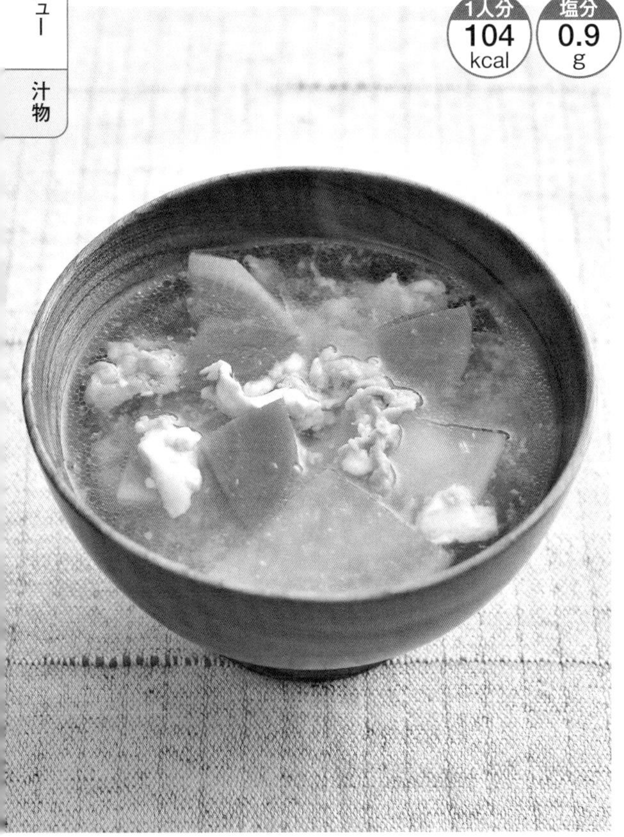

1人分 104 kcal　塩分 0.9 g

具だくさんだから満足度もアップ

豚汁

材料（1人分）

豚薄切り肉……30g

大根……1㎝（20g）

にんじん……1㎝（10g）

ごま油……小さじ1/2

だし汁……3/4カップ

木綿豆腐……1/15丁（20g）

みそ……小さじ1

作り方

1 豚肉はひと口大に切る。大根とにんじんは皮をむいて薄いいちょう切りにする。

2 鍋にごま油を中火で熱し、豚肉を炒める。色が変わったら大根とにんじんを加え、しんなりとするまで炒め合わせる。

3 だし汁を加えて煮立て、豆腐を食べやすい大きさにくずしながら加え、弱火で10分ほど煮る。野菜がやわらかくなったら、みそを溶き入れる。

缶詰を使うから簡単&お手軽

ツナとキャベツのトマトスープ

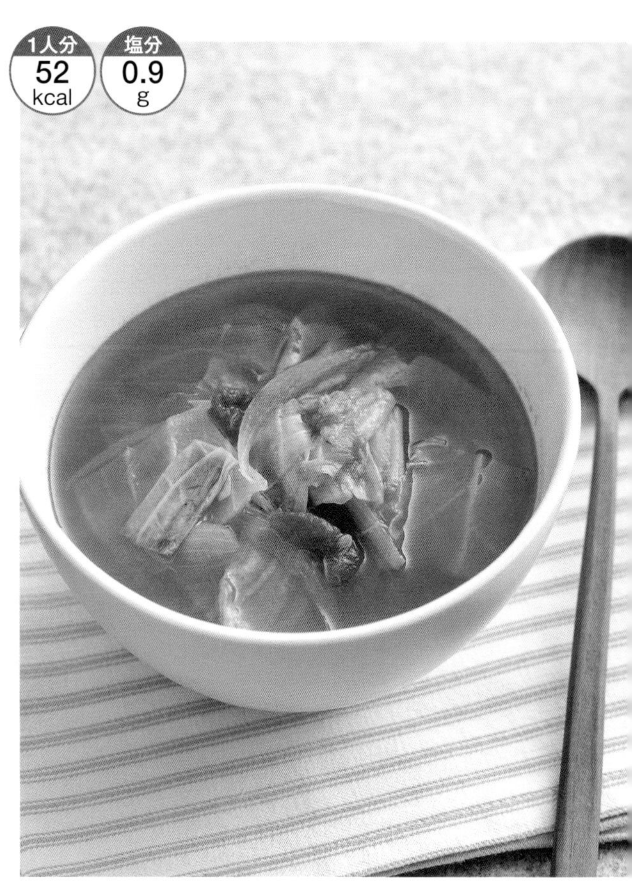
1人分
52
kcal
塩分
0.9
g

材料（1人分）

ツナ缶（水煮）…… 1/4缶（17g）
キャベツ …… 1/2枚（30g）
玉ねぎ …… 1/8個（25g）
オリーブ油 …… 小さじ1/2
A
- 水 …… 2/3カップ
- トマト缶（カット状）…… 30g
- 洋風スープの素 …… 小さじ1/4
- 塩 …… 少々

作り方

1 ツナは缶汁を軽くきる。キャベツは3㎝四方に切る。玉ねぎは薄切りにする。

2 鍋にオリーブ油を中火で熱し、キャベツと玉ねぎを炒める。しんなりとしたらツナとAを加えて煮立て、ふたをして野菜がやわらかくなるまで弱火で10分ほど煮る。

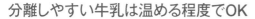

分離しやすい牛乳は温める程度でOK

カリフラワーのミルクスープ

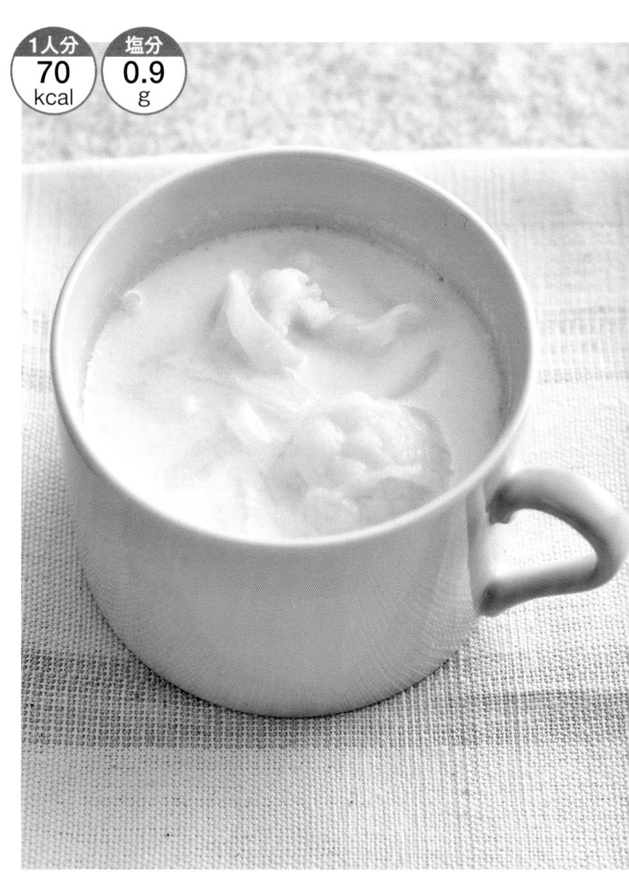
1人分
70
kcal
塩分
0.9
g

材料（1人分）

カリフラワー …… 大1房（40g）
玉ねぎ …… 1/8個（25g）
オリーブ油 …… 小さじ1/2
A
- 水 …… 1/2カップ
- 洋風スープの素 …… 小さじ1/4
- 塩 …… 少々

牛乳 …… 1/4カップ

作り方

1 カリフラワーはひと口大に切る。玉ねぎは薄切りにする。

2 鍋にオリーブ油を中火で熱し、1を炒める。しんなりとしたらAを加え、ふたをして弱火で10分ほど蒸し煮にする。野菜がやわらかくなったら、牛乳を加えて沸騰しない程度に軽く温める。

1人分 121 kcal　塩分 0.6 g

かぼちゃの甘みがたっぷり

かぼちゃのポタージュ

材料（1人分）

かぼちゃ …… 60g
玉ねぎ …… 1/8個（25g）
バター …… 5g
水 …… 1/3カップ
牛乳 …… 1/4カップ
塩 …… 少々

作り方

1 かぼちゃは皮をむいて薄切りに、玉ねぎは薄切りにする。

2 鍋にバターを入れて中火にかけ、1を炒めてしんなりとしたら水を加えてふたをし、10〜12分蒸し煮にする。牛乳を加えて混ぜ、火を止める。ミキサーにかけ、鍋に戻す。弱火にかけて温め、塩で味をととのえる。

ビタミンC豊富なスープ

ブロッコリーのポタージュ

材料（1人分）

ブロッコリー
　……小3房（50g）
玉ねぎ …… 1/8個（25g）
オリーブ油 …… 小さじ1
A［水 …… 1/2カップ
　洋風スープの素
　　…… 小さじ1/4］
牛乳 …… 1/4カップ
塩 …… 少々

作り方

1 ブロッコリーは小房に分ける。玉ねぎは薄切りにする。

2 鍋にオリーブ油を入れて中火にかけ、1を炒めてしんなりとしたらAを加えてふたをし、10分ほど蒸し煮にし、牛乳を加えて混ぜ、火を止める。ミキサーにかけ、鍋に戻す。弱火にかけて温め、塩で味をととのえる。

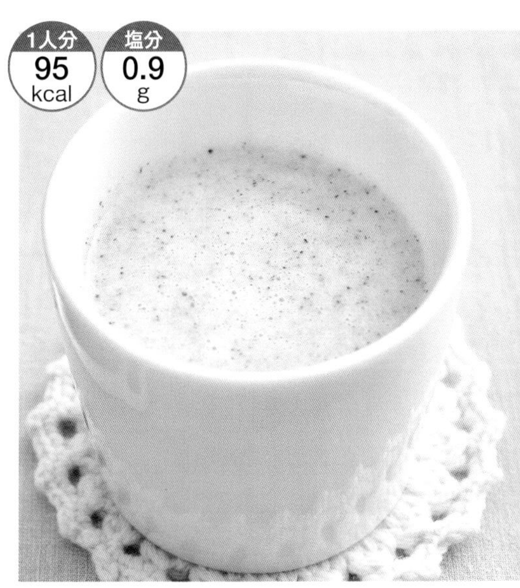

1人分 95 kcal　塩分 0.9 g

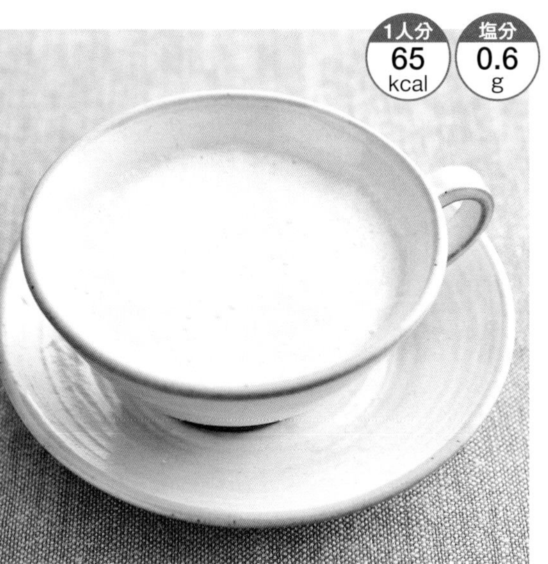

1人分 65 kcal　塩分 0.6 g

だし汁と豆乳を使った和食にも合うスープ

かぶの和風ポタージュ

材料（1人分）

かぶ …… 1個（80g）
長ねぎ …… 1/3本（30g）
サラダ油
　…… 小さじ1/2
だし汁 …… 1/2カップ
豆乳（成分無調整）
　…… 1/4カップ
塩 …… 少々

作り方

1 かぶは皮をむいて薄切りに、長ねぎは斜め薄切りにする。

2 鍋にサラダ油を入れて中火にかけ、1を炒めてしんなりとしたらだし汁を加えてふたをし、10分ほど蒸し煮にし、豆乳を加えて混ぜ、火を止める。ミキサーにかけ、鍋に戻す。弱火にかけて温め、塩で味をととのえる。

おやつ

手術後は一度に食べられる量が少なめになるので、無理のない範囲で間食をとり、1日に必要なエネルギーを補うようにしましょう。

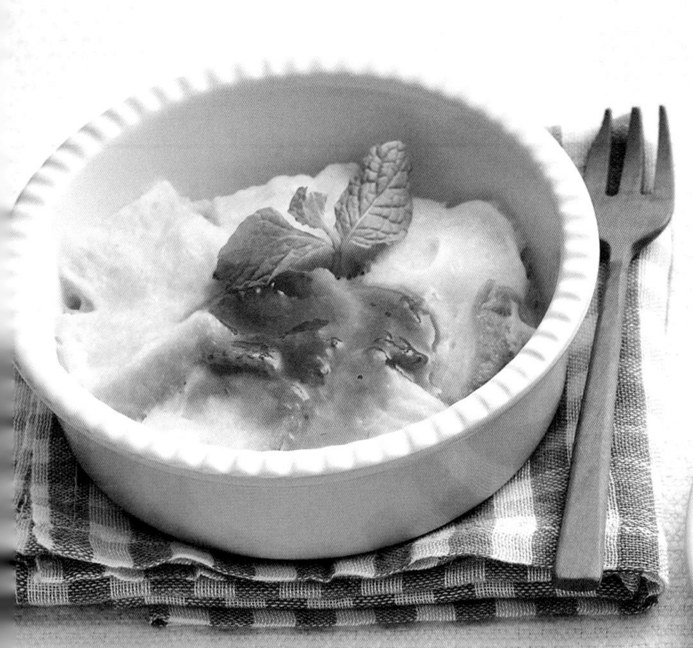

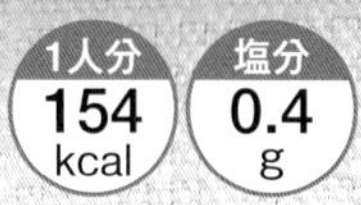

5分でできるお手軽おやつ

レンジパンプディング

材料（1人分）

食パン（8枚切り）…… 1/2枚

A
- 溶き卵 …… 1/2個分
- 牛乳 …… 1/4カップ
- 砂糖 …… 大さじ1/2

B
- いちごジャム …… 小さじ1
- 水 …… 小さじ1/2

ミントの葉（あれば）…… 適量

作り方

1 食パンはひと口大に切る。

2 耐熱容器に食パンと混ぜ合わせたAを入れ、ラップをかけて電子レンジ（600W）で2～3分加熱する。混ぜ合わせたBをかけ、あればミントの葉を添える。

1個分 136 kcal　塩分 0.1 g

黄桃缶を使った

桃のミルクゼリー

材料（4個分）

黄桃缶 …… 正味150g　砂糖 …… 40g
牛乳 …… 2カップ　粉ゼラチン …… 5g

作り方

1 桃缶はシロップをきり、桃を1㎝角に切る。トッピング用に少量を取り分けておく。

2 鍋に半量の牛乳、砂糖を入れて中火にかけ、沸騰直前で火を止める。ゼラチンを加えて混ぜ、しっかり溶かす。

3 ボウルに2を入れ、残りの牛乳を加えて氷水で冷やしながら混ぜ、とろみをつける。桃を加え、型に等分に流し入れて冷蔵庫で3～4時間冷やし固める。仕上げにトッピング用の桃をのせる。

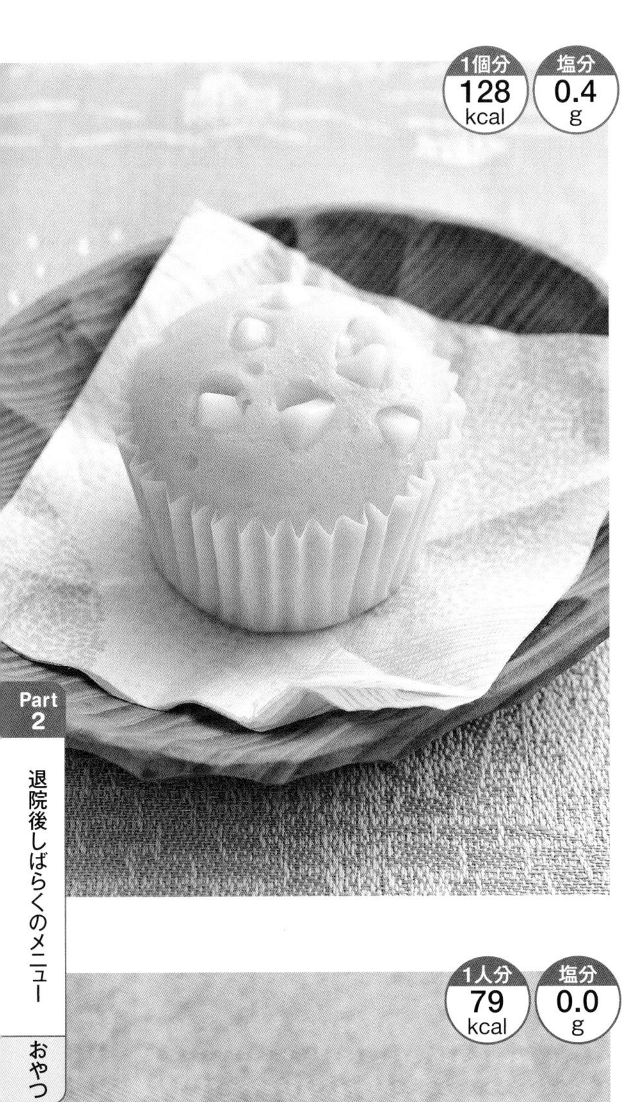

1個分 128 kcal　塩分 0.4 g

ホットケーキミックスを使った

チーズ蒸しパン

材料（底面直径5㎝のプリン型5個分）

プロセスチーズ …… 30g
卵 …… 1個
A［砂糖 …… 大さじ2
　 牛乳 …… 大さじ2
　 サラダ油 …… 大さじ1
ホットケーキミックス …… 75g

作り方

1 チーズは5㎜角に切る。

2 ボウルに卵を溶きほぐし、Aを上から順に加えて泡立て器でそのつどよく混ぜる。全体がなじんだらホットケーキミックスを加えてさっと混ぜ、さらに1のチーズの1/2量を加えて混ぜる。

3 紙カップを敷いたプリン型に2を等分に流し入れる。

4 蒸気の上がった蒸し器に3を入れ、弱火で1～2分蒸す。残りの1のチーズを等分に散らし、さらに弱火で10～12分蒸す。

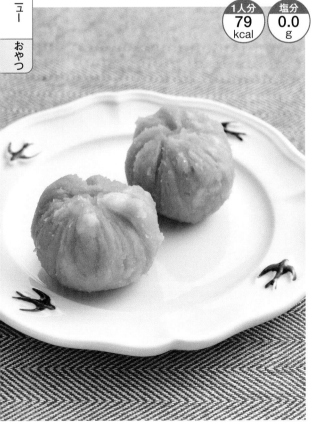

1人分 79 kcal　塩分 0.0 g

砂糖が少なくても甘みは十分

かぼちゃとりんごの茶巾

材料（1人分）

かぼちゃ …… 80g
りんご …… 20g
砂糖 …… 小さじ1/2

作り方

1 かぼちゃは皮をむいてひと口大に、りんごは皮をむいて1㎝角に切る。

2 鍋に1とひたひたになる量の水（分量外）を入れて中火で熱し、かぼちゃがやわらかくなるまでゆでる。湯を捨てて中火で熱し、鍋を揺すりながら残った水分を飛ばす。火を止め、かぼちゃとりんごをフォークなどでなめらかになるまでつぶし、砂糖を加えて混ぜる。

3 粗熱が取れたら2を2等分にし、それぞれラップに包んで茶巾に絞る。

食欲がないときは朝食代わりに

フルーツヨーグルト

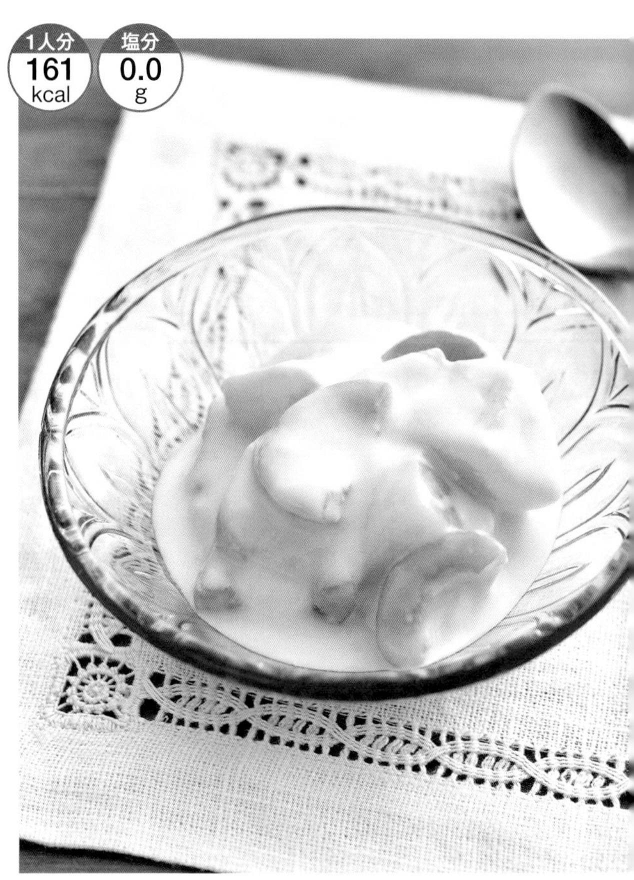
1人分
161
kcal
塩分
0.0
g

材料（1人分）

桃缶 …… 60g
洋梨缶 …… 60g
あんず缶 …… 60g
プレーンヨーグルト（無糖） …… 大さじ2

作り方

1 桃、洋梨、あんず缶はシロップをきって実を食べやすい大きさに切る。

2 ボウルに**1**とヨーグルトを入れてあえる。

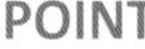
POINT

缶詰であっても、パイナップルやみかんなどは不溶性繊維が多く、酸味もあるため避けたほうがよいでしょう。

電子レンジで簡単にできる

りんごジャム

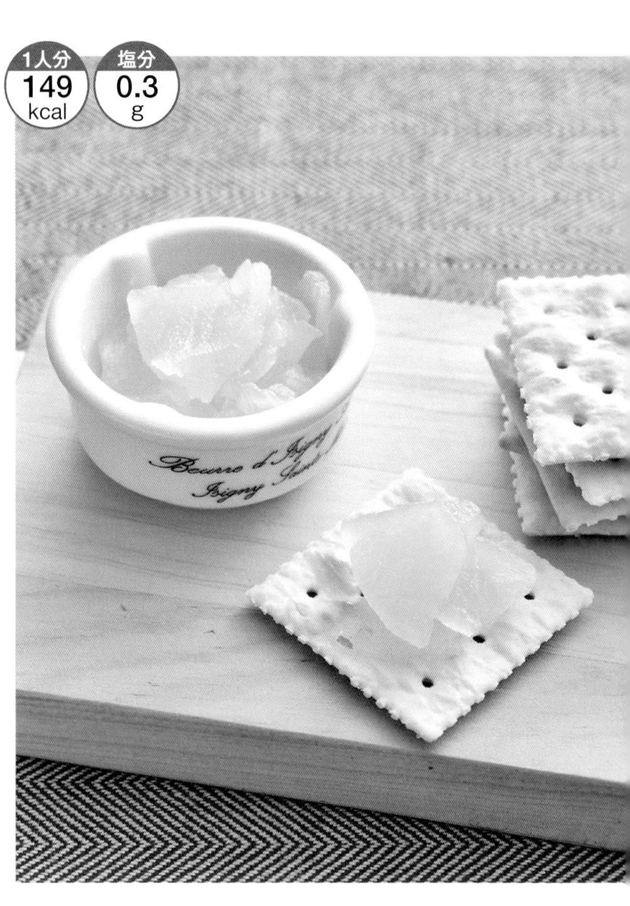
1人分
149
kcal
塩分
0.3
g

材料（作りやすい分量・2人分）

りんご …… 1/2個（100g）
A ［砂糖 …… 30g
　 レモン汁 …… 小さじ1
クラッカー（プレーン） …… 適量

作り方

1 りんごは皮をむいて4等分のくし形切りにしてから薄切りにし、耐熱ボウルに入れる。

2 **1**に**A**を加えて混ぜ、ラップをかけて電子レンジ（600W）で3分ほど加熱する。りんごがしんなりとしたらラップを外し、トロッとするまでさらに電子レンジで1～2分加熱して冷ます。

3 クラッカーに**2**をのせて食べる。

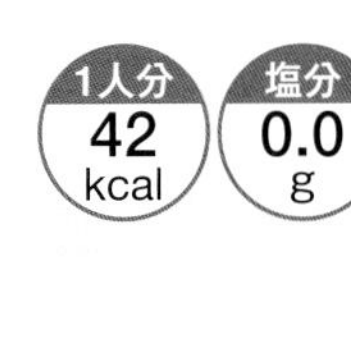

ひとロサイズで食べやすい

ミニトマトの はちみつレモンマリネ

材料（1人分）

ミニトマト …… 6個
A［はちみつ・レモン汁 …… 各小さじ1

作り方

1 ミニトマトは皮を湯むきする。

2 ボウルにAを入れて混ぜ、1を加えてあえる。

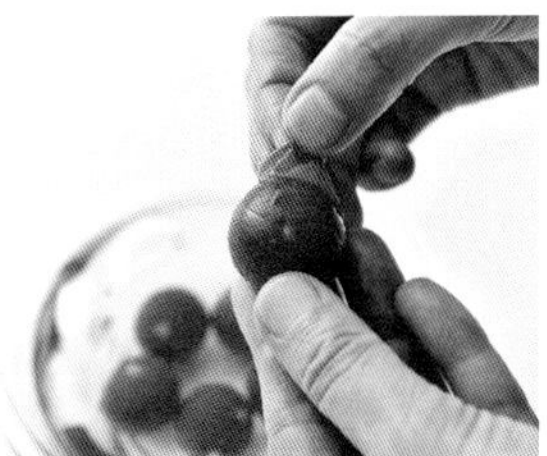

POINT

レモン汁は、はちみつと混ぜることで酸味を抑えます。あと味がさっぱりしているので、食事の副菜としてもよい味つけです。

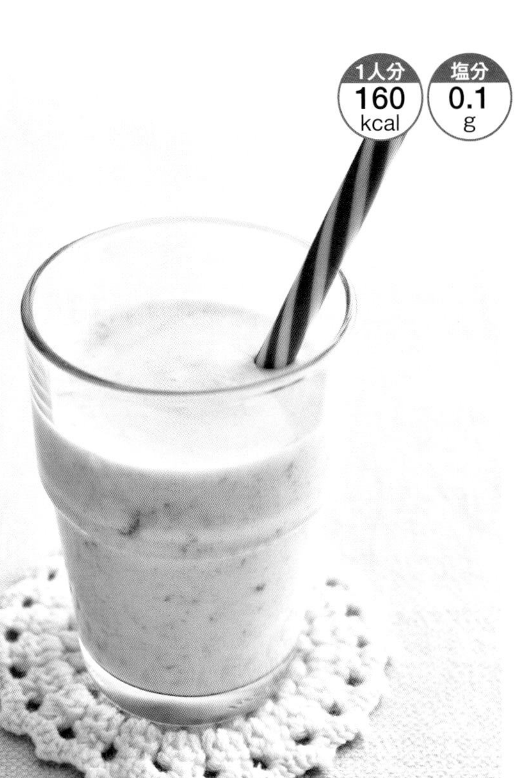

1人分 160 kcal　塩分 0.1 g

乳酸菌が腸の働きをよくする

いちごラッシー

材料（1人分）

牛乳 …… 1/3カップ
プレーンヨーグルト（無糖）…… 1/3カップ
いちごジャム …… 大さじ2
砂糖 …… 小さじ1
レモン汁 …… 小さじ1/2

作り方

1 グラスに全ての材料を入れ、スプーンでよく混ぜる。

★全ての材料をミキサーにかけても。

POINT

いちごジャムをブルーベリーやあんずのジャムなどにして作ってもおいしくできます。

アレンジ1

カスタードトースト

1人分 114kcal　塩分 0.3g

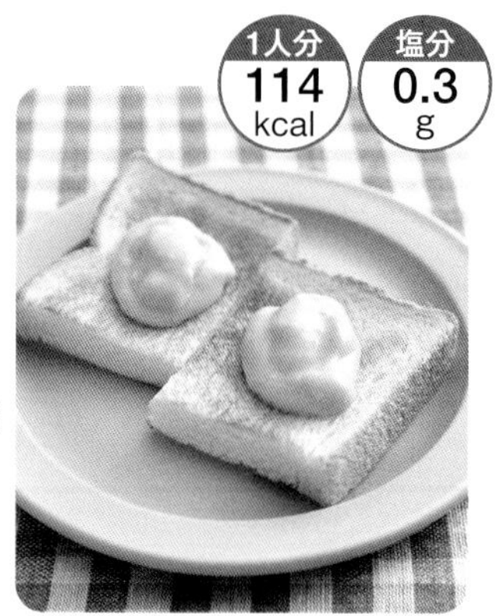

材料（1人分）

レンジカスタード …… 適量
食パン（8枚切り） …… 1/2枚

作り方

1 食パンは半分に切り、オーブントースターで薄い焼き色がつくまで3～4分焼く。パンの上に、レンジカスタードをのせる。

アレンジ2

カスタードのフルーツのせ

1人分 87kcal　塩分 0.0g

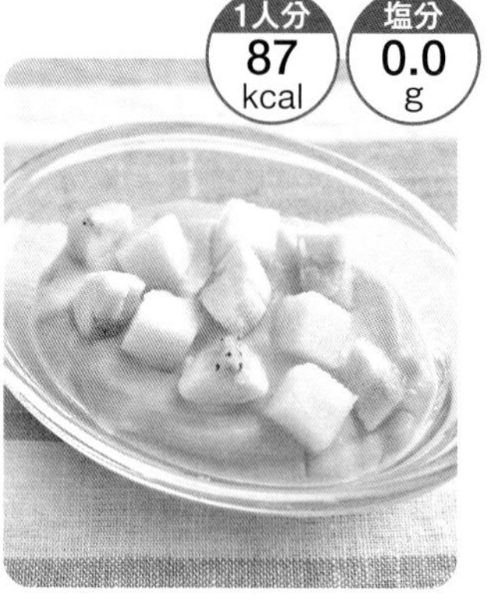

材料（1人分）

レンジカスタード …… 適量
バナナ …… 1/5本（20g）
りんご …… 1/10個（20g）

作り方

1 バナナとりんごはそれぞれ皮をむいて小さめに切る。

2 器にレンジカスタードを盛り、**1**をのせる。

アレンジ3

カスタードアイス

1人分 138kcal　塩分 0.0g

材料（作りやすい分量・3人分）

A［レンジカスタード …… 1/2量（120g）
　 生クリーム …… 大さじ3］
ミントの葉 …… 少々

作り方

1 冷凍用のジッパーつき保存袋に**A**を入れて混ぜる。ときどき混ぜながら冷凍庫で2～3時間ほど冷やし固める。器に盛り、ミントの葉を添える。

レンジカスタード

1人分 58kcal　塩分 0.0g
※1/8量

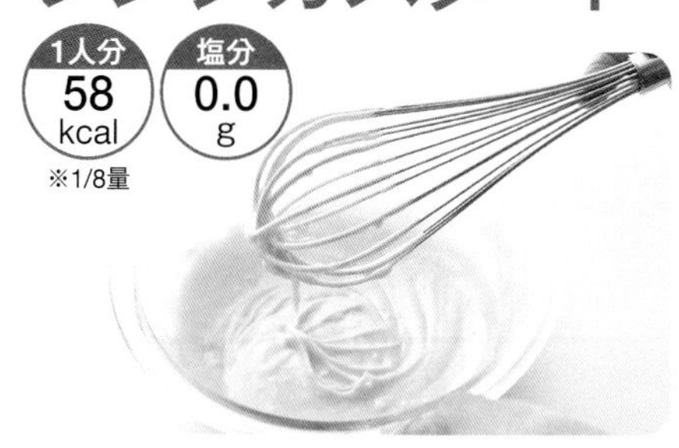

分離しないように数回に分けて加熱するのがコツ。冷蔵で2日、保存可能です。

材料（作りやすい分量・240g分）

卵黄 …… 2個分
砂糖 …… 大さじ4
薄力粉（ふるう） …… 20g
牛乳 …… 1カップ

作り方

1 耐熱ボウルに卵黄を入れて泡立て器でよく混ぜ、砂糖を加えてよくすり混ぜる。

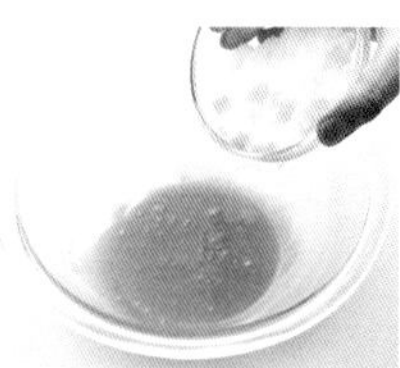

2 砂糖がなじんだら薄力粉を加えて混ぜる。

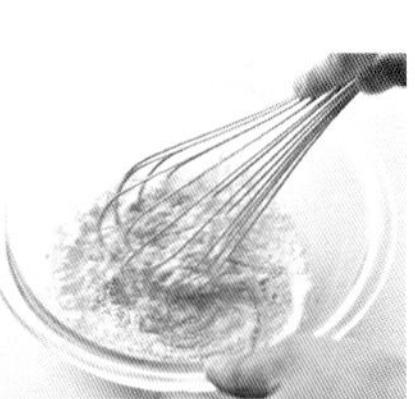

3 粉っぽさがなくなったら、牛乳を加えて混ぜる。

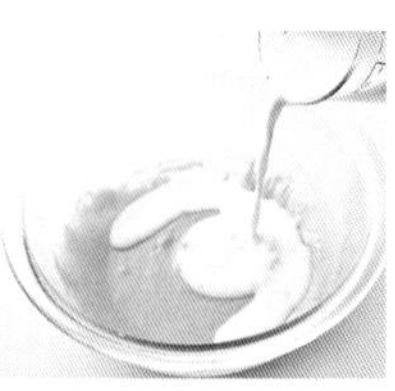

4 ラップをかけて電子レンジ（600W）で1分30秒ほど加熱する。

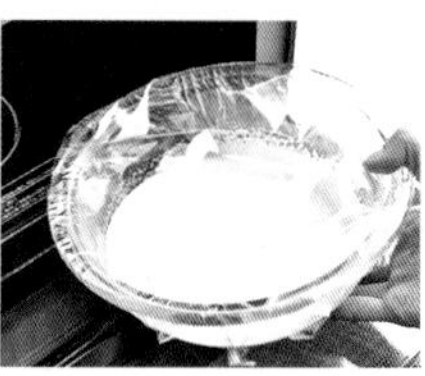

5 取り出してよく混ぜ、再びラップをかけて電子レンジで1分ほど加熱する。さらに30秒～1分加熱し、バットに移して表面をおおうようにラップをし、そのまま冷ます。

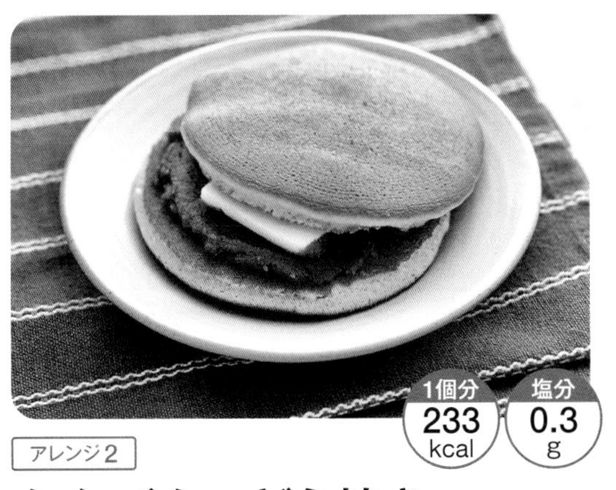

1個分 233 kcal　塩分 0.3 g

アレンジ2

あんバタードら焼き

材料（2個分）

こしあん …… 80g

A
- 薄力粉 …… 大さじ4
- ベーキングパウダー …… 小さじ1/2

卵 …… 1/2個

B
- 水 …… 大さじ1と1/2
- 砂糖 …… 20g
- はちみつ …… 大さじ1/2

バター …… 10g

作り方

1 Aは合わせてふるう。

2 ボウルに卵を溶きほぐし、Bを加えて泡立て器で混ぜる。1を加えて混ぜ、粉っぽさがなくなったら冷蔵庫で30分ほど休ませる。

3 フライパンを中火で熱し、2の1/4量を円形に流し入れる。ポツポツと穴が開いてきたら裏返し、両面に焼き色がつくまで焼く。残りも同様に焼く。

4 3の粗熱が取れたら2枚を1組にし、こしあんとバターを半量ずつはさむ。

1人分 150 kcal　塩分 0.2 g

アレンジ3

ホットあずきミルク

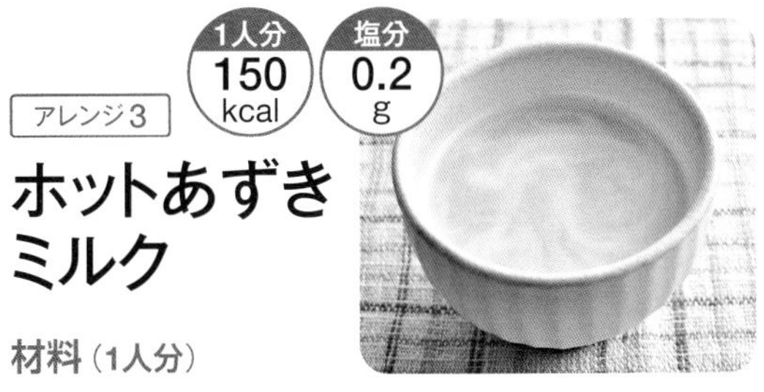

材料（1人分）

こしあん …… 大さじ2　牛乳 …… 3/4カップ

作り方

1 耐熱カップに材料を全て入れてよく混ぜ、ラップをかけて電子レンジ（600W）で1分30秒〜2分加熱する。

こしあん

50g 74 kcal　塩分 0.0 g

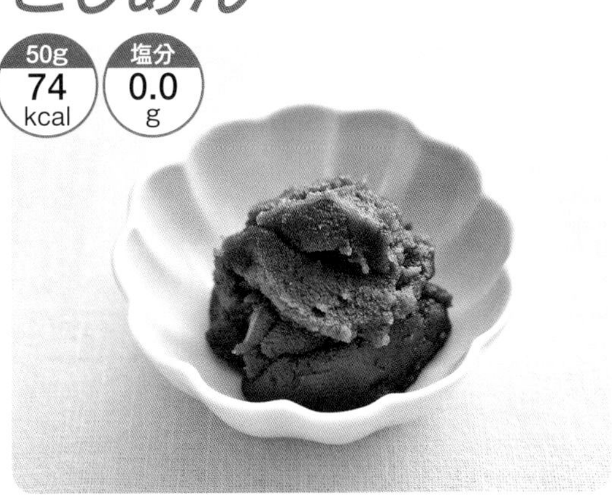

市販のものを使用します。粒あんには小豆の皮が残っているので、消化のよい「こしあん」を選びましょう。メーカーによって甘みが異なるので、好みのものを見つけてください。

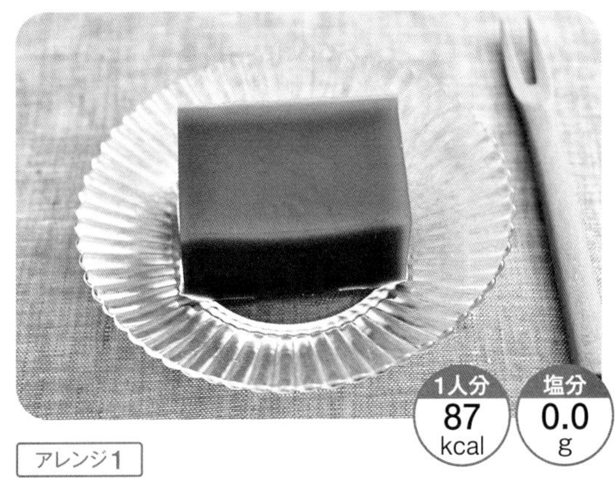

1人分 87 kcal　塩分 0.0 g

アレンジ1

水ようかん

材料（作りやすい分量・4人分）

こしあん …… 200g

A
- 水 …… 1カップ
- 砂糖 …… 大さじ1

粉ゼラチン …… 5g

作り方

1 小鍋にAを入れて中火にかけ、砂糖を溶かす。沸騰したら火を止めてゼラチンを入れ、溶けたらこしあんを加えてよく混ぜ、なめらかになったら鍋を氷水につけて、とろみがつくまで冷やす。

2 型に1を流し入れて冷蔵庫に入れ、3〜4時間冷やし固める。

献立例 1 栄養バランスのよい和食の献立

高たんぱくの白身魚や豆腐のおかず、卵が入ったごはん、野菜のみそ汁の、一汁二菜の栄養バランスがとれた献立です。

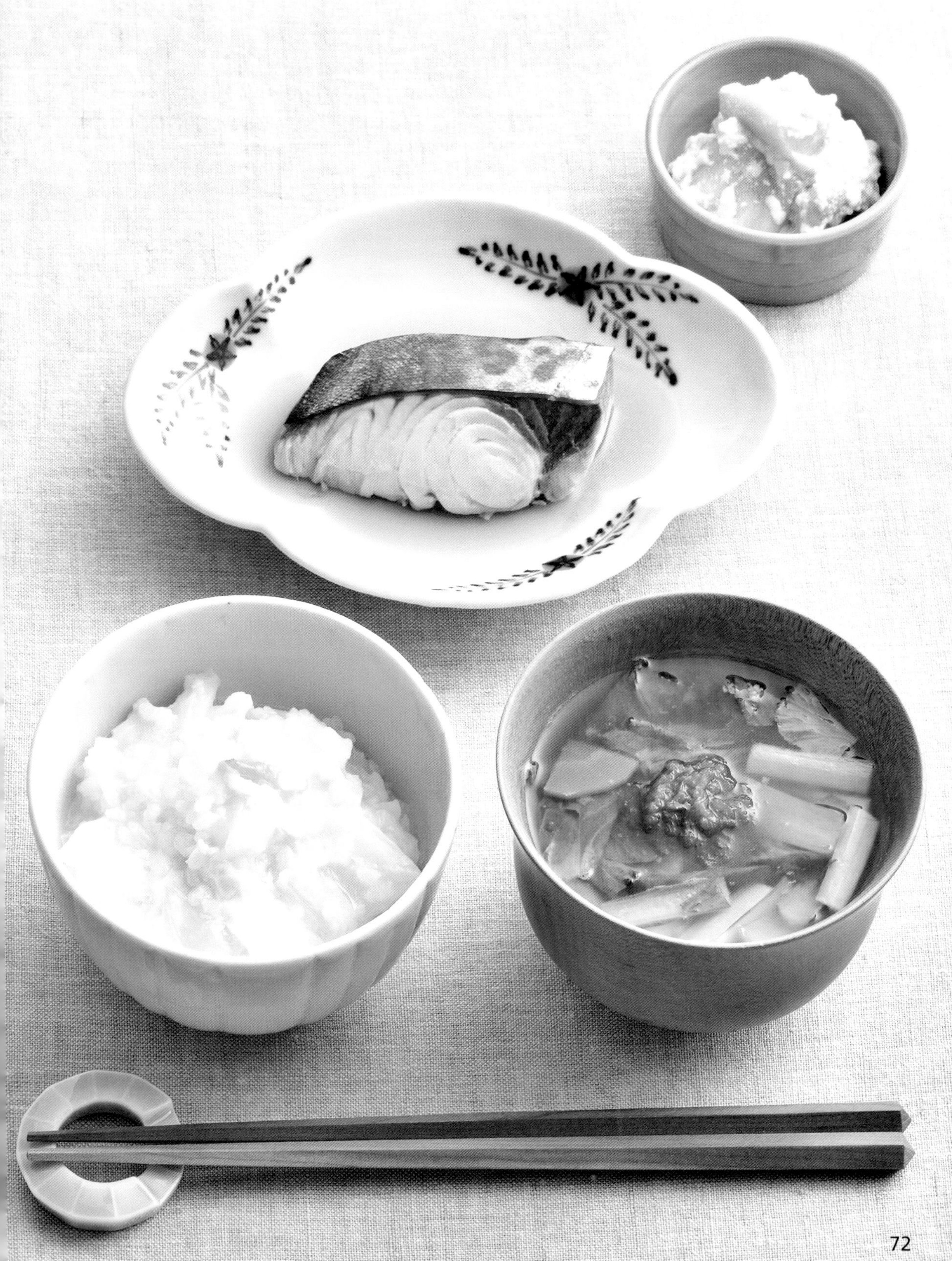

2 豆腐はペーパータオルで包んで水気を拭き取り、ボウルに入れてスプーンなどでなめらかになるまでつぶす。Aを加えて混ぜ、1を加えてあえる。

コレに替えても
白菜とにんじんの煮びたし ➡p.54
カリフラワーの梅マヨあえ➡p.58

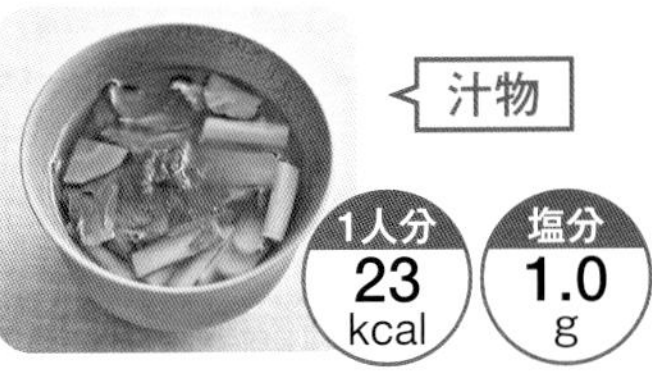
汁物
1人分 23 kcal
塩分 1.0 g

小松菜ととろろ昆布のみそ汁

材料（1人分）

小松菜……1株（30g）
にんじん……1cm（10g）
だし汁……3/4カップ
みそ……小さじ1
とろろ昆布……少々※

※量に注意（「少々」はp.4参照）

作り方

1 小松菜は3cm長さに切る。にんじんは皮をむいて薄いいちょう切りにする。

2 鍋にだし汁を入れて中火で煮立て、1を加えて4～5分煮る。野菜がやわらかくなったらみそを溶き入れ、器に盛ってとろろ昆布をのせる。

コレに替えても
ほうれん草のかき玉汁 ➡p.63
豚汁 ➡p.63

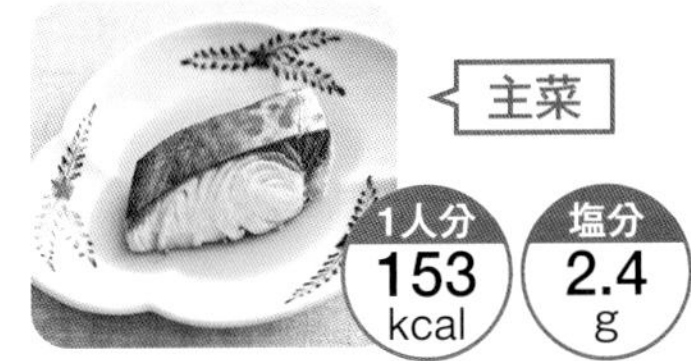
主菜
1人分 153 kcal
塩分 2.4 g

さわらの煮つけ

材料（1人分）

さわら（切り身）……小1切れ（60g）

A
- だし汁……1/2カップ
- 酒……大さじ1
- しょうゆ・みりん……各小さじ2
- 塩……少々

作り方

1 鍋にAを入れて中火で煮立て、さわらを加えて弱火で5～6分煮る。

コレに替えても
たいの野菜あんかけ ➡p.38
さけのさっと煮 ➡p.40
あじの梅煮 ➡p.41

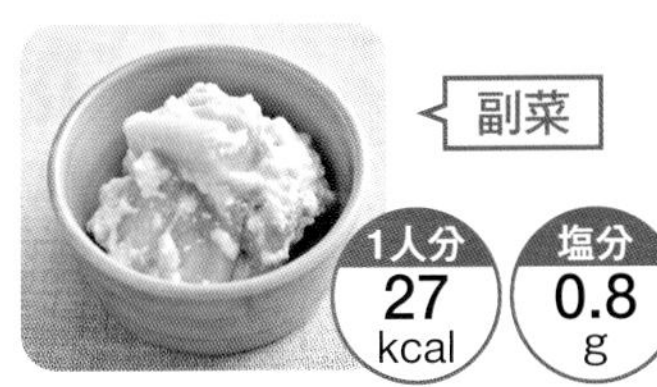
副菜
1人分 27 kcal
塩分 0.8 g

蒸しなすの白あえ

材料（1人分）

なす……1/2本（50g）
絹ごし豆腐……1/10丁（30g）

A
- しょうゆ……小さじ1/3
- 塩……少々

作り方

1 なすは皮をむいて水にさらし、水気をきってラップで包む。耐熱皿にのせて電子レンジ（600W）で1分ほど加熱し、粗熱が取れたらひと口大に切る。

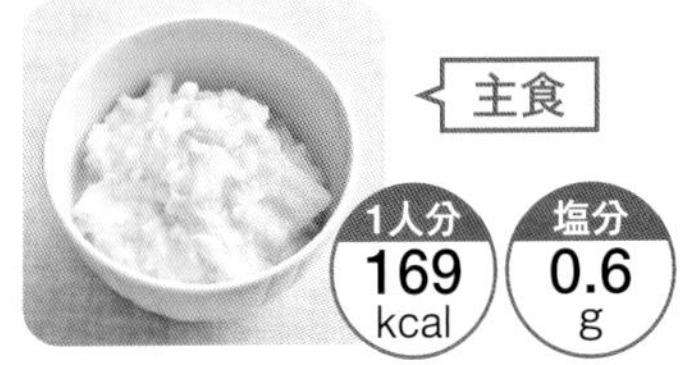
主食
1人分 169 kcal
塩分 0.6 g

卵がゆ

材料（1人分）

ごはん……80g
水……1カップ
キャベツ……約1/2枚（30g）
溶き卵……1/2個分

作り方

1 キャベツは3cm四方に切る。

2 鍋にごはん、水、キャベツを入れて中火で熱し、沸騰したら弱火にしてふたをし、15分ほど煮る。

3 ごはんとキャベツがやわらかくなったら塩少々（分量外）を加え、溶き卵を回し入れる。

コレに替えても
全がゆ ➡p.32
ほたてあんかけがゆ ➡p.33
しらす&かぶのおかゆ ➡p.33

POINT

少量でも品数を多くすると栄養バランスがとりやすい

1食の食事量は多くとれなくても、栄養バランスのよい食事をとることは大切です。そこでおすすめなのが「小皿料理」。しょうゆ皿のような小さな皿に、野菜や肉・魚料理、豆腐などのおかずをほんの少しずつ盛りつけます。

食欲がなくても、いろいろな食材や味つけの料理を少しずつでもつまんで食べることで、自然とバランスのとれた食事ができます。

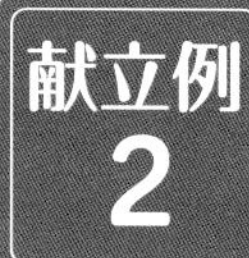

卵で栄養満点！朝食プレート献立

朝食向きのワンプレート献立です。スクランブルエッグは、チーズのほか、野菜やツナを入れてもよいでしょう。

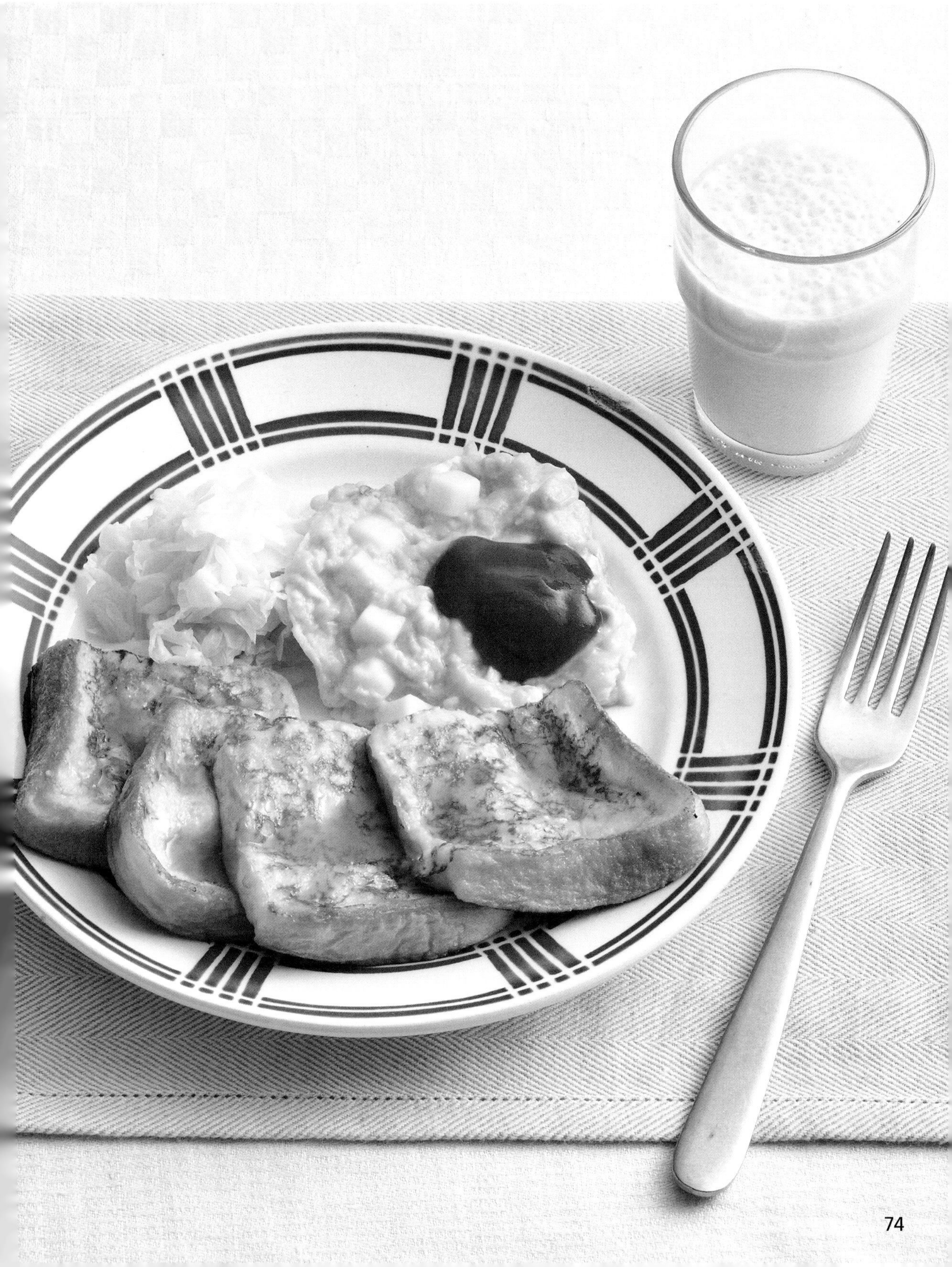

てさっと炒る。卵が半熟状になったら器に盛ってトマトケチャップをかけ、キャベツを添える。

コレに替えても
ポトフ ➡p.46
かぼちゃとチーズのマッシュ ➡p.52

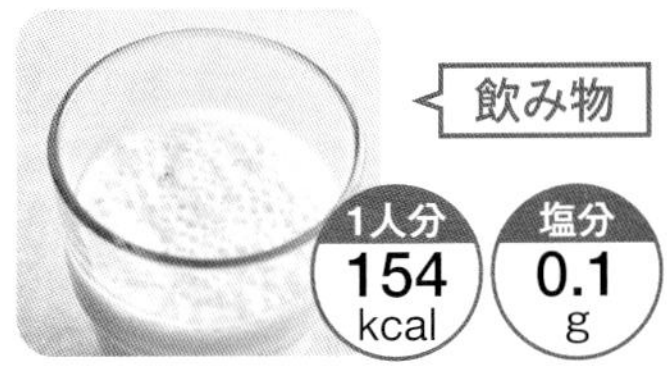
飲み物
1人分
154
kcal
塩分
0.1
g

バナナミルク

材料（1人分）

バナナ …… 1本
牛乳 …… 1/2カップ

作り方

1 全ての材料をミキサーにかけ、グラスに注ぐ。

コレに替えても
カリフラワーのミルクスープ ➡p.64
いちごラッシー ➡p.69

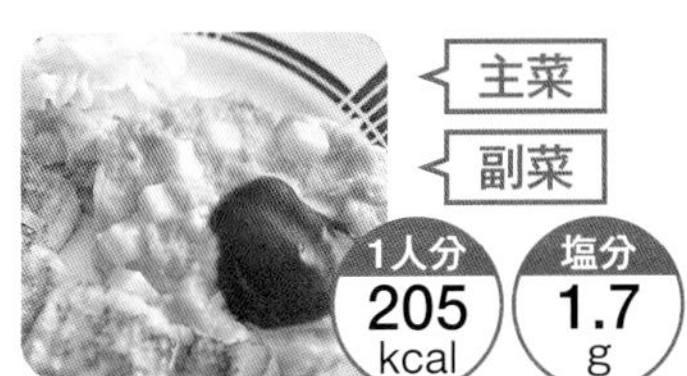
主菜
副菜
1人分
205
kcal
塩分
1.7
g

チーズスクランブルエッグ&ゆでキャベツ

材料（1人分）

卵 …… 1個
キャベツ …… 1枚（50g）
プロセスチーズ …… 20g
A［牛乳 …… 大さじ1
　 塩 …… 少々］
バター …… 5g
トマトケチャップ …… 適量

作り方

1 キャベツは5㎜幅の細切りにする。鍋に湯を沸かし、キャベツをやわらかくゆでてざるに上げ、水気をきる。チーズは1㎝角に切る。

2 ボウルに卵を溶きほぐし、Aとチーズを加えて混ぜる。

3 フライパンにバターを中火で熱して溶かし、2を入れ

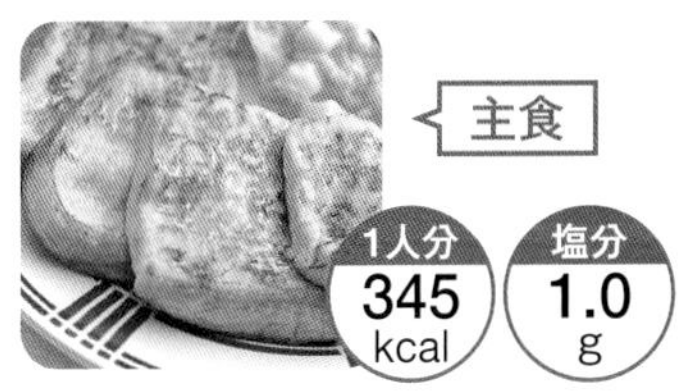
主食
1人分
345
kcal
塩分
1.0
g

フレンチトースト

材料（1人分）

食パン（8枚切り）…… 1枚
A［卵 …… 1個
　 牛乳 …… 1/2カップ
　 砂糖 …… 大さじ1］
バター …… 5g
メープルシロップ …… 適量

作り方

1 食パンは4等分に切る。

2 バットにAを入れて混ぜ、1を加えて10分ほど浸す。

3 フライパンにバターを中火で熱して溶かし、2を焼く。焼き色がついたら裏返し、ふたをして弱火で4〜5分蒸し焼きにする。器に盛り、メープルシロップをかける。

コレに替えても
クリームコーンパングラタン ➡p.35
トーストやロールパン

スクランブルエッグ バリエーション

ツナ入りスクランブルエッグ

●1人分 147kcal　塩分 0.9g

材料（1人分）

卵 …… 1個
ツナ缶（水煮）…… 1/3缶（23g）
玉ねぎ …… 1/8個（25g）
A［牛乳 …… 大さじ1
　 塩 …… 少々］
バター …… 5g

作り方

1 ツナは缶汁を軽くきる。玉ねぎは1㎝四方に切る。

2 ボウルに卵を溶きほぐし、Aとツナを加えて混ぜる。

3 フライパンにバターを中火で熱して溶かし、玉ねぎを炒める。しんなりとしたら2を入れ、卵が半熟状になるまでさっと炒る。

しらすとアボカドのスクランブルエッグ

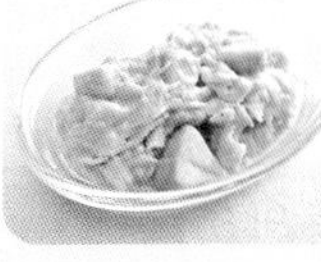

●1人分 188kcal　塩分 1.1g

材料（1人分）

卵 …… 1個
アボカド …… 1/6個
A［しらす干し・牛乳 …… 各大さじ1
　 粉チーズ …… 小さじ2
　 塩 …… 少々］
オリーブ油 …… 小さじ1

作り方

1 アボカドはひと口大に切る。

2 ボウルに卵を溶きほぐし、Aと1を加えて混ぜる。

3 フライパンにオリーブ油を中火で熱し、2を入れて卵が半熟状になるまでさっと炒る。

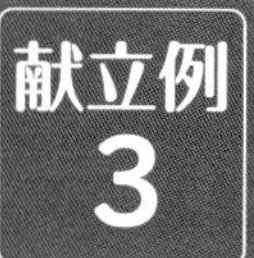

エネルギーが上手にとれる洋風献立

洋食は、乳製品やバターなどを使うメニューにすれば、2品でも十分なエネルギー量がとれます。食欲があればロールパンを一緒にどうぞ。

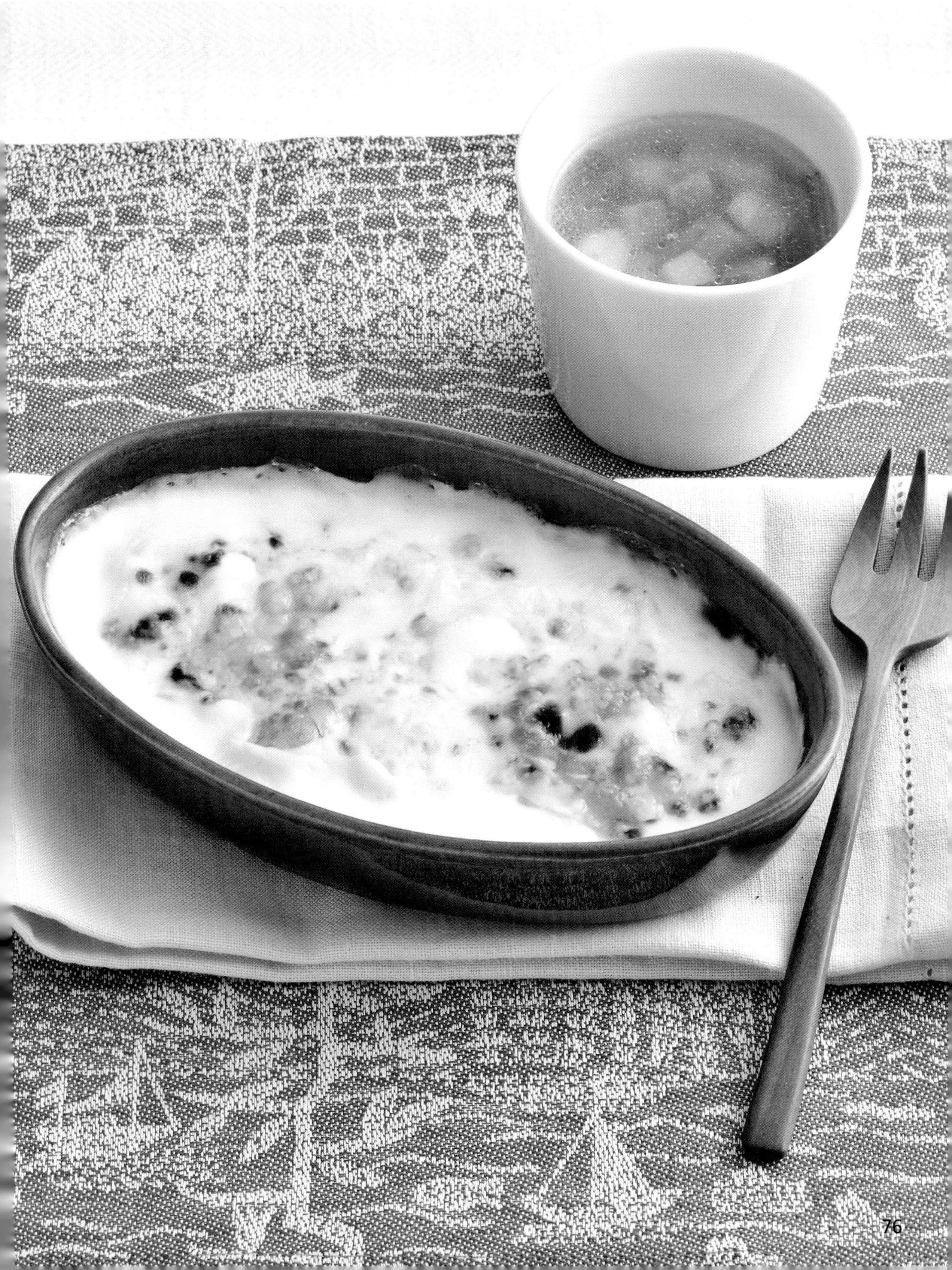

にんじん …… 1㎝(10g)
オリーブ油 …… 小さじ1/2

A
- 水 …… 3/4カップ
- 洋風スープの素 …… 小さじ1/4
- 塩 …… 少々

作り方

1 鶏肉は小さく切る。かぶは皮をむいて1㎝角に、かぶの葉は1㎝長さに、にんじんは皮をむいて1㎝角に切る。

2 鍋にオリーブ油を中火で熱し、鶏肉、かぶ、にんじんを炒める。野菜がしんなりとしたら、かぶの葉を加えてさっと炒め合わせ、Aを加える。煮立ったら野菜がやわらかくなるまで弱火で10分ほど煮る。

コレに替えても
ツナとキャベツのトマトスープ ➡p.64
ブロッコリーのポタージュ ➡p.65

3 2のフライパンをペーパータオルでさっと拭いてバターを入れて中火で玉ねぎを炒める。しんなりとしたら小麦粉をふり入れて炒め合わせ、粉っぽさがなくなったら牛乳を加えて溶きのばす。塩で味をととのえ、2を戻し入れて混ぜる。

4 耐熱容器に3を入れてチーズをのせ、オーブントースターで表面に薄く焼き色がつくまで4〜5分焼く。

コレに替えても
クリームコーンパングラタン ➡p.35

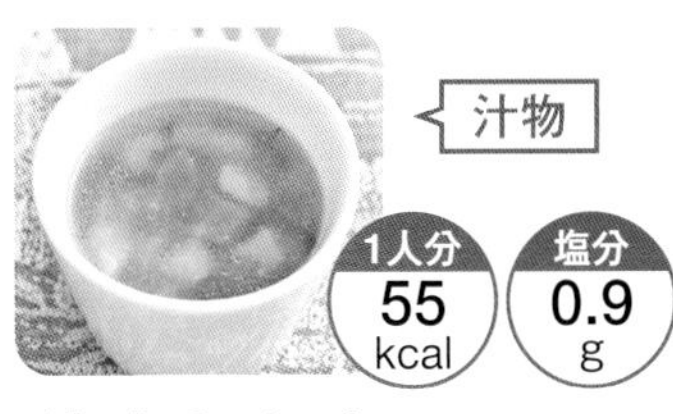

汁物

1人分 55 kcal　塩分 0.9 g

鶏肉とかぶのスープ

材料（1人分）

鶏もも肉(皮なし) …… 20g
かぶ …… 1/2個(40g)
かぶの葉 …… 2本

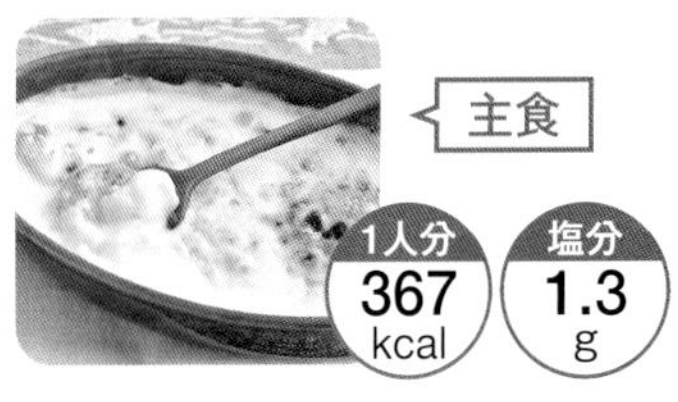

主食

1人分 367 kcal　塩分 1.3 g

えびと白菜のグラタン

材料（1人分）

むきえび …… 5尾(50g)
片栗粉 …… 少々
白菜 …… 1枚(100g)
玉ねぎ …… 1/8個(25g)
オリーブ油 …… 小さじ1
バター …… 10g
小麦粉 …… 大さじ1
牛乳 …… 3/4カップ
塩 …… 少々
ピザ用チーズ …… 20g

作り方

1 えびは背わたを取って片栗粉をもみ込み、流水で洗って水気をきる。白菜はひと口大のそぎ切りに、玉ねぎは薄切りにする。

2 フライパンにオリーブ油を中火で熱し、えびと白菜を炒める。白菜がしんなりとしたら、取り出す。

POINT

チーズや牛乳などの乳製品の料理は少量でも栄養価が高く食べやすい

体力、免疫力をつけるためには、できるだけ食事で栄養をとることが大切です。少量しか食べられないときは、高エネルギーの食品をとるのがベスト。なかでも、チーズはたんぱく質、脂質、ビタミンA、ビタミンB群、カルシウムが牛乳よりも多く含まれている上に、たんぱく質がアミノ酸まで分解されています。

そのままでもOKですが、グラタンやドリアなどの料理にするのがおすすめ。牛乳も使うため、さらに栄養価が高くなるほか、トロッとクリーミーなので食べやすく、味にコクもあるので満足感を得やすくなります。

プラスすると味のバリエーションが広がる

- ゆでたマカロニ
- 2㎝ほどに切ったゆでうどん
- 小さくちぎった食パン

- ブロッコリー
- にんじん
- じゃがいも
- トマト

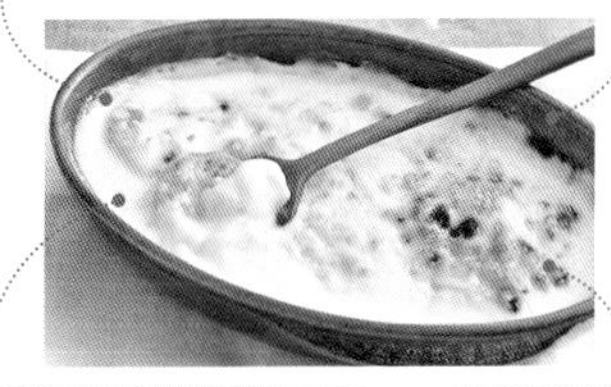

- ひき肉(脂肪の少ないもの)
- 小さく切った鶏もも肉

- さけ
- はんぺん

献立例 4

お手軽！めん献立

主食＋副菜の2品にするときは、主食のめんに肉を加えてたんぱく質もとれるようにしましょう。お昼の献立としておすすめです。

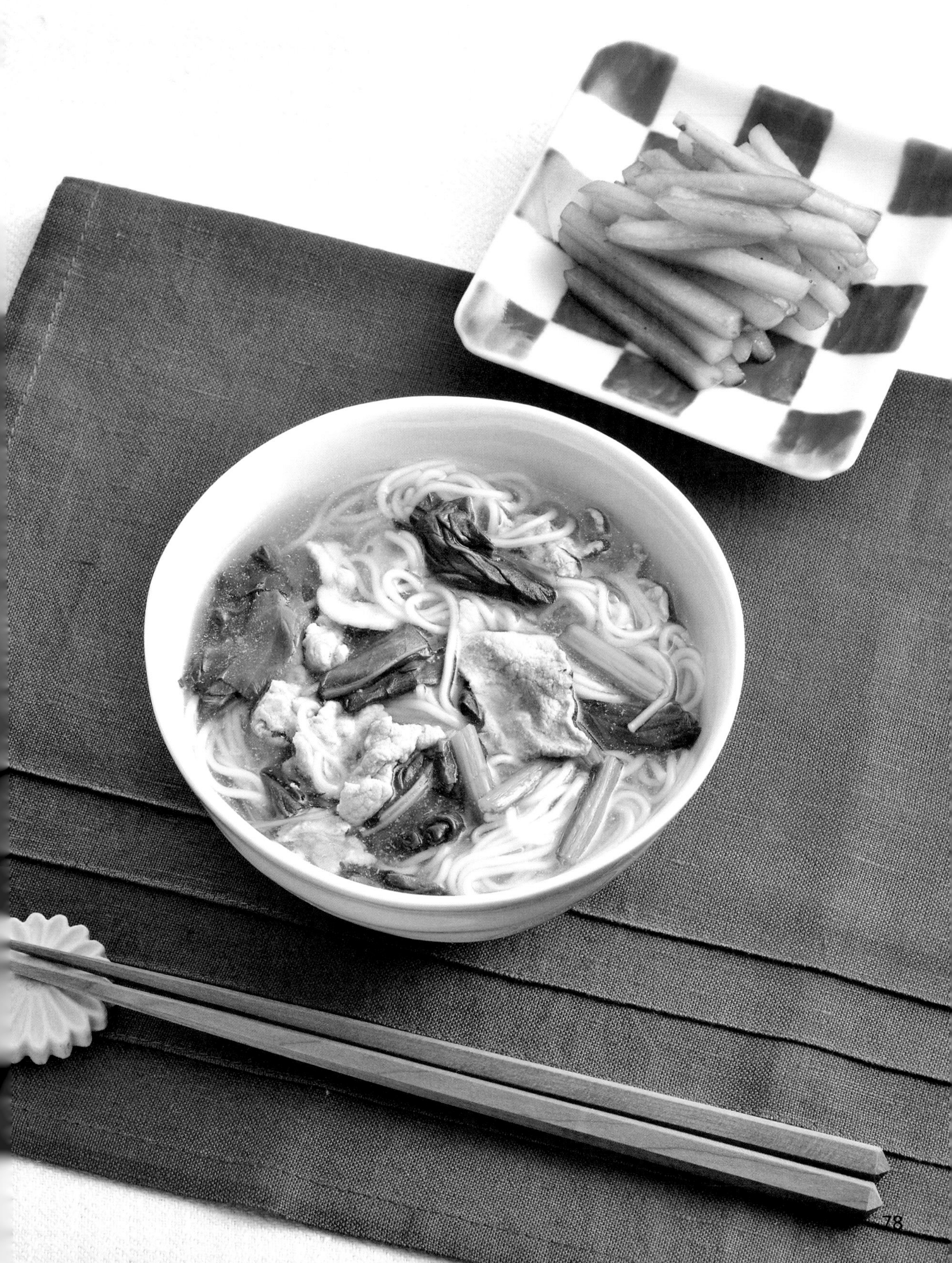

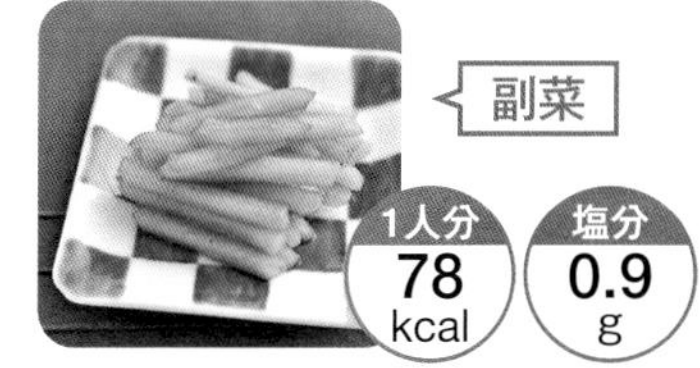
副菜
1人分
78
kcal
塩分
0.9
g

じゃがいものきんぴら

材料（1人分）

じゃがいも …… 1/2個（75g）
ごま油 …… 小さじ1/2
A ┌水 …… 大さじ2
└しょうゆ・砂糖 …… 各小さじ1

作り方

1 じゃがいもは5㎜角の棒状に切って水にさらし、水気をきる。

2 フライパンにごま油を中火で熱し、1を炒める。Aを加え、汁気が少なくなるまで炒め煮にする。

コレに替えても
かぼちゃの甘煮 ➡p.53
大根もち ➡p.55

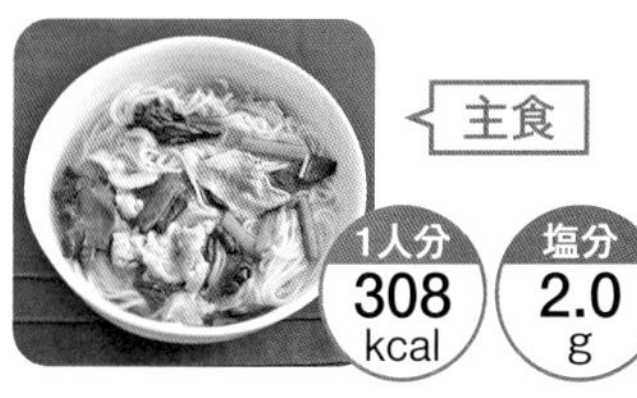
主食
1人分
308
kcal
塩分
2.0
g

豚肉とほうれん草のあんかけにゅうめん

材料（1人分）

そうめん …… 60g
豚薄切り肉 …… 30g
ほうれん草 …… 小2株（50g）
だし汁 …… 1と1/2カップ
A ┌みりん …… 小さじ2
│しょうゆ …… 小さじ1
└塩 …… 少々
B ┌水 …… 小さじ2
└片栗粉 …… 小さじ1

作り方

1 鍋にたっぷりの湯を沸かし、そうめんをパッケージの表示時間通りにゆで、冷水で洗ってぬめりを取り、水気をきる。

2 豚肉はひと口大に切る。鍋に湯を沸かし、ほうれん草をやわらかくゆでて冷水に取って冷まし、水気を絞って3㎝長さに切る。

3 鍋にだし汁を入れて中火で煮立て、豚肉を加える。色が変わったらA、1のそうめん、ほうれん草の順に加えてさっと煮る。溶いたBを加えて混ぜ、とろみをつける。

コレに替えても
鶏肉とキャベツの煮込みうどん ➡p.36
豆乳うどん ➡p.37
梅と小松菜のにゅうめん ➡p.37

POINT

食べ慣れるまでのめん料理は煮込んだうどん、そうめんを。よく噛んで食べるのがおすすめ

めんの中でも消化がよいのは、うどん、そうめんです。退院してしばらくは、胃腸などの消化器官に負担がかからないよう、やわらかく煮込んだものを食べるのがおすすめです。

食べ慣れるまでは、消化がよいめんを、よく噛んで食べることが大切なので、最初から短く切っておくとよいでしょう。

水溶き片栗粉を入れてとろみをつけたり、具材に細かく切った野菜、薄切り肉やひき肉などを入れたりして、おいしく食べましょう。

ゆでうどん

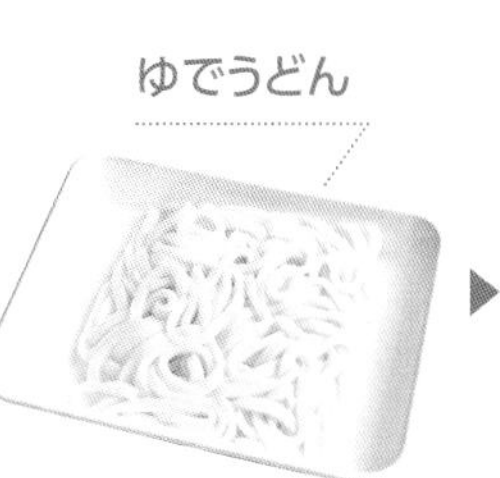

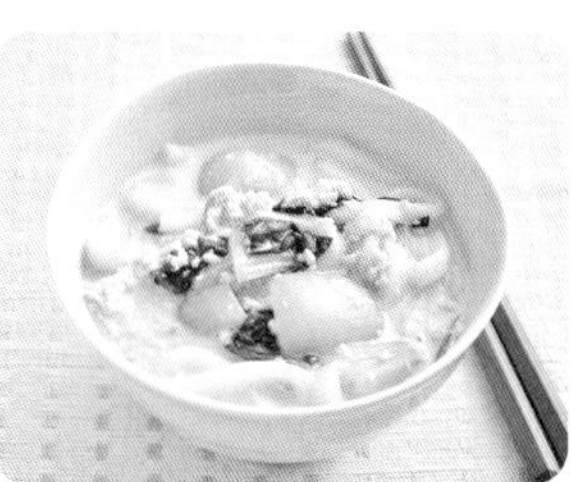

豆乳やみそなどで味にバリエーションをつけても ➡p.37

そうめん

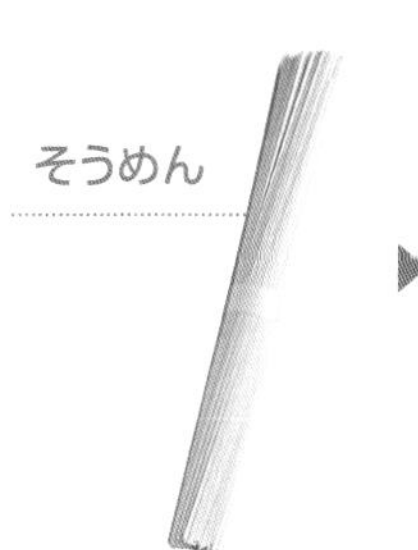

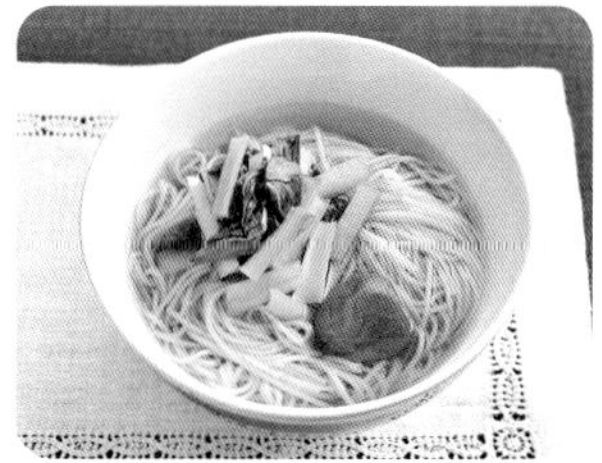

煮込んだ温かいそうめんがおすすめ ➡p.37

コラム

食欲がないときのおすすめ食品＆調味料

胃を切った後は、食欲がなくなりますが、体重減少を防ぐためにも、食欲が増進するものを食べたいものです。

おすすめなのが、「梅干し」です。梅干しには、クエン酸など胃腸の働きを活発にさせ、食欲を増進する作用があり、疲労回復にも役立ちます。梅煮やあえものなど、いろいろな料理に活用するとよいでしょう。

また、「みそ」を使うと、味にコクが出てアクセントになるため、食が進みます。みそには、良質なたんぱく質が多く含まれるほか、発酵しているため乳酸菌も多く、腸の働きを活発にします。

さらに、カレー粉などの香辛料は刺激が強いので、退院後すぐは避けたいものですが、アクセントをつけるために、ほんの少しだけ使うくらいなら問題ありません。香辛料には食欲を増進させる作用があるので、上手に利用するとよいでしょう。

梅干しを使った料理

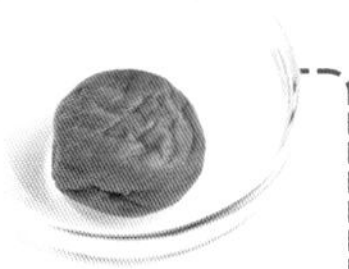

みそを使った料理

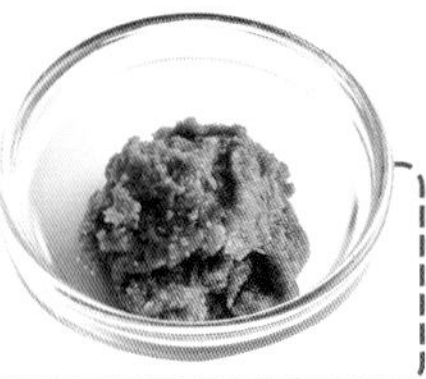

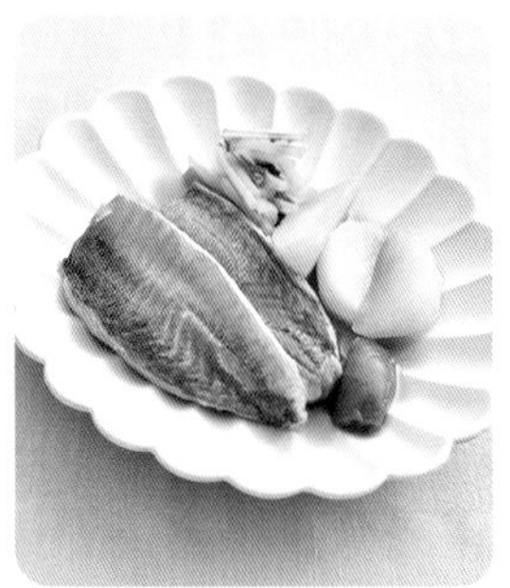

あじの梅煮（p.41）

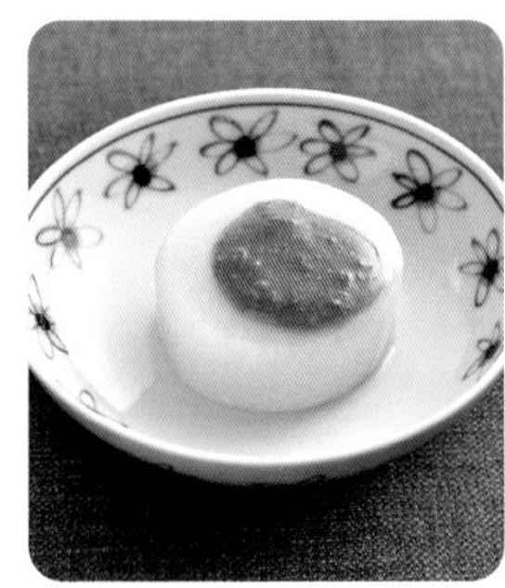

ふろふき大根（p.55）

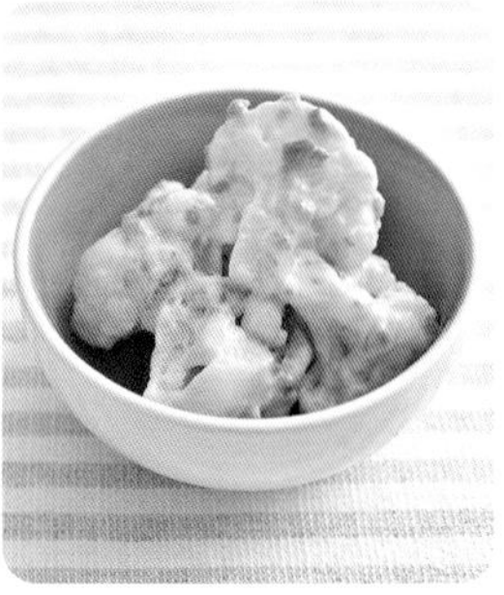

カリフラワーの梅マヨあえ（p.58）

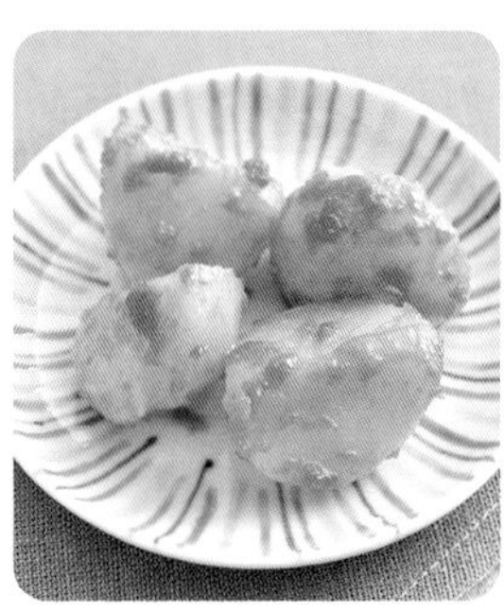

みそバター粉ふきいも（p.61）

★梅干しやみそは、塩分が多いため、とり過ぎに注意しましょう。

Part 3

食べ慣れ始めた人のメニュー

食べ慣れてきたら、体調を見ながら食べたいものにもチャレンジをしていきましょう。ここでは、手術前の食事に戻るまでの食べ方とおすすめメニューを紹介します。

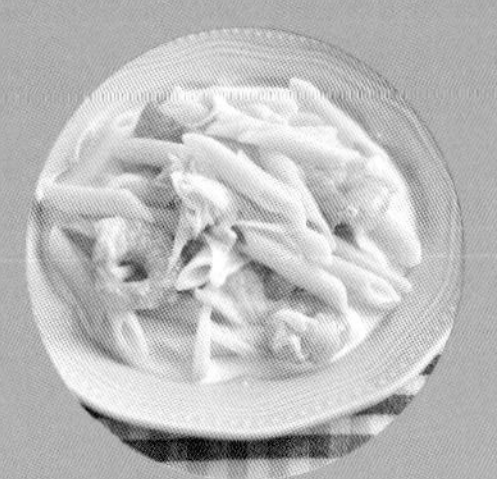
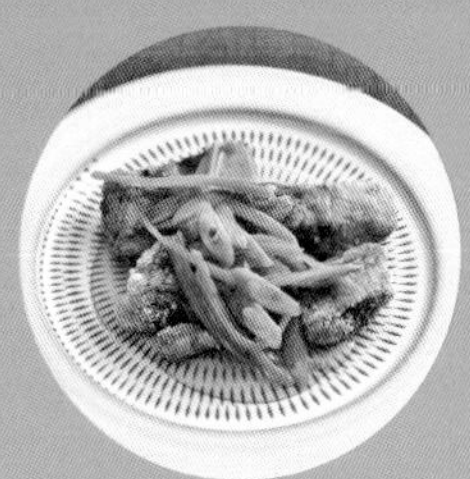
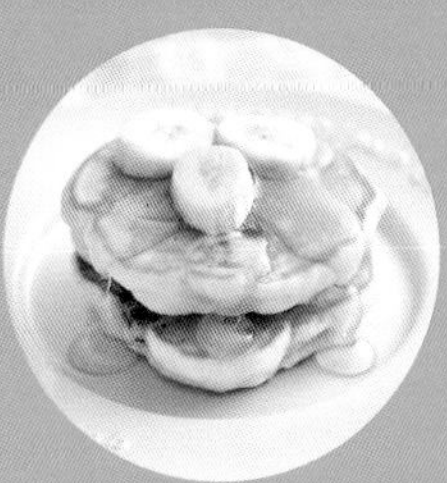

食べることに慣れてきたときの食事のポイント

食べることに自信がついてきたら、食事のステージをアップして、消化に多少時間がかかる食品にもトライし、徐々に手術前の食事に近づけていきましょう。

徐々に食べる量や食べられる食品を増やす

食べ慣れてきたら、少しずつ食べる量を増やしていきましょう。また、消化のよいものばかりではなく、消化に時間がかかる食品（p.20〜25参照）や、揚げる・炒めるなど、油を多く使う調理法の料理にも少量からトライして、食べられるものを徐々に増やしていきます。いずれも、体調のよいときを見計らってチャレンジしましょう。

もしも、食事量や食事内容を変えたことで体調が悪くなったら、すぐに止めて元の食事量や食事内容に戻ってください。「退院して○日、○カ月経ったから、このくらいのものが食べられる」と、日数だけで食事のステージを上げるのは禁物。手術後の食事のステップには個人差があるので、自分の体調に合わせて、あせらずに食べ進めることが大切です。一般に調子をとり戻すには、2〜3カ月かかるとされています。

体調に合わせて食事内容・量をステップアップ

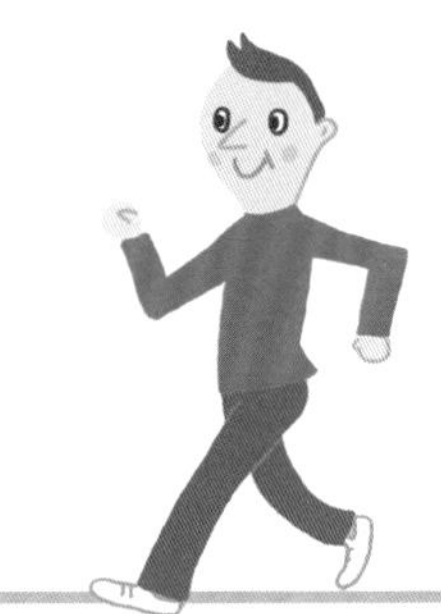

ステップ1

1日5〜6回の分食

消化のよいものを少量、数回に分けて食べる「分食」が基本。食べることに慣れていきましょう。

ステップ2

食事の量や内容を増やしていく

これまで避けてきた消化に時間がかかる食品や調理法にも少しずつ挑戦。量も徐々に増やしていきます。

❗ 1回でとれる食事量が増えてきたら、分食の回数を減らし、1日3食＋間食のスタイルに近づけていきます。

ステップ3

手術前の食事の量、内容に近づけていく

栄養バランスのとれた食事を心がけましょう。必ず1日3食にしなくてもかまいません。無理することなく間食を含めた食習慣を続けてもよいでしょう。

❗ 体調が悪くなったら、一段階前の食事に戻すことが大切です。あせらず、少しずつステップアップを！

食べ慣れてきたら、こんな料理も

「煮る」「蒸す」「ゆでる」 などに特化せず、これまでよりも多少、消化に時間がかかる「炒める」「揚げる」調理法の料理も取り入れていきましょう。

おかゆ

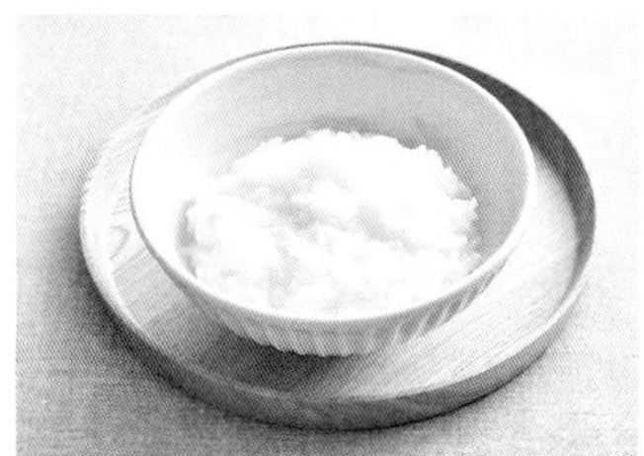

食べ慣れてきたら

ごはん

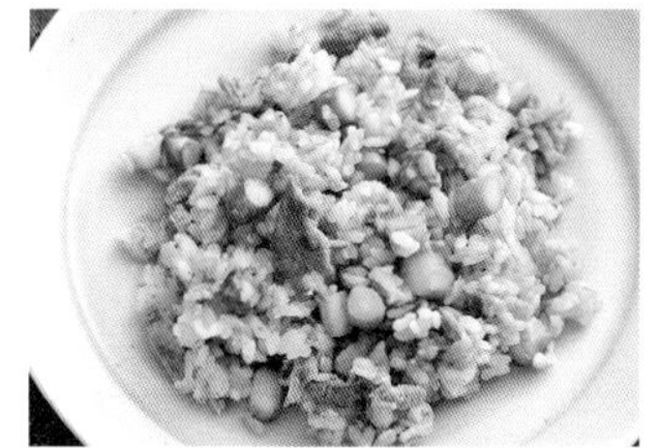

おかゆから普通に炊いたごはんに。油を使ったチャーハンにも少量からトライ。

蒸した魚料理

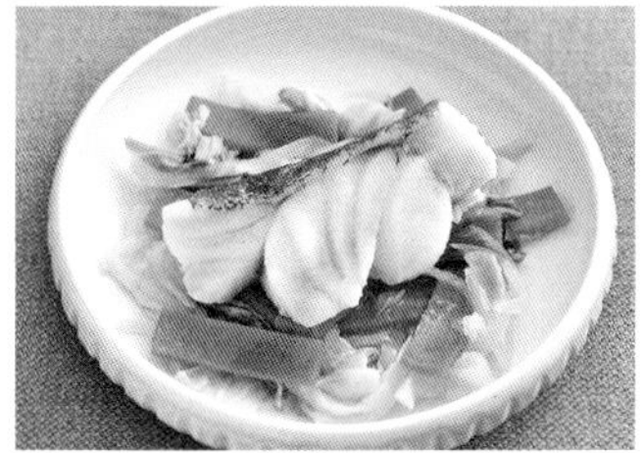

食べ慣れてきたら

あんかけ竜田揚げ

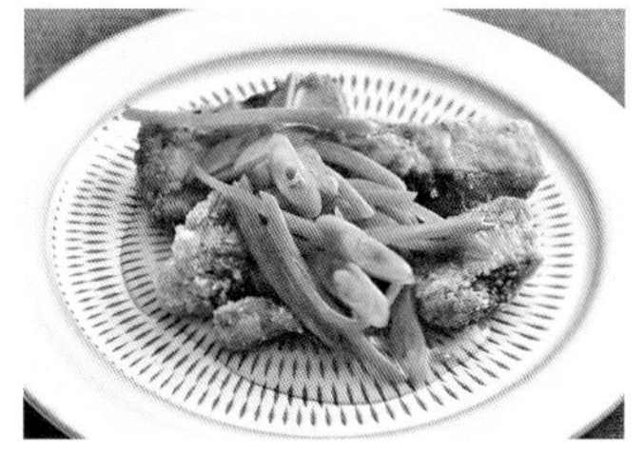

油で揚げた魚はあんかけにすることで、やわらかく食べやすくなります。

鶏肉の煮込み料理

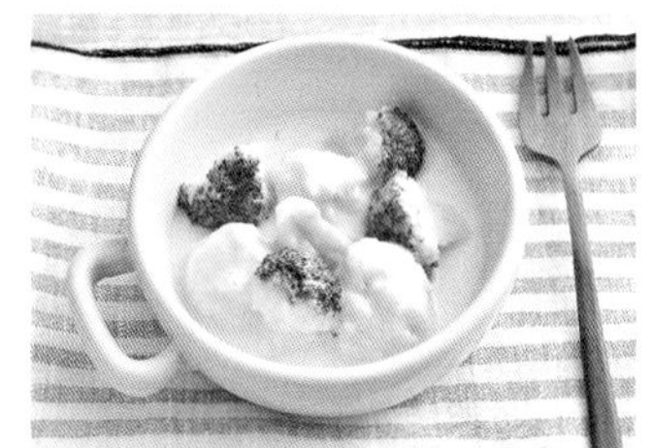

食べ慣れてきたら

から揚げのみぞれ煮

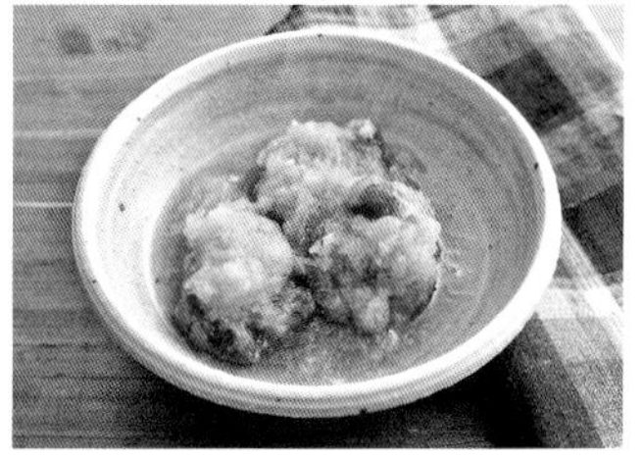

から揚げを消化酵素を含む大根おろしと一緒に煮ることで、消化が促進されます。

少量を、ゆっくり、よく噛んで食べる

料理は、何でも少量からトライしましょう。また、食べ慣れてきたからといって、油断は禁物。食べ方の基本である「ゆっくりよく噛んで食べる」ことを忘れずに。

食べる食品数や量が増えてくると、トラブルも起きやすくなる!

多くの食べものが、胃や腸に流れ込むことで、さまざまな症状が現れることがあります。

ダンピング症候群

食べたものが一気に腸へ流れ込むことで、倦怠感、冷や汗などの不快な症状が現れます。早期と後期の2種類がありますが、いずれも予防するには、ゆっくりよく噛んで食べること。また、早期なら食後すぐに横にならないことも大切です。

下痢

油を使った料理を食べ始めると、起こりやすくなります。食べ慣れても、揚げ物や脂身の多い肉を多く食べ過ぎないように。また、食物繊維の多い食品も避けて。下痢が続いたら消化のよい食品や調理法に戻し、それでも続く場合は担当医に相談を。

腸閉塞（ちょうへいそく）

食べたものが腸管に詰まって、お腹が張る、腹痛、嘔吐などの症状が現れます。一気にたくさん食べたり、早食いをしたりすると起こりやすいので、食事は少量をゆっくりよく噛んで食べて。水分をとったり、食後に体を動かすことも大切です。

手術前の食事へのステップアップポイント

食べ慣れてきても、いきなり手術前と同じものを食べると、トラブルが起こりやすくなります。ステップアップする際のポイントを紹介しましょう。

ワンクッションおいてから手術前のメニューへ

食べ慣れてくると、「何でも食べられそう」と思いがちですが、いきなり手術前に食べていた料理を食べるのは避けましょう。消化に時間がかかる食べ物をたくさん食べると、下痢や胸焼け、腸閉塞などのトラブルが起きやすくなります。

体調に合わせて、少しずつ避けていた食べ物を口にしながら、量を増やしていくことが大切です。

食べられる食品や食べる量が少しずつ増えても、ステップを踏みながら、手術前の食事に近づけていきましょう。もしもハンバーガーが食べたくても、ビーフ100%のハンバーグは脂質が多く、消化に時間がかかります。左ページに紹介しているように、食べたいメニューに近い、消化のよいものでワンクッションおいてから、ステップアップするようにしましょう。

食べ慣れてきたら、こんな食品を料理に加えても

これまで避けてきた、消化に時間がかかる食物繊維の多い食品も少しずつ料理に加えていってもよいでしょう。ただし、体調をみながら少しずつとるようにしてください。

根菜類

ごぼう、れんこんなどの根菜は、小さく切ってよく煮込む料理から食べましょう。

いも・きのこ類

食物繊維は腸の働きをよくするので、少量から食べ始めて。最初は、小さく切って煮込むなど、消化しやすく調理するとよいでしょう。

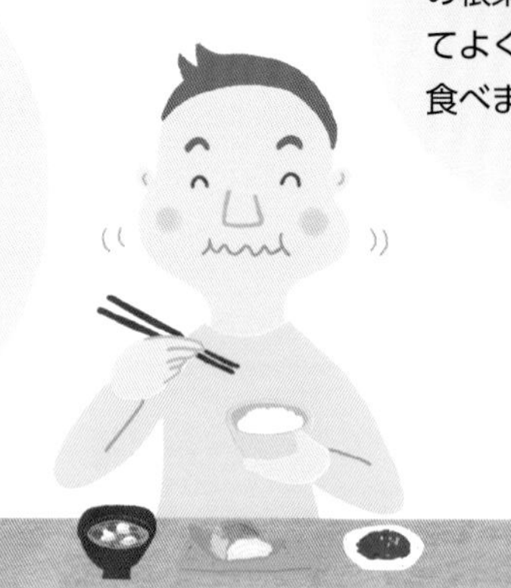

海藻類

食物繊維のほか、ミネラルが豊富。細かく刻んでみそ汁の具にするなど、いろいろな料理に少しずつ加えていきましょう。

食べたい料理を食べる前の段階メニュー

揚げ物や脂身の多い肉を使った料理は、以下のように工夫して、食べ慣れてから次の食事のステージへ行きましょう。

から揚げの前段階チョイス！

大根おろしと一緒に煮た
から揚げのみぞれ煮（作り方はp.111参照）

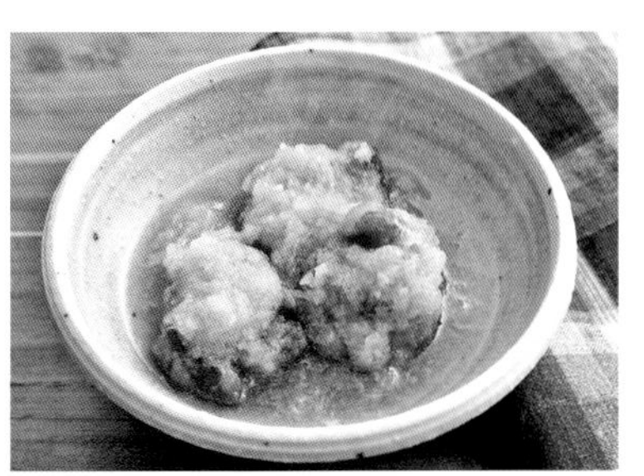

サクッとしたから揚げの食感は少し失われてしまいますが、から揚げを大根おろしと一緒にさっと煮た「みぞれ煮」から、から揚げを楽しんで。徐々に揚げ物にも慣れていくとよいでしょう。

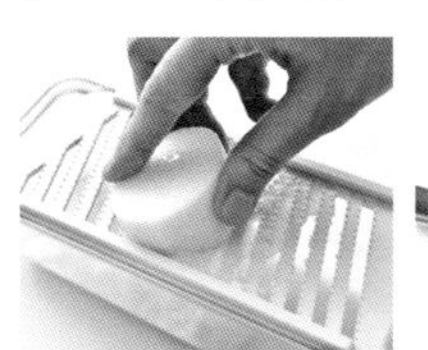
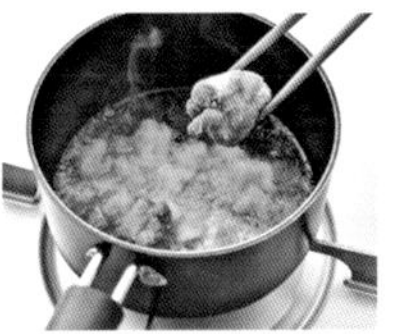

＼ ひと口からチャレンジ ／

徐々に手術前の食事が食べられるようになってきても、最初のチャレンジはひと口と少量に。いきなりたくさん食べると、トラブルを起こしやすいので要注意。体調をみながら量を調整していきましょう。

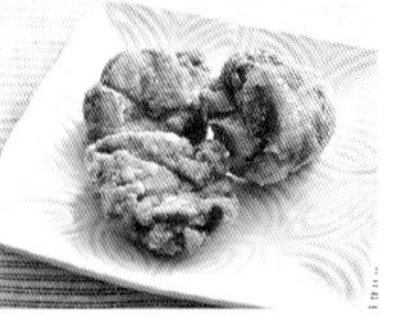

ハンバーグの前段階チョイス！

ひき肉とはんぺんを混ぜた
はんぺんバーグ（作り方はp.110参照）

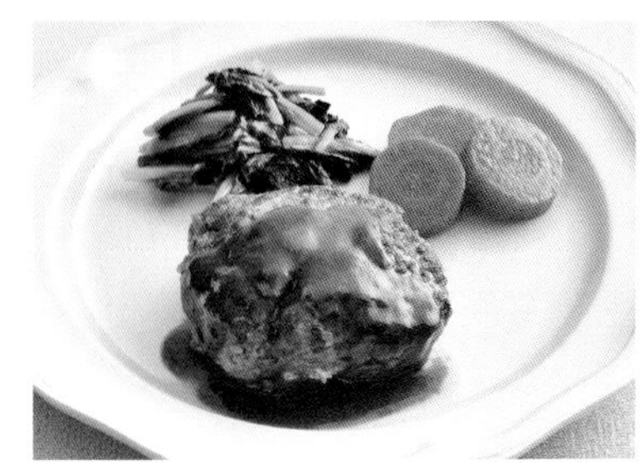

肉汁たっぷりジューシーなハンバーグは、食べ慣れてきても消化器官にはハードルが高いもの。まずは、少量のひき肉＋はんぺん（または水で戻した麸）をよく混ぜ合わせたハンバーグからステップアップを。

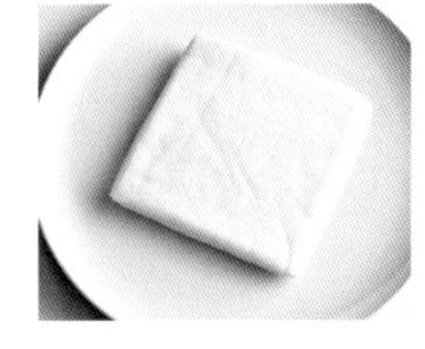
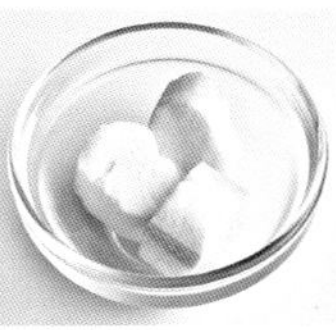

＼ ぶつ切り肉の前段階チョイス ／

薄切り肉をクルクル丸めると、脂身が少なくやわらかいのに見た目は少し大きめの肉になります。料理に使用する肉は、大きさとかたさを少しずつアップしていくとよいでしょう。

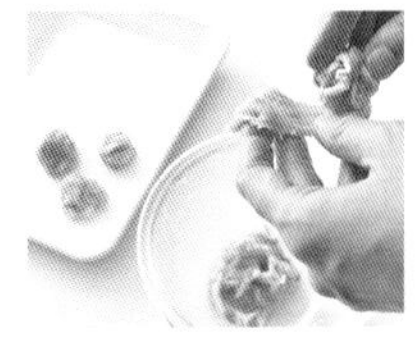

1食の量が増えてきたら「おやつ」のエネルギー量をセーブ

食事量が増えてきたら、1日に3食の食事を中心にエネルギーをとり、足りない栄養やエネルギーを1回の間食でとる食事スタイルにしていきましょう。

1日3食の食事量が増えたのに、これまで同様、高エネルギーのおやつを何回もとると、食べ過ぎとなり、残った胃や腸に負担をかけることになるので注意して。

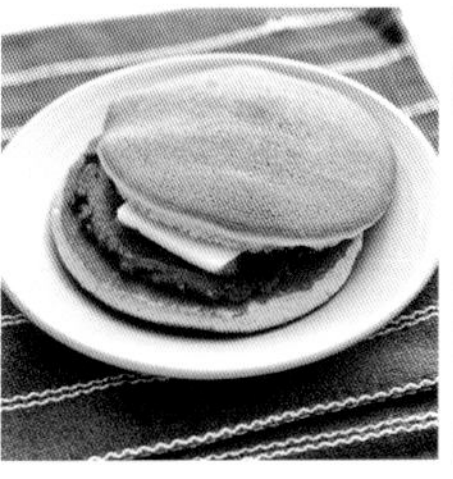
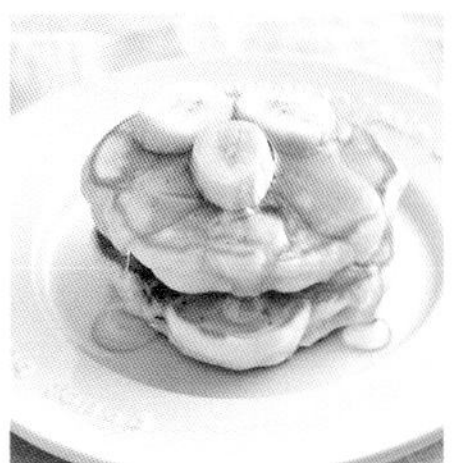

ある程度、食べられるようになってきたら、おかゆをごはんにしたり、めん類のレパートリーにパスタを加えたり、食事内容を徐々に充実させましょう。

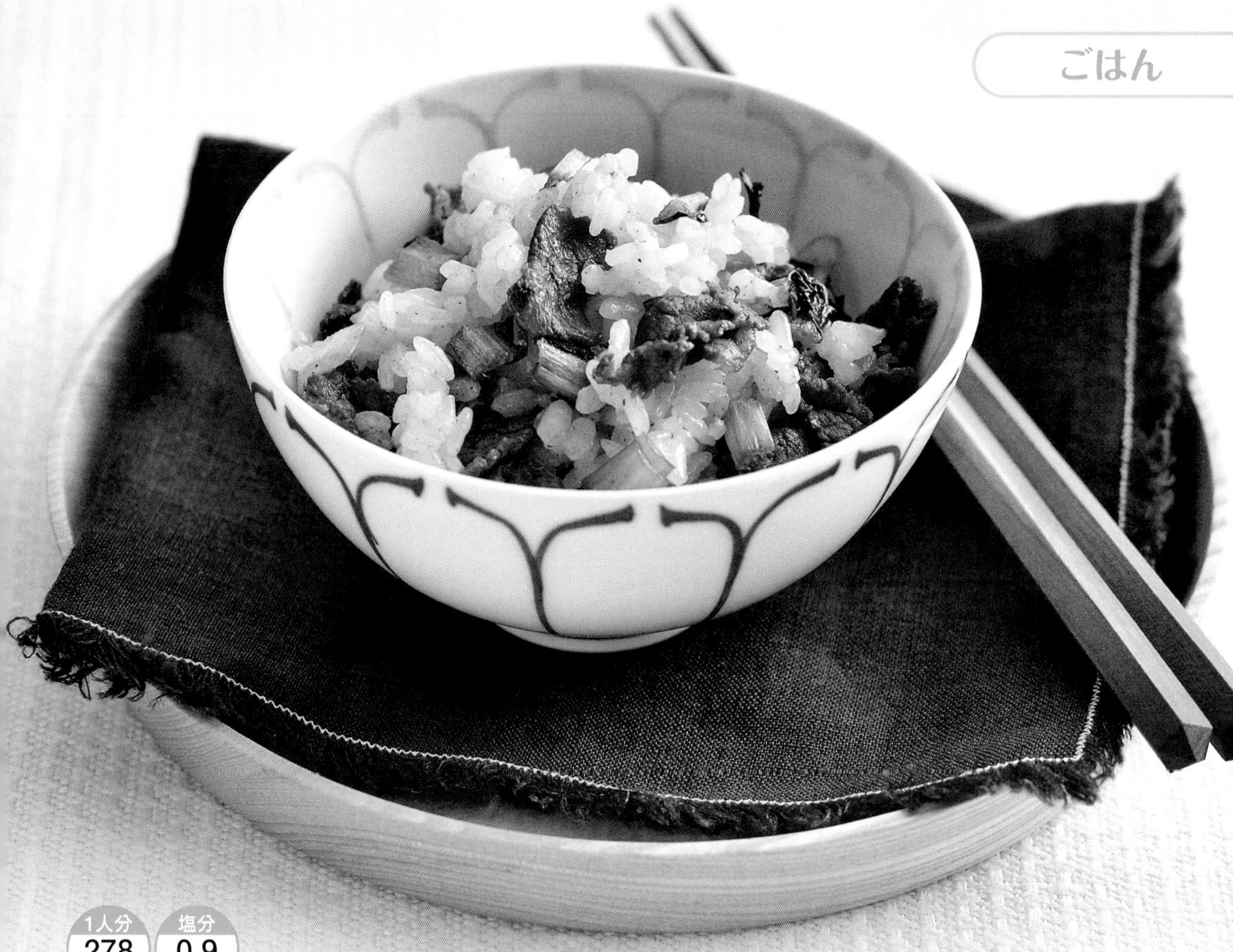

1人分 278 kcal　塩分 0.9 g

甘辛に味つけしてごはんがすすむ味に

牛肉と小松菜の混ぜごはん

材料（1人分）

温かいごはん
…… 100g
牛薄切り肉 …… 40g
小松菜 …… 大1株（30g）
サラダ油
…… 小さじ1/2
A しょうゆ・酒・砂糖
…… 各小さじ1

作り方

1 牛肉はひと口大に、小松菜は1㎝長さに切る。

2 フライパンにサラダ油を中火で熱し、1を炒める。牛肉の色が変わり、小松菜がしんなりとしたらAを加え、さっと混ぜる。

3 ボウルに、ごはんと2を入れて混ぜる。

POINT

混ぜごはんで肉や魚、野菜を一度においしく！

白いごはんは、どんなおかずとも相性がよく、飽きません。しかし、ときには混ぜごはんにしてみるのもよいでしょう。見た目が変わって食欲がそそられるほか、肉や魚、野菜などの具材を入れることで、手軽にたんぱく質やビタミンをとることができます。具材で栄養バランスがとれれば、混ぜごはんと汁物だけの献立でもOKです。

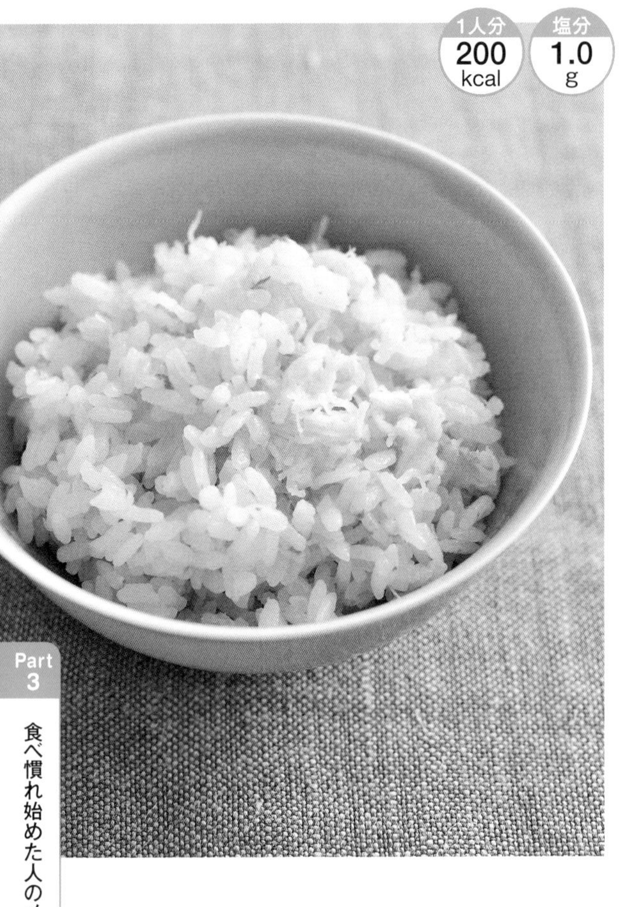

1人分 200 kcal　塩分 1.0 g

ほんのりオレンジ色で彩りがきれい

ほたて入り にんじんごはん

材料（作りやすい分量・3人分）

米……1合（150g）
ほたて缶（水煮）……1缶（70g）
にんじん……3㎝（30g）
A［酒……大さじ1 / しょうゆ……小さじ1/2 / 塩……小さじ1/4］
塩……少々

作り方

1 米は洗ってざるに上げ、水気をきる。ほたて缶は身と缶汁に分ける。にんじんは皮をむいてすりおろす。

2 炊飯器の内釜に米、ほたての缶汁、Aを入れ、1合の目盛りのところまで水適量（分量外）を加えてさっと混ぜる。ほたての身とにんじんをのせて炊飯器のスイッチを入れて炊く。

3 炊き上がったらさっくりと混ぜ、味をみて塩でととのえる。

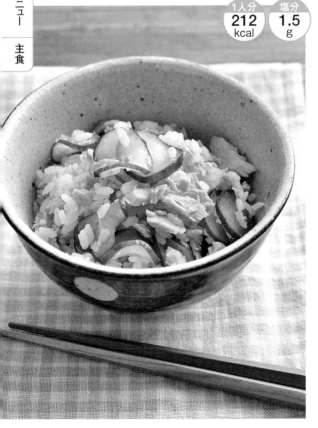

1人分 212 kcal　塩分 1.5 g

色鮮やかで華やか

さけときゅうりの 混ぜごはん

材料（1人分）

温かいごはん……100g
生さけ（切り身）……1/2切れ（40g）
きゅうり……1/3本（30g）
塩……少々
A［しょうゆ……小さじ1/2 / 塩……少々］

作り方

1 魚焼きグリルを中火で熱し、さけを4〜5分焼く。全体に火が通ったら粗熱を取り、皮と骨を取って身を食べやすい大きさにほぐす。

2 きゅうりは小口切りにして塩をまぶし、しんなりとするまで10分ほどおき、水気を絞る。

3 ボウルにごはん、1、2を入れてさっくりと混ぜ、Aを加えて混ぜる。

絹ごし豆腐でしっとりと

鶏肉と豆腐の卵とじ丼

1人分 335 kcal　塩分 1.5 g

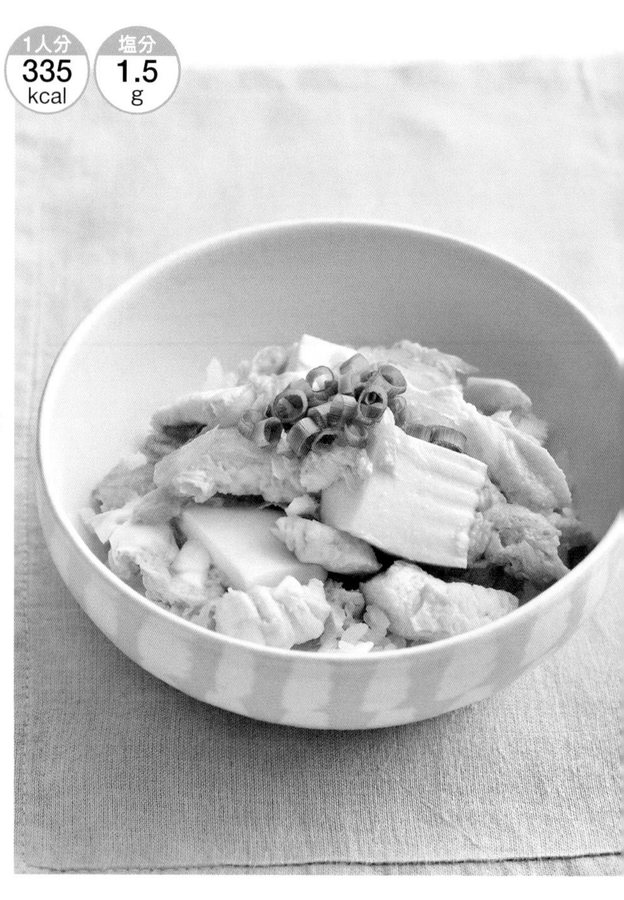

材料（1人分）

温かいごはん …… 100g
鶏むね肉（皮なし） …… 50g
絹ごし豆腐 …… 1/6丁（50g）
玉ねぎ …… 1/6個（33g）
溶き卵 …… 1/2個分

A
だし汁 …… 1/3カップ
酒 …… 小さじ2
しょうゆ・みりん …… 各大さじ1/2
砂糖 …… 小さじ2/3

小ねぎ（小口切り） …… 適量

作り方

1 鶏肉はひと口大のそぎ切りにする。豆腐はひと口大に切る。玉ねぎは薄切りにする。

2 フライパンにAを入れて中火で煮立て、鶏肉、豆腐、玉ねぎを入れて弱火で10分ほど煮る。鶏肉に火が通ったら溶き卵を回し入れ、さっと煮る。

3 器にごはんを盛り、2をのせて小ねぎを散らす。

梅の酸味がアクセントに

梅納豆しらす丼

1人分 248 kcal　塩分 1.6 g

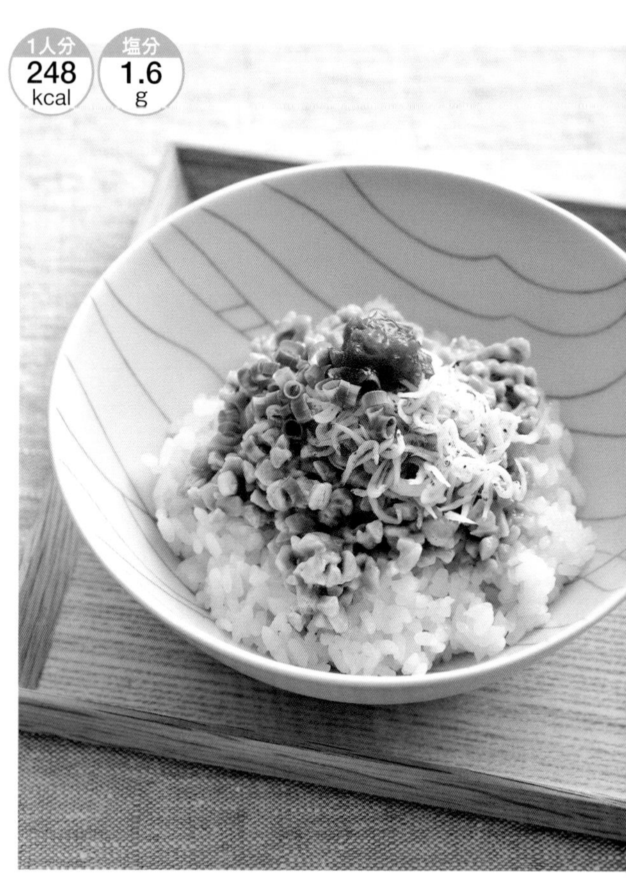

材料（1人分）

温かいごはん …… 100g
ひきわり納豆 …… 1パック
しらす干し …… 大さじ1
梅干し …… 1/2個
小ねぎ（小口切り） …… 適量
しょうゆ（好みで） …… 適量

作り方

1 器にごはんを盛り、納豆、しらす、梅干し、小ねぎをのせ、好みでしょうゆをかける。

POINT

ひきわり納豆は消化しやすい

納豆は、細かくなっているひきわりが消化しやすくおすすめですが、粒納豆もよく噛んで食べればOKです。納豆には、良質のたんぱく質、免疫力をアップさせるビタミンB6、血行をよくするビタミンE、骨粗鬆症を予防するカルシウムなどの栄養素が豊富に含まれています。

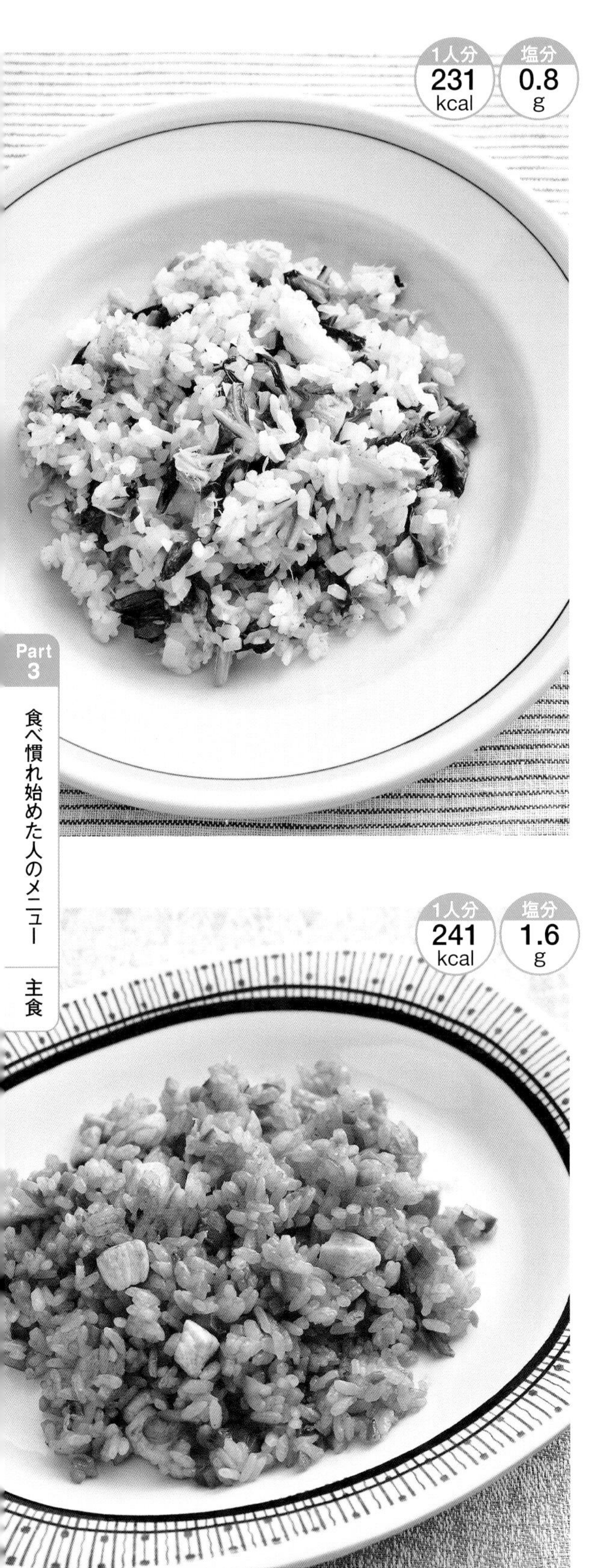

1人分 231 kcal　塩分 0.8 g

カレー粉を少し加えて味に変化を

ツナとほうれん草の炒めピラフ

材料（1人分）

温かいごはん …… 100g
ツナ缶（水煮） …… 1/2缶（35g）
ほうれん草 …… 1株（30g）
玉ねぎ …… 1/8個（25g）
バター …… 5g
A ┌ カレー粉 …… 小さじ1/4
　 └ 塩 …… 少々

作り方

1 ツナ缶は缶汁を軽くきる。鍋に湯を沸かし、ほうれん草をやわらかくゆでて冷水に取って冷まし、水気を絞って1㎝長さに切る。玉ねぎは粗いみじん切りにする。

2 フライパンにバターを中火で熱して溶かし、玉ねぎを炒め、ツナ、ほうれん草、ごはんを加えて炒め合わせたら、Aを加え、さっと炒め合わせる。

POINT
炒めごはんは小さめのスプーンでゆっくり食べて。

1人分 241 kcal　塩分 1.6 g

ほぐすようにごはんを炒めてパラッと

チキンライス

材料（1人分）

温かいごはん …… 100g
鶏むね肉（皮なし） …… 40g
塩 …… 少々
にんじん …… 1㎝（10g）
ピーマン …… 1/2個（18g）
オリーブ油 …… 小さじ1/2
A ┌ トマトケチャップ …… 大さじ1
　 └ 塩 …… 少々

作り方

1 鶏肉は1㎝角に切って塩をふる。にんじんは皮をむき、ピーマンとともに粗いみじん切りにする。

2 フライパンにオリーブ油を中火で熱し、1を炒める。鶏肉に火が通り、野菜がしんなりとしたら、ごはんを加えて炒め合わせる。

3 ごはんがパラッとしたらAを加え、さっと炒め合わせる。

アスパラガスは皮のかたい部分をむいて

豚肉とアスパラのチャーハン

1人分 294 kcal　塩分 1.6 g

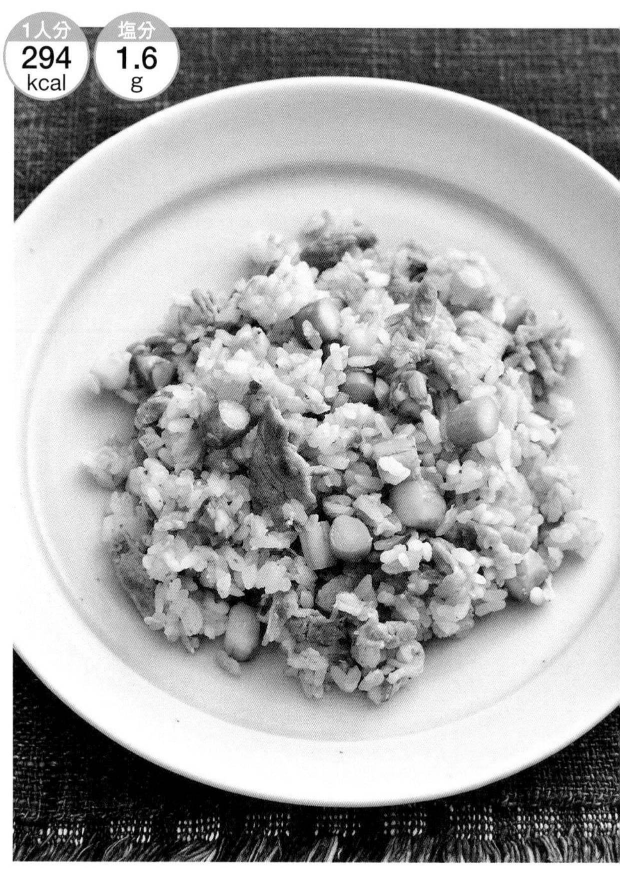

材料（1人分）

温かいごはん …… 100g
豚こま切れ肉 …… 40g
A［酒 …… 小さじ1/2
　 塩 …… 少々
グリーンアスパラガス …… 2本（40g）
溶き卵 …… 1/2個分
サラダ油 …… 小さじ1/2
B［しょうゆ …… 小さじ1/2
　 塩 …… 少々

作り方

1 豚肉はひと口大に切り、Aをもみ込む。アスパラガスは根元を落とし、根元から1/3くらいまで皮をむき、1㎝厚さの輪切りにする。

2 フライパンにサラダ油を中火で熱し、豚肉を炒め、アスパラガスを加える。溶き卵とごはんを加えて炒め、Bを加え、さっと炒め合わせる。

POINT
チャーハンは小さめのスプーンでゆっくり食べて。

ごま油と納豆の相性は◎

納豆チャーハン

1人分 241 kcal　塩分 0.9 g

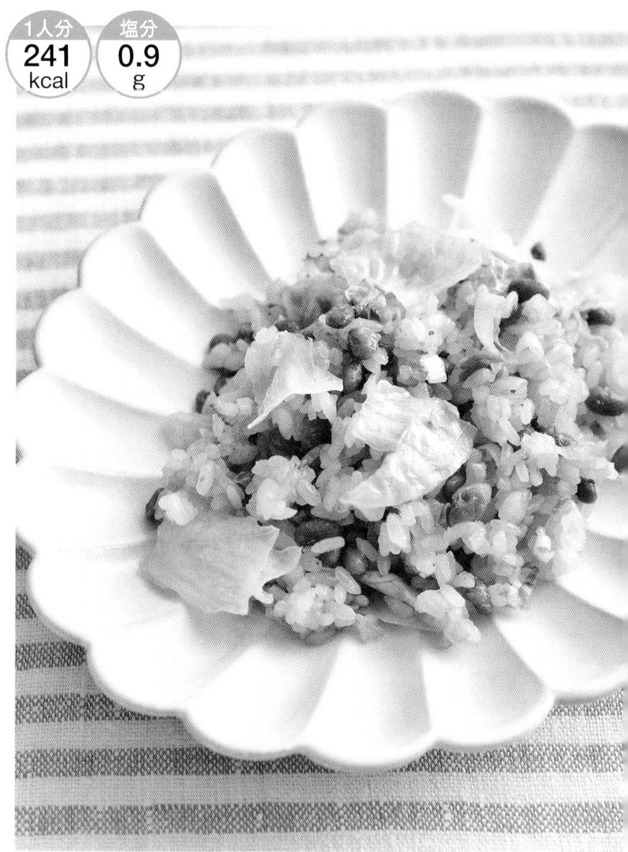

材料（1人分）

温かいごはん …… 100g
長ねぎ …… 5㎝（20g）
レタス …… 大1/2枚（20g）
ごま油 …… 小さじ1
納豆 …… 1/2パック
A［しょうゆ …… 小さじ1/2
　 塩 …… 少々

作り方

1 長ねぎは小口切りにする。レタスは小さくちぎる。

2 フライパンにごま油を中火で熱し、長ねぎを炒める。しんなりとしたらごはんと納豆を加え、炒め合わせる。

3 ごはんがパラッとしたらAを加えて炒め合わせ、最後にレタスを加えてさっと炒め合わせる。

POINT
ひきわり納豆は炒めにくいので、粒納豆に。食べるときはよく噛みましょう。

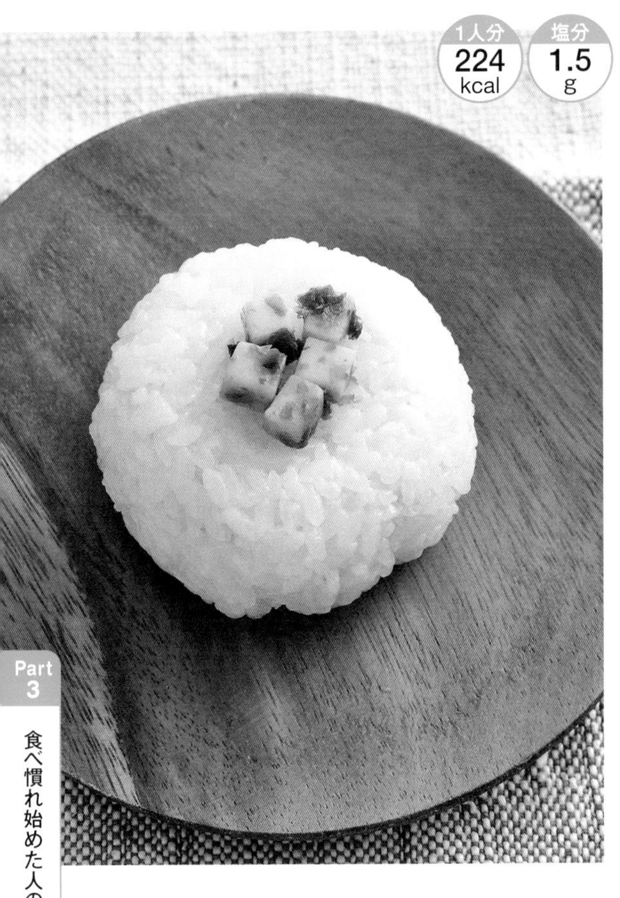

1人分 224 kcal 塩分 1.5 g

コクのある具は栄養満点

おかかチーズおにぎり

材料（1人分）

温かいごはん …… 100g
プロセスチーズ …… 20g
A 削り節 …… 小1/4袋（1g）
A しょうゆ …… 小さじ1/2
塩 …… 少々

作り方

1 チーズは7～8㎜角に切ってボウルに入れ、Aを加えて混ぜる。

2 水で濡らした手に塩をつけ、1を具にして、ごはんを好みの形ににぎる。

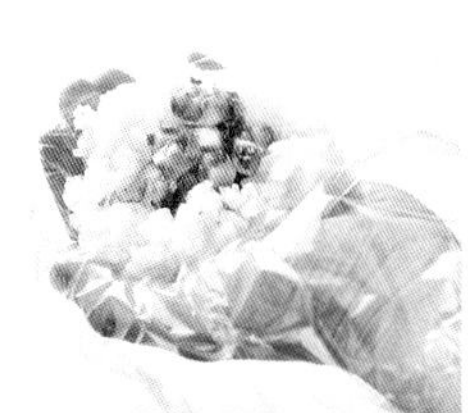

ラップの上にごはんと具をのせてにぎっても。

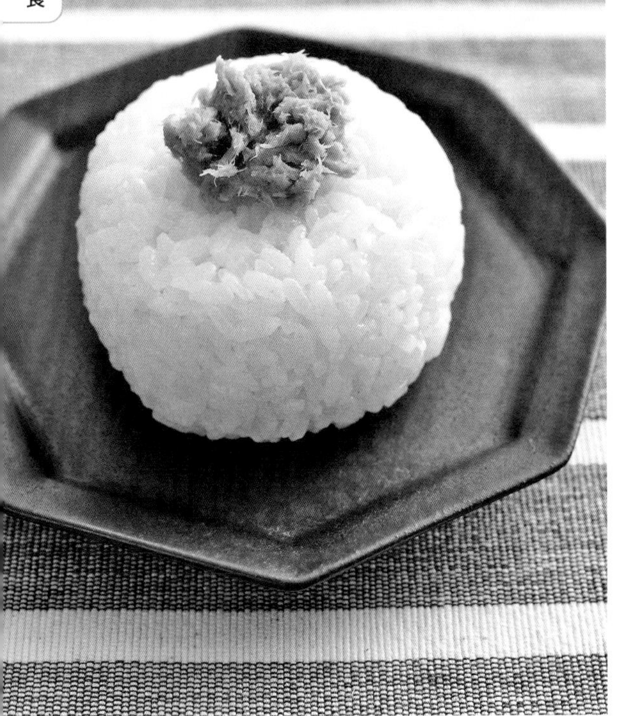

1人分 176 kcal 塩分 0.9 g

甘みそとツナの相性が抜群

ツナみそおにぎり

材料（1人分）

温かいごはん …… 100g
ツナ缶（水煮） …… 1/4缶（17g）
A みそ …… 小さじ1/2
A 砂糖 …… 小さじ1/4
塩 …… 少々

作り方

1 ツナは缶汁を軽くきってボウルに入れ、Aを加えて混ぜる。

2 水で濡らした手に塩をつけ、1を具にして、ごはんを好みの形ににぎる。

POINT

ツナみそは、焼きおにぎりの具としてもおすすめ。また、ごはんの上にのせて食べてもよいでしょう。

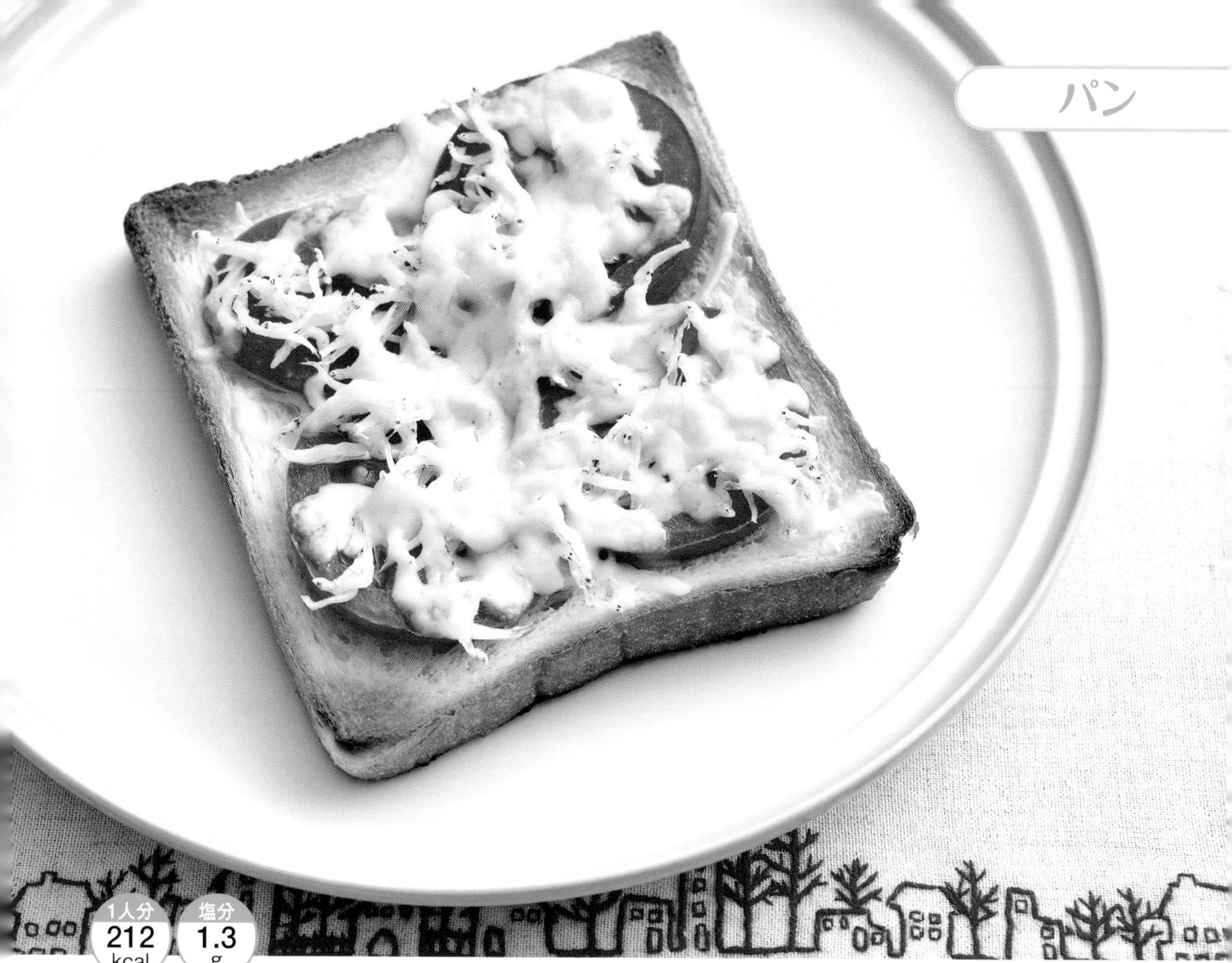

1人分 212 kcal　塩分 1.3 g

しらすはピザトーストにも合う

トマトとしらすのチーズトースト

材料（1人分）

食パン（8枚切り）…… 1枚
トマト …… 1個（150g）
しらす干し …… 大さじ2
ピザ用チーズ …… 15g

作り方

1 トマトは皮を湯むきして1㎝厚さの輪切りにする。

※大きめのトマトを使う場合は、食パンの大きさに合わせて半月切りやいちょう切りに。また、皮をむくのは消化をよくするため。気にならなければトマトの皮は湯むきしなくてもOK。

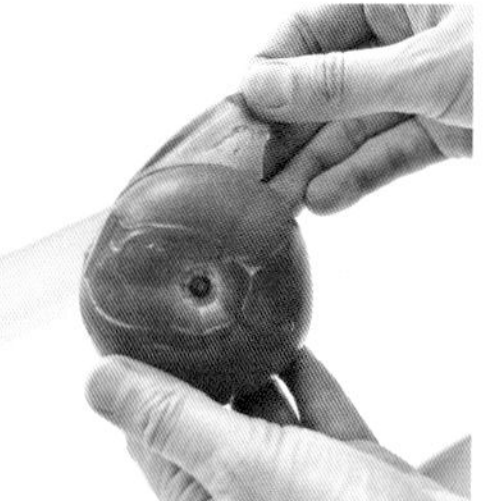

2 食パンに1、しらす、チーズの順にのせ、オーブントースターで表面に薄く焼き色がつくまで4～5分焼く。

POINT

ふっくらおいしい「しらす」はカルシウムが豊富

しらすは、かたくちいわしの子ども。塩水でゆでたもので、ふっくらとした食感を楽しめます。また、クセがないので、どんな料理にも合います。

ビタミンDとカルシウムが多く含まれており、ビタミンDがカルシウムの吸収率をアップさせます。

ただし、塩分を多く含むので、体内の余分な塩分を排出する働きを持つカリウムが含まれる野菜と一緒にとるとよいでしょう。

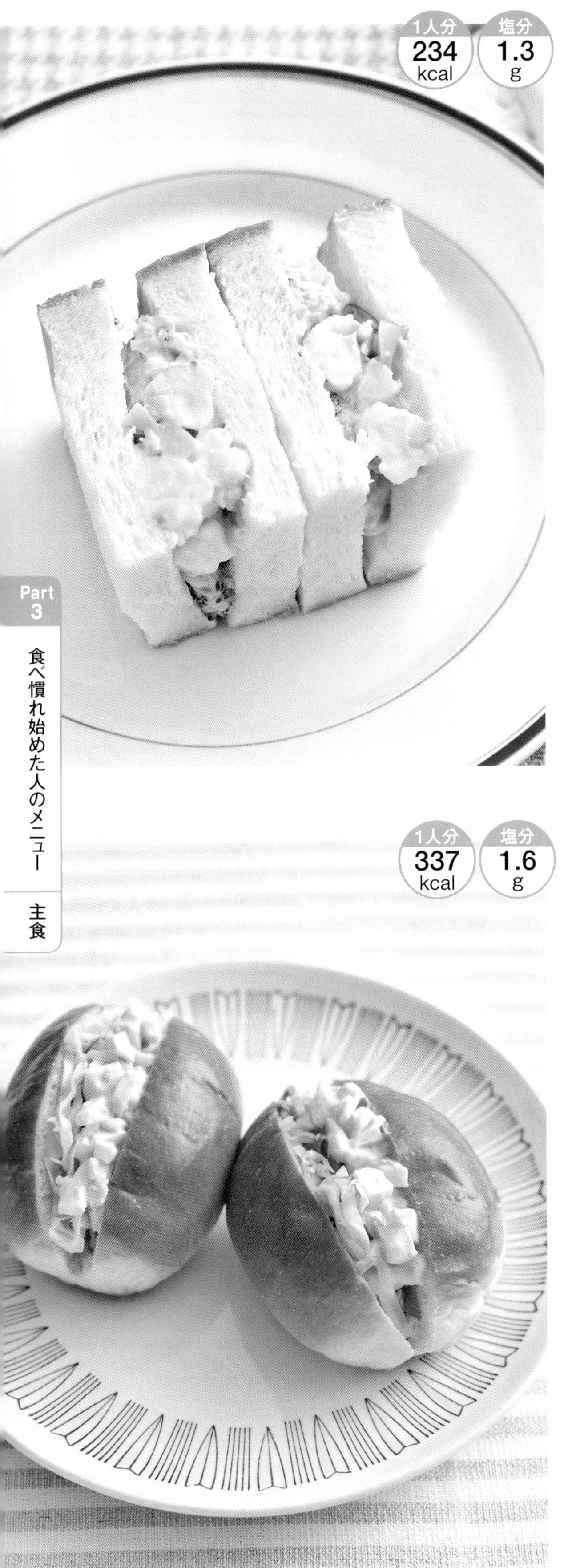

1人分 234 kcal　塩分 1.3 g

プリッとしたえびの食感が楽しい

えびとブロッコリーのサンドイッチ

材料（1人分）

食パン（8枚切り）…… 1枚
むきえび …… 2尾（20g）
片栗粉 …… 少々
ブロッコリー …… 1房（20g）
A マヨネーズ・クリームチーズ（室温に戻す）…… 各小さじ2
A 塩 …… 少々

作り方

1 えびは背わたを取って片栗粉をもみ込み、流水で洗って水気をきる。

2 鍋に湯を沸かし、えびとブロッコリーを入れてゆで、ざるに上げて水気をきる。それぞれぶつ切りにする。

3 ボウルにAを入れて混ぜ、2を加えてあえる。

4 食パンを半分に切って3をはさみ、さらに半分に切る。

1人分 337 kcal　塩分 1.6 g

食パンで作ってもOK

卵サンド

材料（1人分）

バターロール …… 2個
ゆで卵 …… 1個
A マヨネーズ …… 小さじ2
A 塩 …… 少々
キャベツ …… 1/2枚（30g）

作り方

1 ゆで卵は細かく刻んでボウルに入れ、Aを加えて混ぜる。キャベツは細切りにして耐熱皿にのせ、ラップをかけて電子レンジ（600W）で1～2分加熱し、粗熱が取れたら水気を絞る。

2 バターロールに切り目を入れ、1を等分にはさむ。

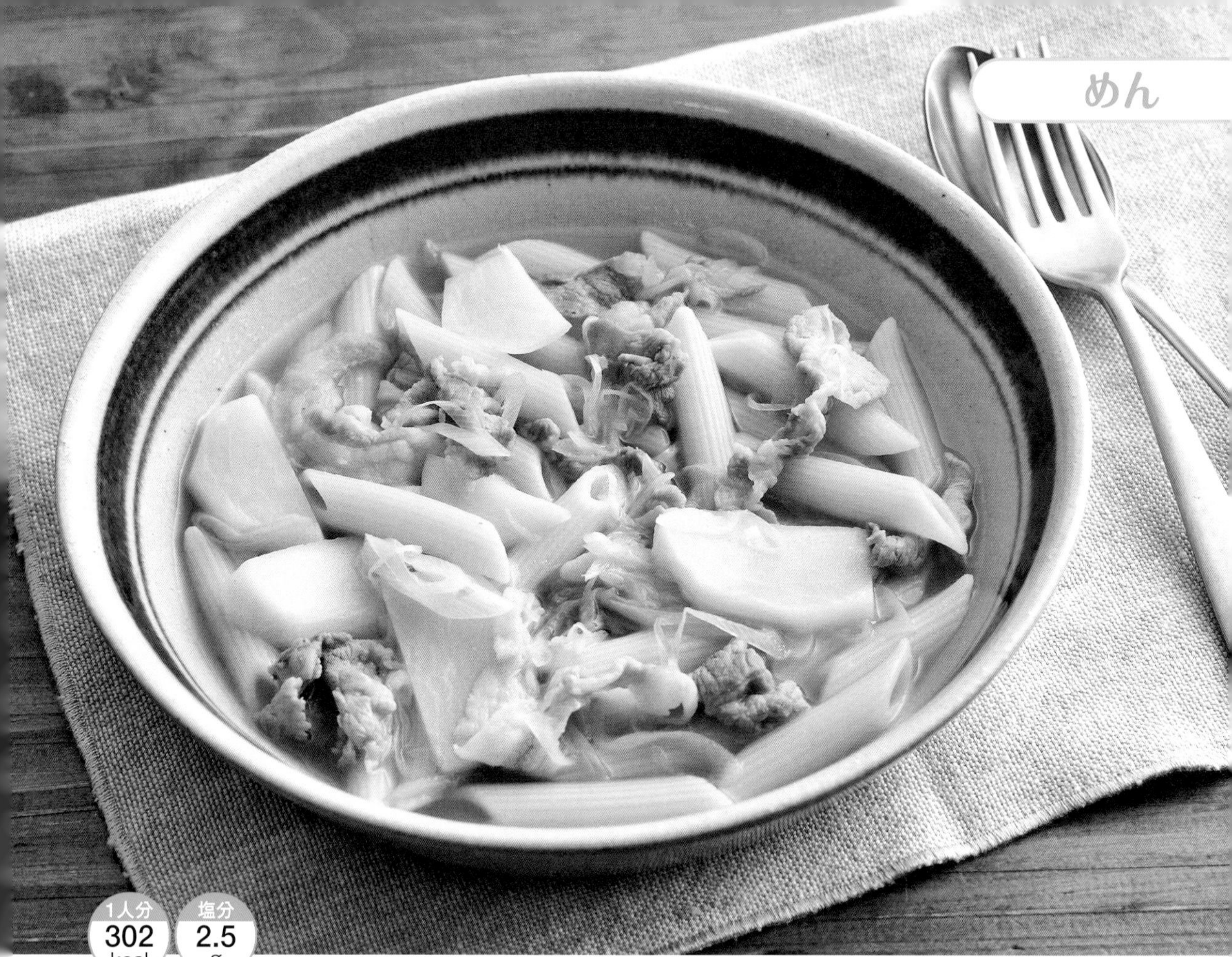

1人分 302 kcal　塩分 2.5 g

仕上げのバターが味の決め手

豚肉とかぶの和風スープパスタ

材料（1人分）

ペンネ …… 50g
豚こま切れ肉 …… 30g
塩 …… 適量
かぶ …… 1/2個（40g）
長ねぎ …… 5㎝（20g）
サラダ油 …… 小さじ1
A
- だし汁 …… 1カップ
- しょうゆ …… 小さじ1/2
- 塩 …… 少々

バター …… 3g

作り方

1 豚肉は、大きいものはひと口大に切って塩少々（分量外）をふる。かぶは皮をむいて5㎜幅に切る。長ねぎは斜め薄切りにする。

2 鍋にたっぷりの湯を沸かして塩適量を入れ、ペンネをパッケージの表示時間通りにゆでてざるに上げ、水気をきる。

3 フライパンにサラダ油を中火で熱し、豚肉を炒める。色が変わったらかぶと長ねぎを加えて炒め合わせ、全体に油が回ったらAを加えて弱火で7～8分煮る。野菜がやわらかくなったら2を加えて2～3分煮て、バターを加えてさっと混ぜる。

POINT

パスタはスパゲティよりも、短いペンネが安心

スパゲティは長く、スルッとよく噛まずに飲み込みやすいので要注意です。

なお、パスタでもペンネなら短く太く弾力があるので、スパゲティよりもよく噛んで食べるため、その心配はありません。

そのため、食べられるようになってからでも、しばらくはペンネのほうが無難です。スパゲティがダメというわけではないので、食べたい場合は半分に折ってゆでる、よく噛むようにするなど、調理法、食べ方に気をつけましょう。

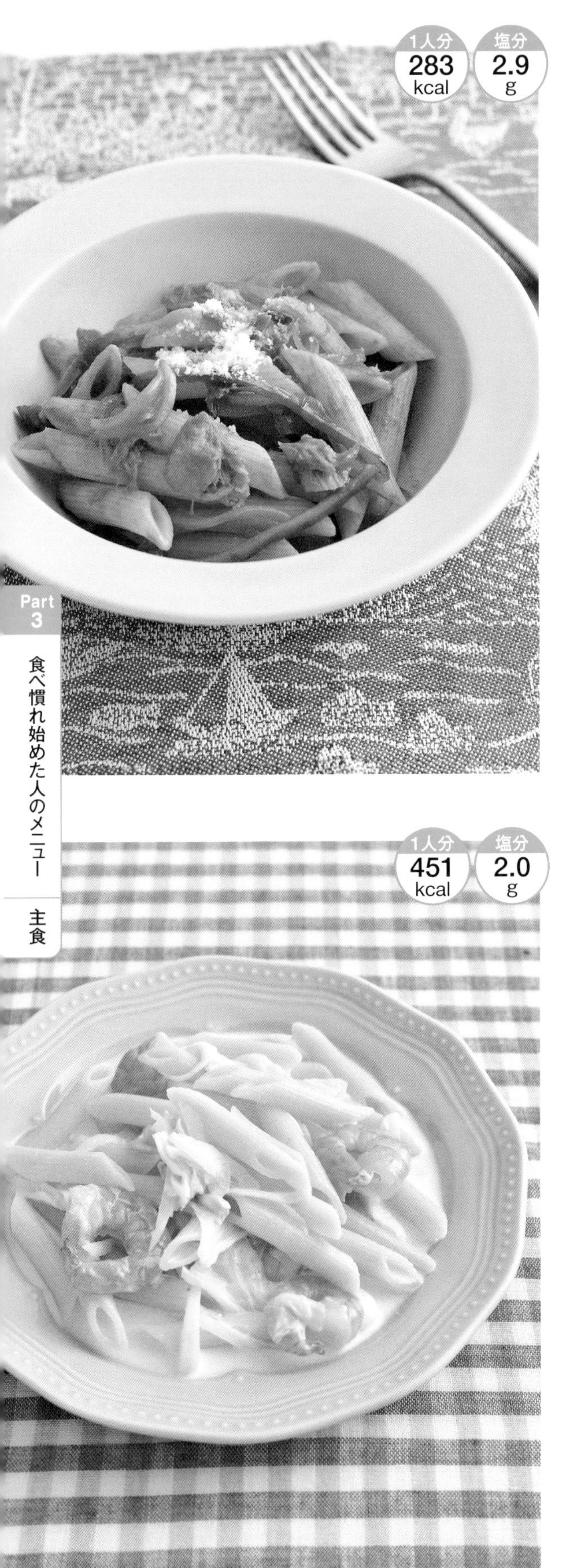

1人分 283 kcal
塩分 2.9 g

好みで長くゆでてやわらかくしても

ナポリタンペンネ

材料（1人分）

ペンネ …… 50g
ツナ缶（水煮）
…… 1/2缶（35g）
玉ねぎ …… 1/8個（25g）
ピーマン
…… 1/2個（18g）
塩 …… 適量
オリーブ油 …… 小さじ1
A
トマトケチャップ
…… 大さじ1と1/2
塩 …… 少々
粉チーズ …… 少々

作り方

1 ツナ缶は缶汁を軽くきる。玉ねぎは薄切り、ピーマンは細切りにする。

2 鍋にたっぷりの湯を沸かして塩を入れ、ペンネをパッケージの表示時間通りにゆでてざるに上げ、水気をきる。

3 フライパンにオリーブ油を中火で熱し、玉ねぎとピーマンを炒める。しんなりしたらツナを加えて炒め、2とAを加えてさっと炒め合わせる。

4 器に3を盛り、粉チーズをふる。

1人分 451 kcal
塩分 2.0 g

リッチでコクのある味わい

えびクリームペンネ

材料（1人分）

ペンネ …… 50g
むきえび …… 3尾（30g）
片栗粉 …… 少々
キャベツ …… 大1/2枚（30g）
玉ねぎ …… 1/8個（25g）
塩 …… 適量
オリーブ油 …… 小さじ1/2
A
生クリーム …… 1/4カップ
牛乳 …… 大さじ2
塩 …… 少々

作り方

1 えびは背わたを取って片栗粉をもみ込み、流水で洗って水気をきる。キャベツは3㎝四方に切る。玉ねぎは薄切りにする。

2 鍋にたっぷりの湯を沸かして塩を入れ、ペンネをパッケージの表示時間通りにゆでる。ゆで上がる1分ほど前にキャベツを同じ鍋に加えて一緒にゆで、ざるに上げて水気をきる。

3 フライパンにオリーブ油を中火で熱し、えびと玉ねぎを炒める。Aを加えて弱火にし、トロッとしたら2を加えてさっと混ぜる。

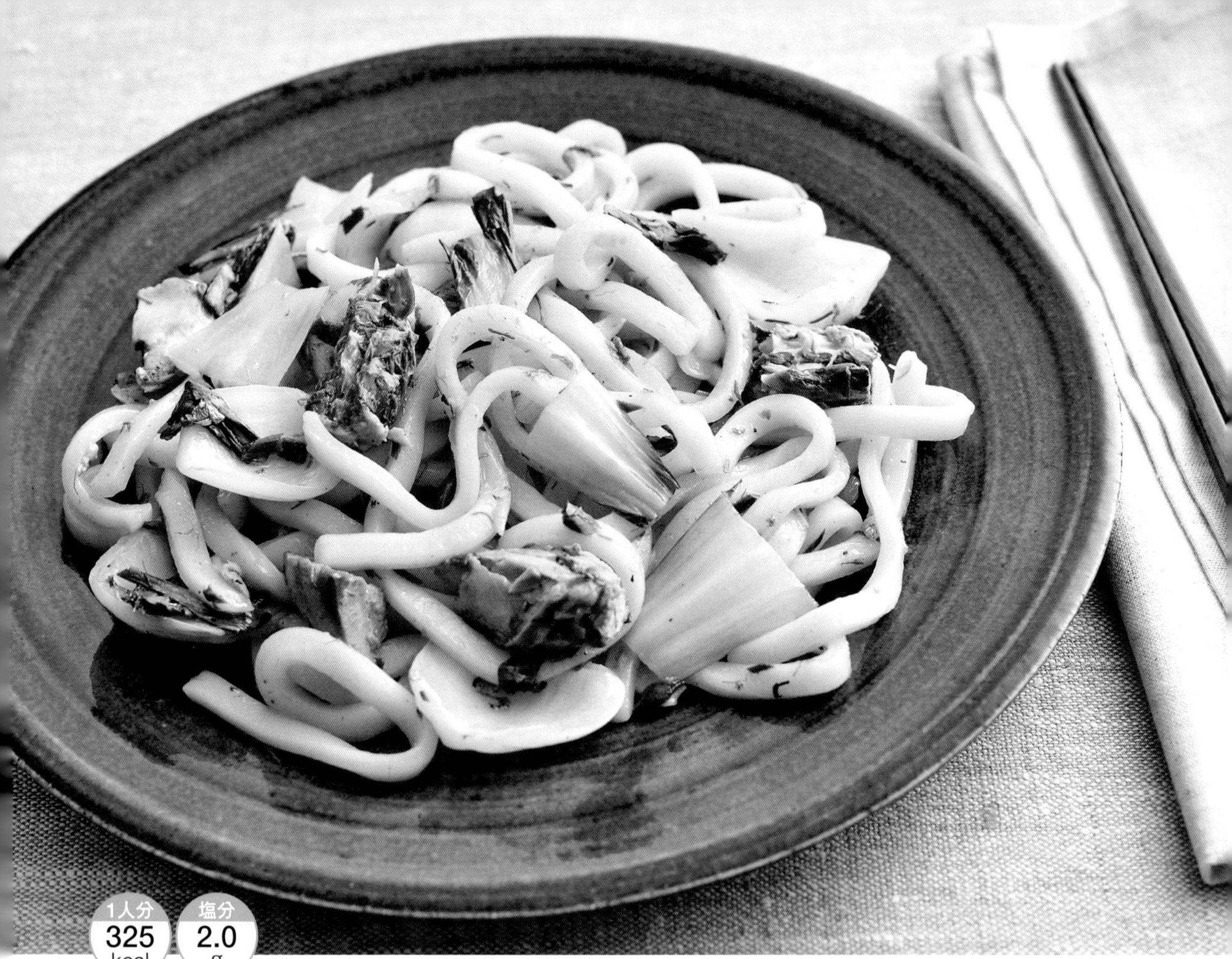

1人分 325 kcal　塩分 2.0 g

栄養価の高いさば缶は炒めてもおいしい

さば缶とチンゲン菜の焼きうどん

材料（1人分）

ゆでうどん …… 1玉
さば缶（水煮）…… 1/3缶（60g）
チンゲン菜 …… 大1枚（50g）
ごま油 …… 小さじ1
水 …… 大さじ2
A［しょうゆ・酒 …… 各小さじ1

作り方

1 さば缶は缶汁を軽くきる。チンゲン菜は3㎝長さに切る。

2 フライパンにごま油を中火で熱し、チンゲン菜を炒める。しんなりとしたらうどん、水の順に加え、うどんをほぐしながら炒め合わせる。さばを加えてさっと炒め合わせ、Aを加えてさっとからめる。

POINT

手軽に使えるさば缶は
不飽和脂肪酸が豊富

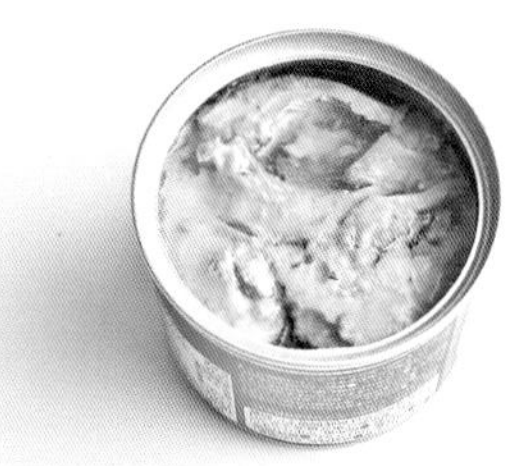

生のまま缶に詰められ熱処理されたさば缶は、さばの栄養素が失われることなく丸ごと入っています。そのため、青魚の脂に含まれているEPA（エイコサペンタエン酸）やDHA（ドコサヘキサエン酸）の不飽和脂肪酸が豊富。これらは、血管を健康に保つ作用があります。水煮、みそ、オイルと料理に合わせていろいろなさば缶を使ってみましょう。

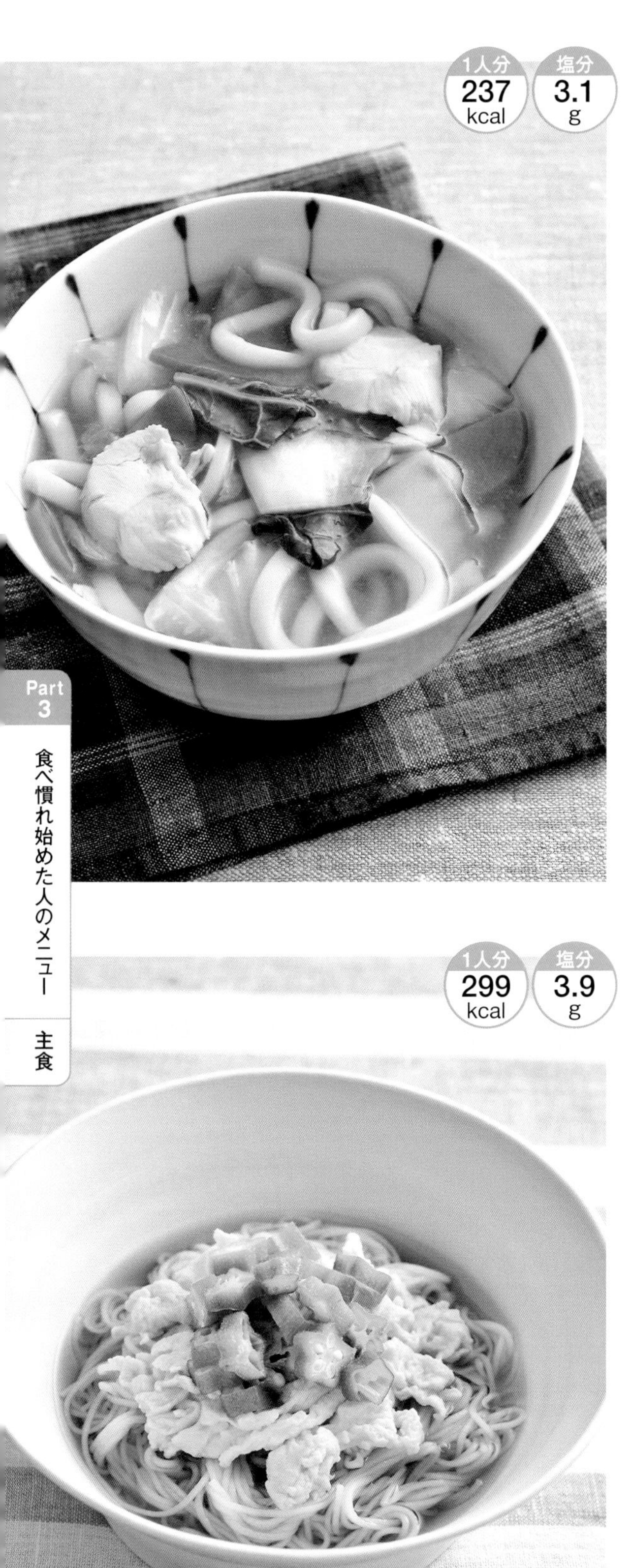

1人分 237 kcal　塩分 3.1 g

消化吸収のよいささみを食べやすく

あんかけ煮込みうどん

材料（1人分）

ゆでうどん …… 1玉
鶏ささみ …… 1/2本
塩 …… 少々
白菜 …… 大1/2枚（50g）
小松菜 …… 小1/2株（10g）
にんじん …… 2㎝（20g）
A［水 …… 1と1/2カップ
しょうゆ …… 小さじ1
鶏ガラスープの素 …… 小さじ1/2
塩 …… 少々］
B［水 …… 大さじ1
片栗粉 …… 大さじ1/2］

作り方

1 ささみは筋を取り、ひと口大のそぎ切りにして塩をふる。白菜はひと口大のそぎ切りに、小松菜は葉の部分を小さく切り、にんじんは皮をむいて2～3㎜厚さの半月切りにする。

2 鍋にAを入れて中火で煮立て、1を加えて8～10分煮たら、うどんを加えてさっと煮る。

3 溶いたBを加えて混ぜ、とろみをつける。ごま油（分量外）を回し入れ、さっと混ぜる。

1人分 299 kcal　塩分 3.9 g

整腸作用のあるオクラを使って

いり卵とオクラのそうめん

材料（1人分）

そうめん …… 50g
A［溶き卵 …… 1個分
塩 …… 少々］
サラダ油 …… 小さじ1/2
オクラ …… 2本（20g）
めんつゆ（ストレート） …… 1/2カップ

作り方

1 フライパンにサラダ油を中火で熱し、混ぜ合わせたAを入れてさっと炒め、取り出す。

2 鍋にたっぷりの湯を沸かし、オクラをさっとゆでて冷水に取って冷まし、水気をきって小口切りにする。

3 2の湯でそうめんをパッケージの表示時間通りにゆで、冷水で洗ってぬめりを取り水気をきる。

4 器に3を盛り、1と2をのせて、めんつゆをかける。

煮ることが多かった調理法に「炒める」「焼く」「揚げる」などの調理法をプラスして。魚や肉だけに偏らないよう野菜も加えましょう。

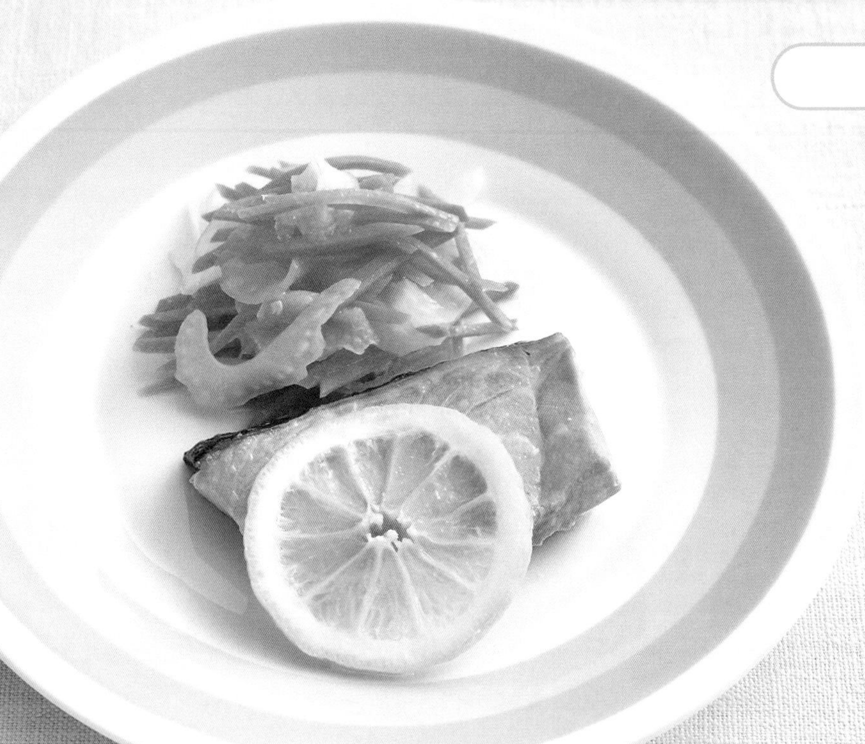

おすすめの副菜

里いものサラダ ➡p.122
じゃがいもの青のりソテー ➡p.123

1人分 125 kcal
塩分 0.6 g

レモンの酸味がさわやか

さけのレモン蒸し

材料（1人分）

- 生さけ（切り身）……小1切れ（60g）
- にんじん……2㎝（20g）
- セロリ……1/5本（20g）
- A
  - オリーブ油・酒……各小さじ1
  - レモン汁……小さじ1/2
  - 塩……少々
- レモン（輪切り）……1枚

作り方

1. にんじんは皮をむいて細切りに、セロリは筋を取って斜め薄切りにして混ぜる。
2. 耐熱皿にさけと1を分けて入れ、Aを全体にかける。ラップをかけて電子レンジ（600W）で2～3分加熱する。
3. 器にさけをのせ、つけ合わせににんじんとセロリを添え、さけの上にレモンをのせる。

POINT

さけは消化を助けるビタミンが豊富

さけには、消化を助ける、胃腸障害をやわらげる、血行をよくするなどの働きを持つビタミンB群が豊富に含まれています。ほかにも、カルシウムの吸収を促進するビタミンD、味覚を正常に保つ亜鉛などのミネラル類も含まれます。

また、さけの脂にはEPAやDHAの不飽和脂肪酸が豊富。赤い身の成分のアスタキサンチンには抗酸化作用もあります。術後の体に必要な栄養が豊富にあり、いろいろな調理法で楽しめる魚です。

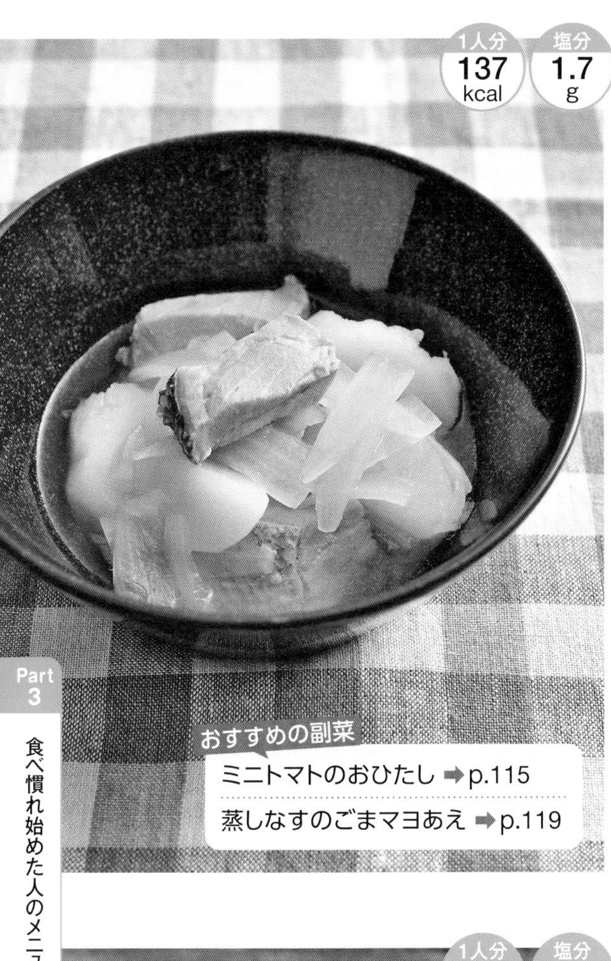
1人分
137
kcal
塩分
1.7
g

おすすめの副菜
ミニトマトのおひたし ➡p.115
蒸しなすのごまマヨあえ ➡p.119

豆乳やミルクを加えてもOK

さけとじゃがいものスープ煮

材料（1人分）

生さけ（切り身）…… 小1切れ（60g）
じゃがいも …… 1/2個（75g）
玉ねぎ …… 1/6個（33g）
A
- 水 …… 1カップ
- 酒 …… 小さじ1
- 洋風スープの素・塩 …… 各小さじ1/4
- ローリエ …… 1枚

作り方

1 さけはひと口大に切る。じゃがいもは皮をむいてひと口大に切り、水にさらして水気をきる。玉ねぎは2等分のくし形切りにしてから長さを半分に切る。

2 鍋にAを入れて中火で煮立て、1を加える。ふたをして弱火にし、野菜がやわらかくなるまで10分ほど煮る。

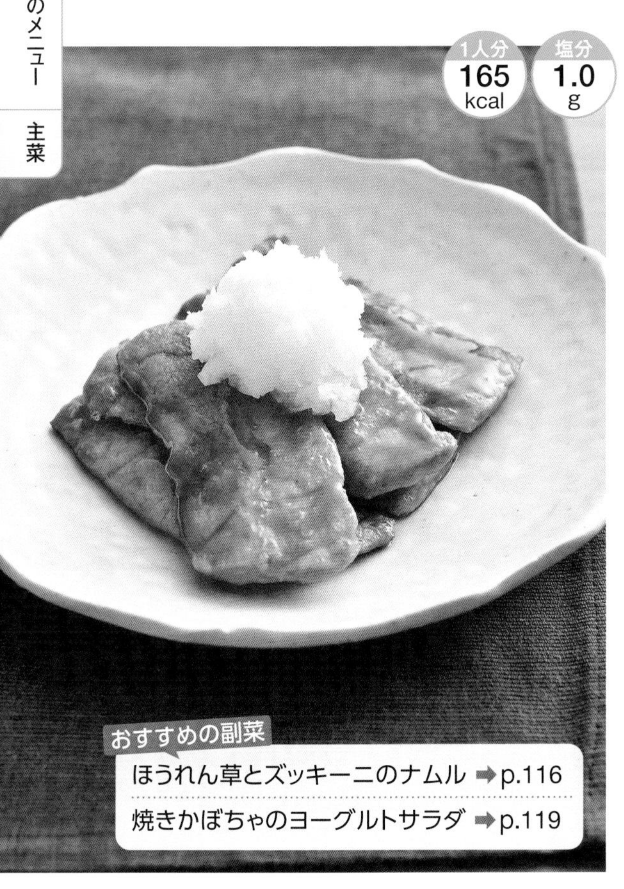
1人分
165
kcal
塩分
1.0
g

おすすめの副菜
ほうれん草とズッキーニのナムル ➡p.116
焼きかぼちゃのヨーグルトサラダ ➡p.119

消化を助ける大根おろしをのせて

まぐろの照り焼き

材料（1人分）

まぐろ（刺身用・さく）…… 80g
小麦粉 …… 適量
A
- しょうゆ・酒・みりん …… 各小さじ1
- 砂糖 …… 小さじ1/3

サラダ油 …… 小さじ1
大根おろし …… 適量

作り方

1 まぐろは食べやすい厚さのそぎ切りにして小麦粉をまぶす。Aは混ぜ合わせる。

2 フライパンにサラダ油を中火で熱し、まぐろを焼く。焼き色がついたら裏返し、全体に火が通ったらAを加えてからめる。

3 器に2を盛り、大根おろしをのせる。

甘辛味が食欲をそそる

めかじきとブロッコリーのオイスター炒め

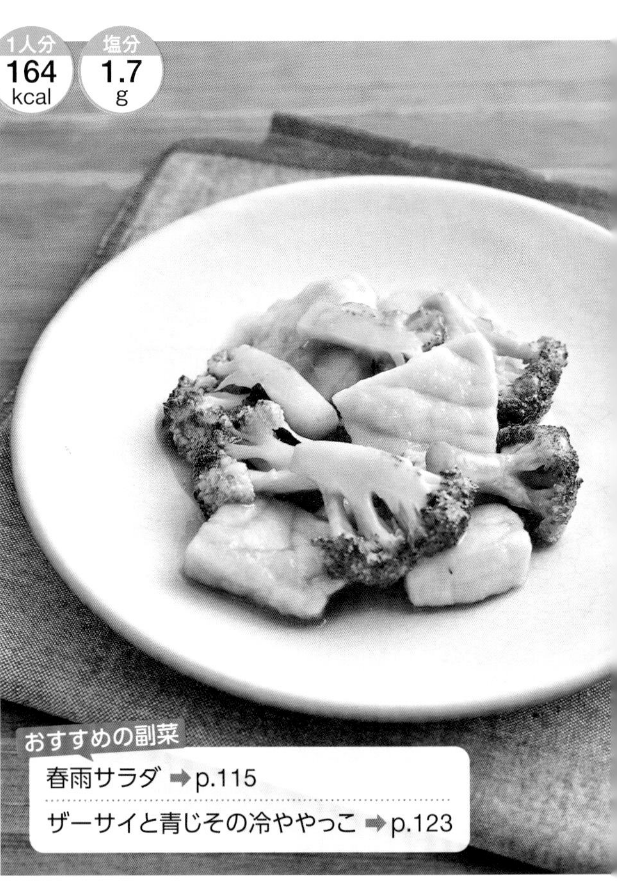
1人分
164
kcal
塩分
1.7
g

おすすめの副菜
春雨サラダ ➡p.115
ザーサイと青じその冷ややっこ ➡p.123

材料（1人分）

めかじき（切り身）
……小1切れ（60g）
塩……少々
片栗粉……適量
ブロッコリー
……大2房（50g）
サラダ油……小さじ1

A
水……大さじ2
オイスターソース・
酒……各小さじ1
しょうゆ……小さじ1/2
砂糖……小さじ1/4

B
水……小さじ1
片栗粉……小さじ1/2

作り方

1 めかじきはひと口大に切って塩をふり、片栗粉をまぶす。ブロッコリーはひと口大に切る。

2 フライパンにサラダ油を中火で熱し、ブロッコリーを炒め、空いているところにめかじきを入れて焼き、焼き色がついたら裏返す。

3 全体に火が通ったらAを加えて煮立て、溶いたBを加えて混ぜて、とろみをつける。

カリッと香ばしいパン粉がアクセントに

めかじきのチーズパン粉焼き

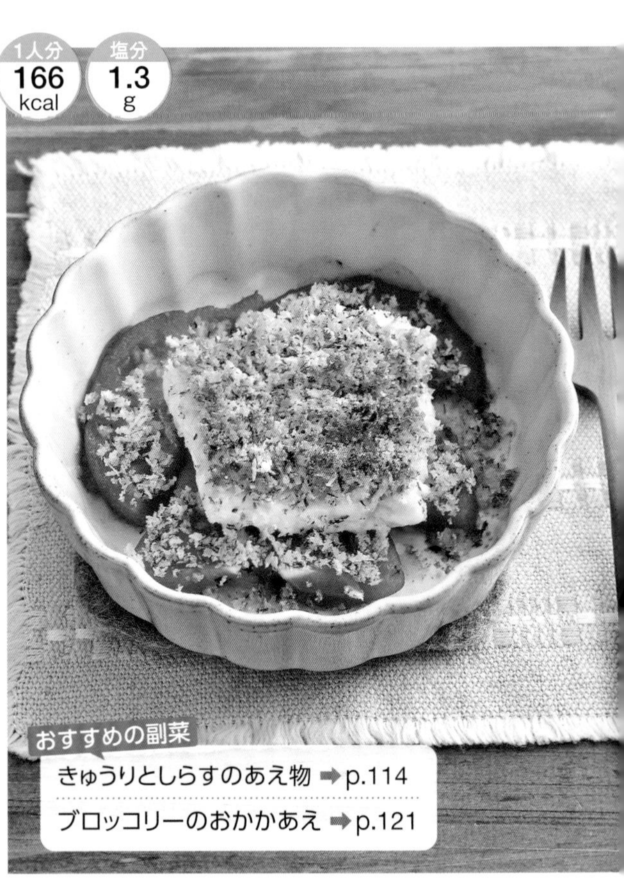
1人分
166
kcal
塩分
1.3
g

おすすめの副菜
きゅうりとしらすのあえ物 ➡p.114
ブロッコリーのおかかあえ ➡p.121

材料（1人分）

めかじき（切り身）
……小1切れ（60g）
塩……少々
トマト……1/2個（75g）

A
パン粉……大さじ2
オリーブ油・粉チーズ
……各小さじ1
青のり……小さじ1/3
塩……少々

作り方

1 めかじきに塩をふる。トマトは皮を湯むきして1cm厚さの半月切りにする。Aは混ぜ合わせる。

2 耐熱容器にトマトを入れてめかじきをのせ、オーブントースターで4～5分焼く。全体に火が通ったらAをかけ、表面に薄く焼き色がつくまでさらに2～3分焼く。

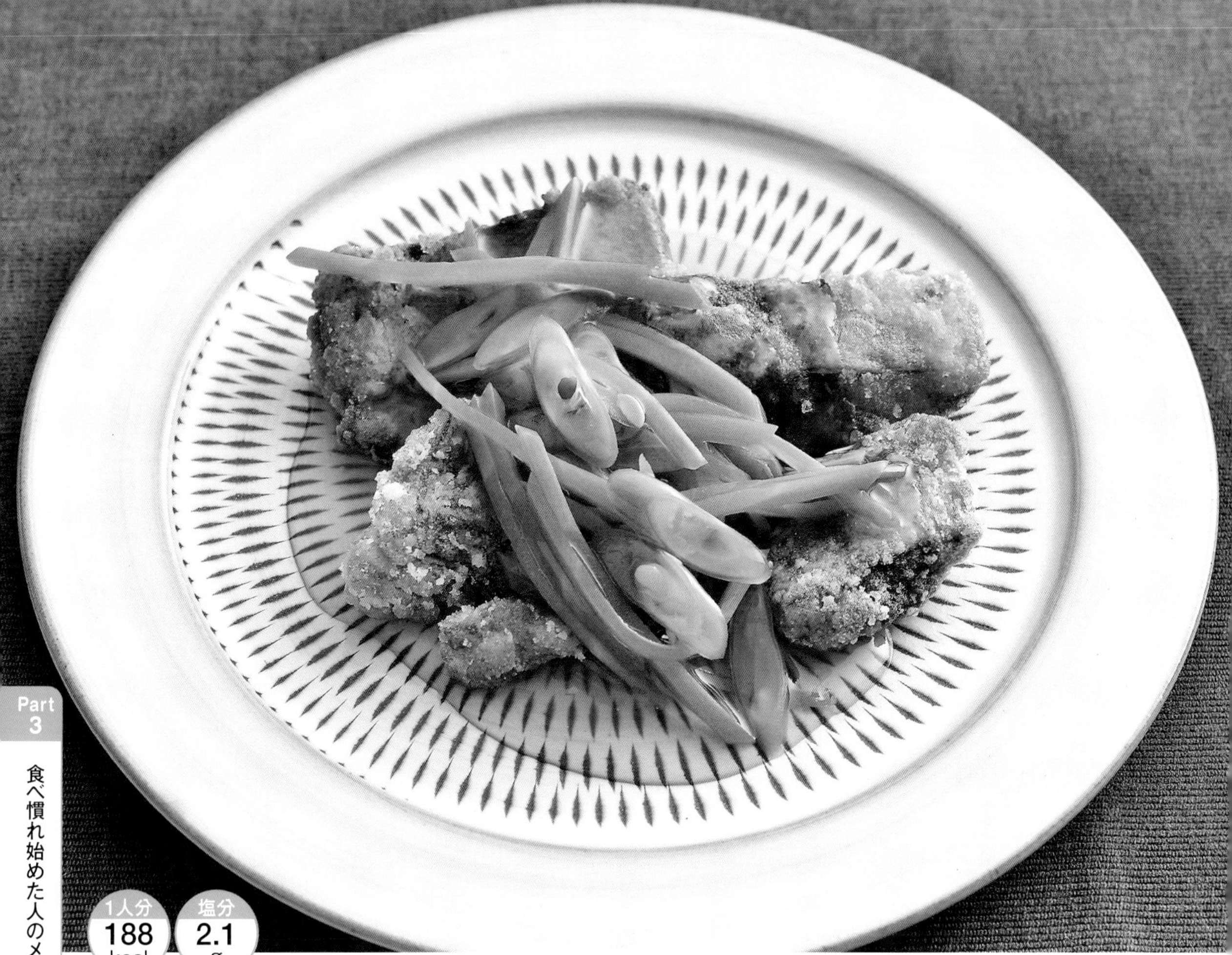

1人分 188 kcal　塩分 2.1 g

野菜のあんかけで栄養満点

さばの竜田揚げ

材料（1人分）

さば（切り身）…… 小1切れ（60g）
A しょうゆ・酒 …… 各小さじ1
　しょうがの搾り汁 …… 小さじ1/2
片栗粉 …… 適量
にんじん …… 1㎝（10g）
さやいんげん …… 1本（7g）
揚げ油 …… 適量
B だし汁 …… 1/2カップ
　しょうゆ …… 小さじ1/2
　塩 …… 少々
C 水 …… 小さじ1
　片栗粉 …… 小さじ1/2

作り方

1 さばはひと口大に切ってAに30分以上漬ける。汁気をきり、片栗粉をまぶす。

2 にんじんは皮をむき細切り、さやいんげんは斜め薄切りにする。

3 フライパンに揚げ油を1～2㎝入れて中火で熱し、1を揚げ焼きにする。全体に火が通ったら油をきり、器に盛る。

4 鍋にBを入れて中火で煮立て、2を加えてふたをして弱火で4～5分煮る。野菜がやわらかくなったら溶いたCを加えて混ぜ、とろみをつけて3にかける。

おすすめの副菜

小松菜のとろろがけ ➡p.116
かぶのねぎみそ焼き ➡p.120

POINT

揚げ物は野菜あんをかけて食べやすく

油分の多い揚げ物は、手術後すぐは胃腸などの消化器官への負担が大きいので避けるべきです。しかし、だんだんと食べられるようになったら、消化器官の機能も改善しているので、体調をみながら揚げ物に挑戦しても。

揚げ物は、あんかけやみぞれ煮にすると、おいしいだけでなく、やわらかく食べやすくなるので、食べ始めは、あんかけなどからトライしてみるとよいでしょう。

ポン酢しょうゆ+ごま油で風味をアップ

ぶりの小松菜ソースかけ

1人分 159kcal　塩分 0.9g

材料（1人分）

ぶり（切り身）……小1切れ（60g）

A
- 酒……小さじ1/2
- 塩……少々

小松菜……小1株（20g）

B
- ポン酢しょうゆ……小さじ1
- ごま油……小さじ1/2

作り方

1 ぶりにAをふる。魚焼きグリルを中火で熱し、ぶりを4〜5分焼いて全体に火が通ったら器に盛る。

2 鍋に湯を沸かし、小松菜をやわらかくなるまでゆでて冷水に取って冷まし、水気を絞って1㎝長さに切る。

3 ボウルにBを入れて混ぜ、2を加えてあえて、1にかける。

おすすめの副菜

ミニトマトのおひたし ➡p.115
じゃがいもの青のりソテー ➡p.123

だしがたっぷりしみ込んだ

ぶり大根

1人分 198kcal　塩分 1.4g

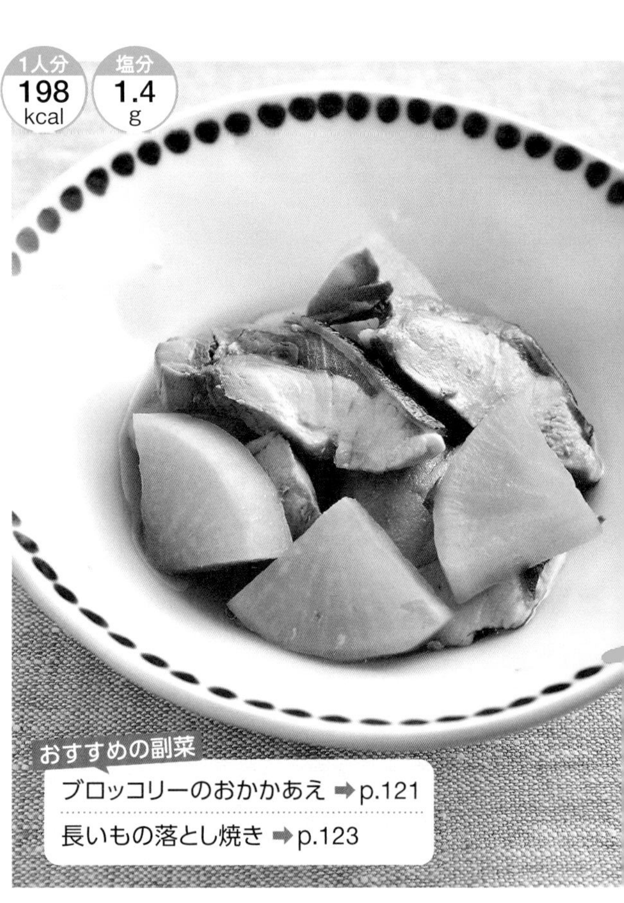

材料（1人分）

ぶり（切り身）……小1切れ（60g）

大根……4㎝（80g）

A
- 水……1/2カップ
- 酒・みりん……各小さじ2
- しょうゆ……大さじ1/2
- 砂糖……小さじ1/2
- しょうが（薄切り）……2枚

作り方

1 ぶりは食べやすい大きさに切る。大根は皮をむいて1㎝厚さのいちょう切りにし、ぶりと一緒に耐熱皿にのせてラップをかけ、電子レンジ（600W）で3〜4分加熱する。

2 鍋にAを入れて中火で煮立て、1を加えて大根がやわらかくなるまで弱火で10〜12分煮る。

おすすめの副菜

ブロッコリーのおかかあえ ➡p.121
長いもの落とし焼き ➡p.123

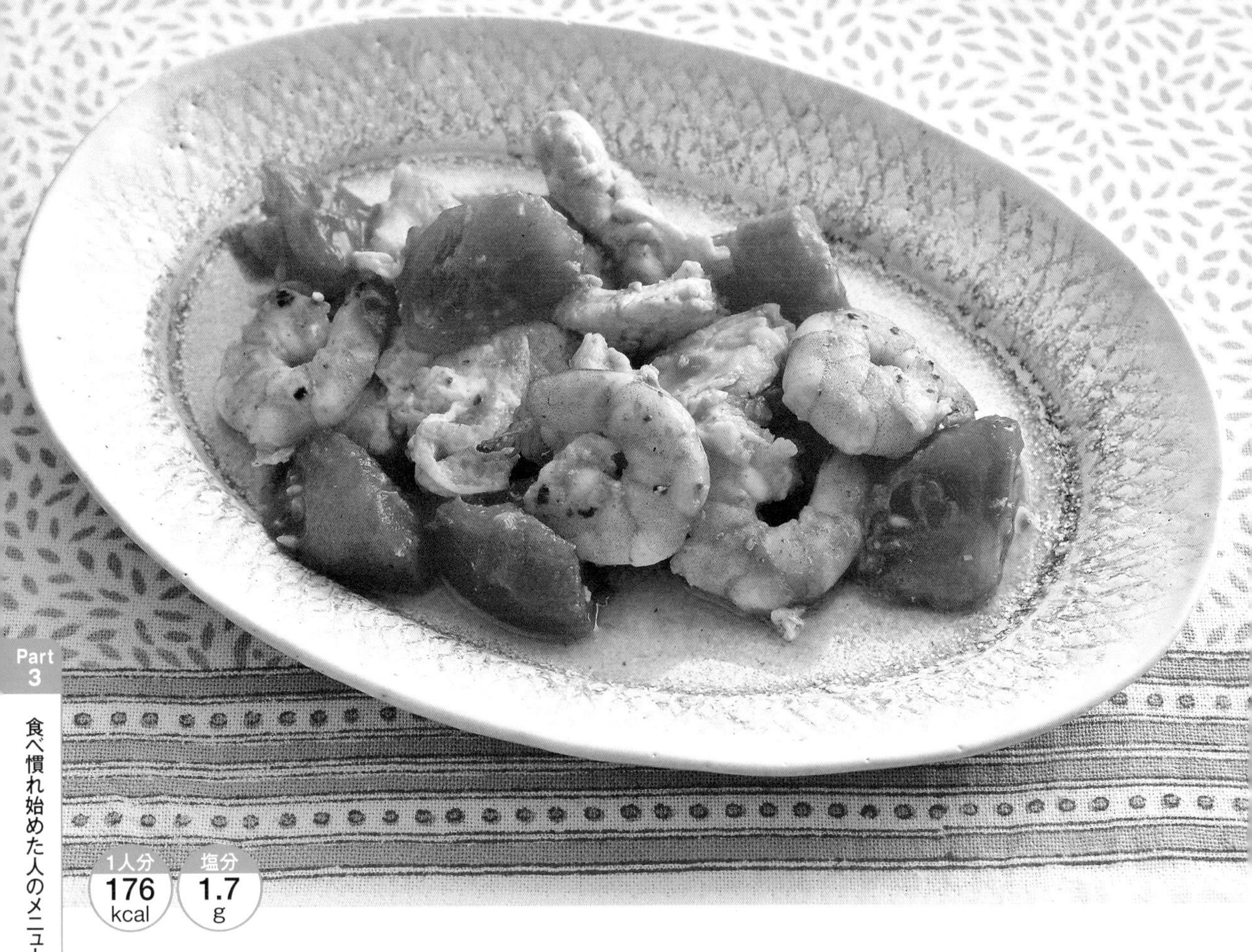

1人分 176 kcal　塩分 1.7 g

トマトの酸味がおいしい

えびとトマトの卵炒め

おすすめの副菜

キャベツの赤じそあえ ➡p.118
ブロッコリーのおかかあえ ➡p.121

材料（1人分）

むきえび……5尾（50g）
片栗粉……少々
トマト……1/2個（75g）
卵……1個
塩……少々
A［酒……小さじ1
鶏ガラスープの素……小さじ1/4
塩……少々］
サラダ油……小さじ1

作り方

1 えびは背わたを取って片栗粉をもみ込み、流水で洗って水気をきる。トマトは皮を湯むきしてひと口大に切る。ボウルに卵を溶きほぐし、塩を加えて混ぜる。

2 フライパンにサラダ油小さじ1/2を中火で熱し、溶き卵を入れて炒め、半熟状になったら取り出す。

3 2のフライパンをペーパータオルでさっと拭き、サラダ油小さじ1/2をたして中火で熱し、えびを炒める。色が変わったらトマトを加えてさっと炒め合わせ、2を戻し入れる。混ぜ合わせたAを加え、さっとからめる。

POINT

えびは高たんぱく・低脂肪で栄養も豊富

　えびは、高たんぱく食品なので、食べ慣れてきたら主菜料理に登場させましょう。えびには、血管の老化を防いで血圧や血糖値を正常に保つ働きのあるタウリンや、腸管でコレステロールなどを吸着して体外に排出、免疫力を高める働きのあるキチン、老化を防ぐ抗酸化物質のビタミンEなどが含まれています。いろいろな調理法で楽しみましょう。

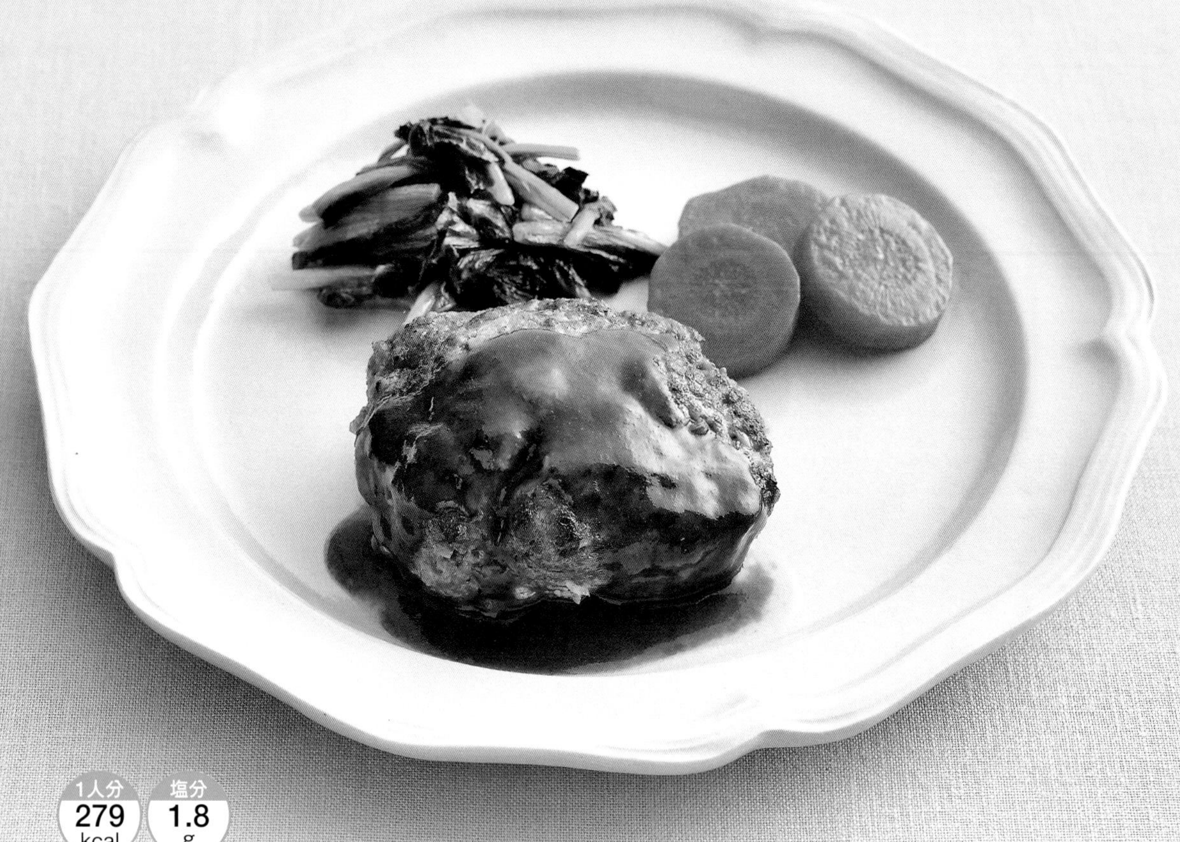

1人分 279 kcal　塩分 1.8 g

仕上げにチーズをのせても

豆腐ハンバーグ

おすすめの副菜

長ねぎのくたくた煮 ➡p.121
里いものサラダ ➡p.122

材料（1人分）

A
- 合いびき肉 …… 60g
- 玉ねぎ（みじん切り）・パン粉 …… 各大さじ1
- ナツメグパウダー・塩 …… 各少々

木綿豆腐 …… 1/10丁（30g）
サラダ油 …… 小さじ1/2
水 …… 1/3カップ

B
- トマトケチャップ・中濃ソース・水 …… 各小さじ1
- バター …… 3g

ほうれん草 …… 1株（30g）
にんじん …… 2㎝（20g）
バター …… 5g
塩 …… 少々

作り方

1 豆腐はペーパータオルで包んで耐熱皿にのせ、ラップをかけずに電子レンジ（600W）で30〜40秒加熱して水きりをする。

2 ボウルにAと1を入れてよく練り混ぜ、小判形に成形する。

3 フライパンにサラダ油を中火で熱し、2を焼く。焼き色がついたら裏返し、水を加えてふたをし、5〜6分蒸し焼きにして器に盛る。

4 3のフライパンをペーパータオルでさっと拭き、Bを入れて弱火で煮立て、3にかける。

5 にんじんは皮をむいて輪切りにする。鍋に湯を沸かし、にんじんとほうれん草をやわらかくなるまでゆでる。ほうれん草は冷水に取って冷まし、水気を絞って3㎝長さに切る。にんじんはざるに上げ、水気をきる。

6 フライパンにバターを中火で熱して溶かし、5をそれぞれさっと炒めて塩をふり、3に添える。

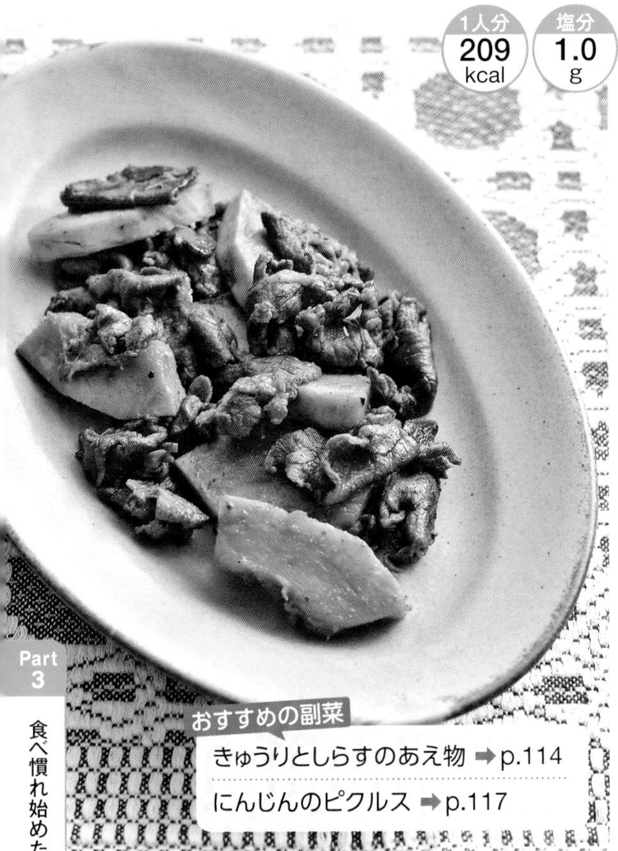
1人分
209
kcal
塩分
1.0
g

おすすめの副菜
きゅうりとしらすのあえ物 ➡p.114
にんじんのピクルス ➡p.117

食欲をそそる香り

牛肉とかぼちゃのバターじょうゆ炒め

材料（1人分）

牛切り落とし肉 …… 50g
かぼちゃ …… 80g
サラダ油 …… 小さじ1/2
A 酒・しょうゆ …… 各小さじ1
A バター …… 3g

作り方

1 牛肉はひと口大に切る。かぼちゃは皮をむいて1㎝厚さに切り、耐熱皿にのせてラップをかけ、電子レンジ（600W）で2～3分加熱する。

2 フライパンにサラダ油を中火で熱し、牛肉を炒める。色が変わったらかぼちゃを加えてさっと炒め合わせ、Aを加えて混ぜる。

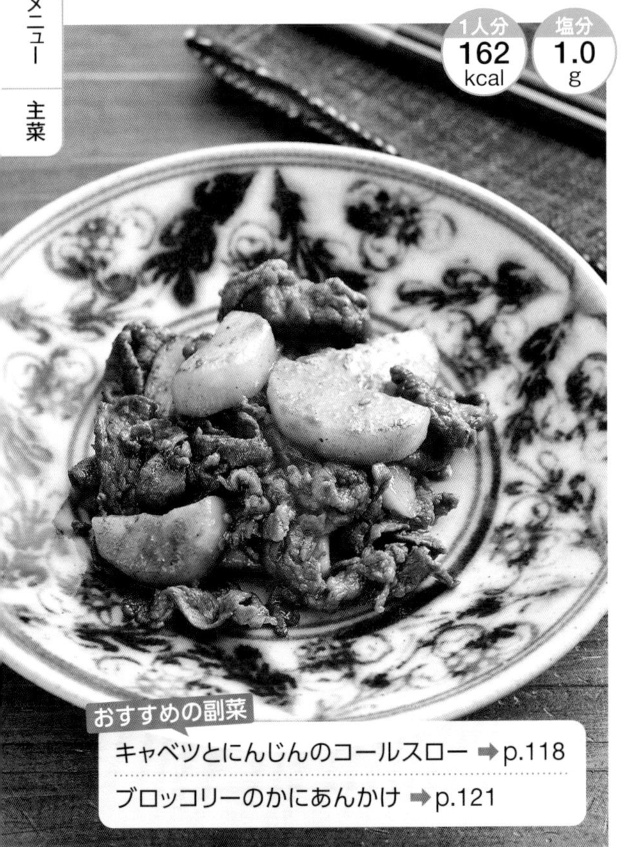
1人分
162
kcal
塩分
1.0
g

おすすめの副菜
キャベツとにんじんのコールスロー ➡p.118
ブロッコリーのかにあんかけ ➡p.121

市販の調味料を使って手軽に

牛肉となすのスタミナ炒め

材料（1人分）

牛切り落とし肉 …… 50g
なす …… 1/2本（50g）
サラダ油 …… 小さじ1
焼肉のたれ …… 小さじ2

作り方

1 牛肉はひと口大に切る。なすは皮をむいて1㎝厚さの半月切りにする。

2 フライパンにサラダ油を中火で熱し、なすを炒める。しんなりとしたら、牛肉を加えて炒める。色が変わったら焼き肉のたれを加え、全体にさっとからめる。

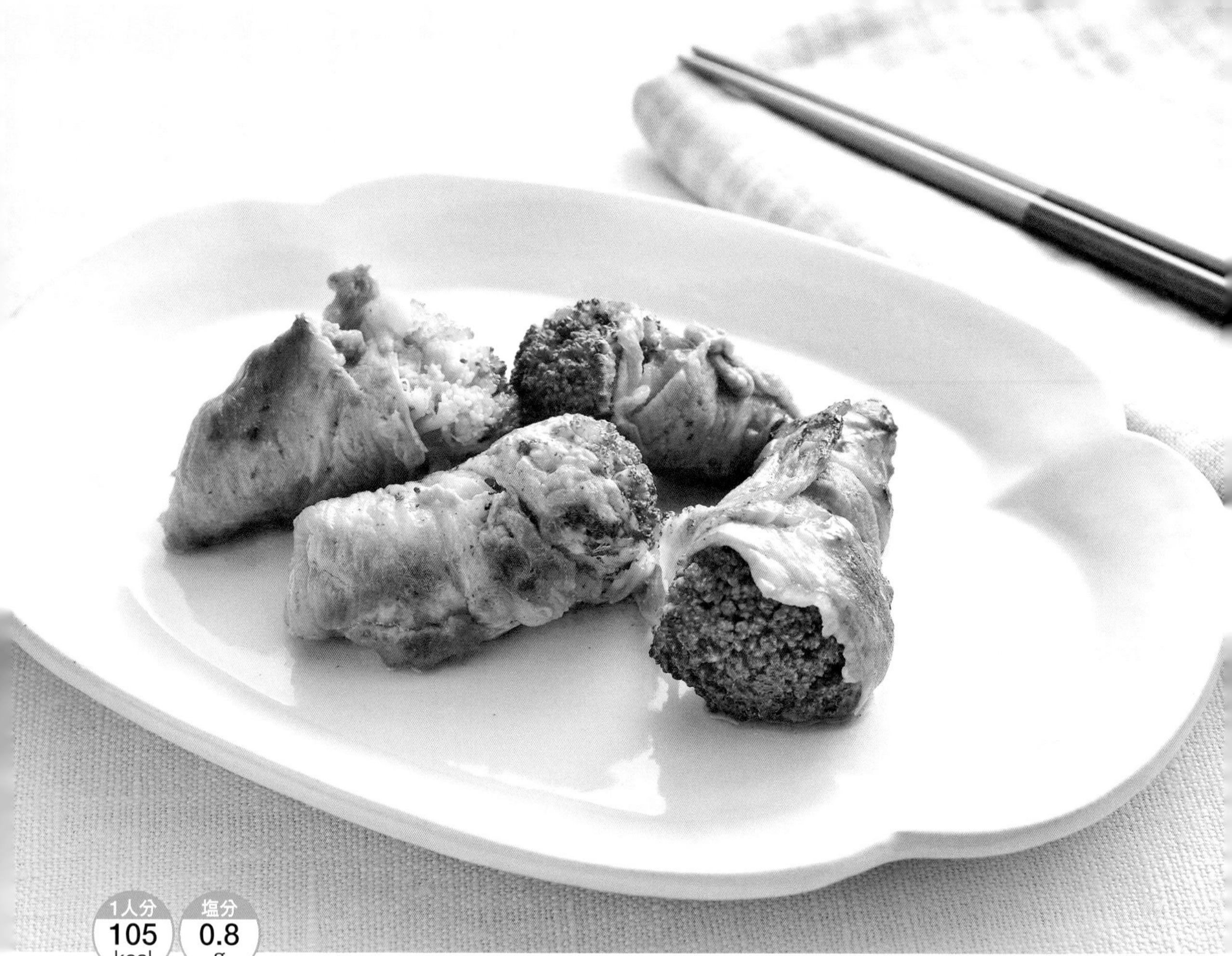

1人分 105 kcal　塩分 0.8 g

梅肉でさっぱりと

ブロッコリーの梅豚巻き

おすすめの副菜
白菜と桜えびのミルク煮 ➡p.120
長いもの落とし焼き ➡p.123

材料（1人分）

豚薄切り肉（しゃぶしゃぶ用）…… 4枚
ブロッコリー …… 2房（40g）
塩 …… 少々
梅肉（梅干しの果肉をたたいたもの）…… 大さじ1/2
サラダ油 …… 小さじ1/2

作り方

1 ブロッコリーはひと口大の4等分に切る。鍋に湯を沸かして塩を入れ、ブロッコリーをやわらかくゆでてざるに上げ、水気をきる。

2 豚肉に梅肉を等分に塗り、1を1切れずつのせて巻く。

3 フライパンにサラダ油を中火で熱し、2の巻き終わりを下にして焼く。焼き色がついたら裏返し、ふたをしてときどき上下を返しながら弱火で2～3分蒸し焼きにする。

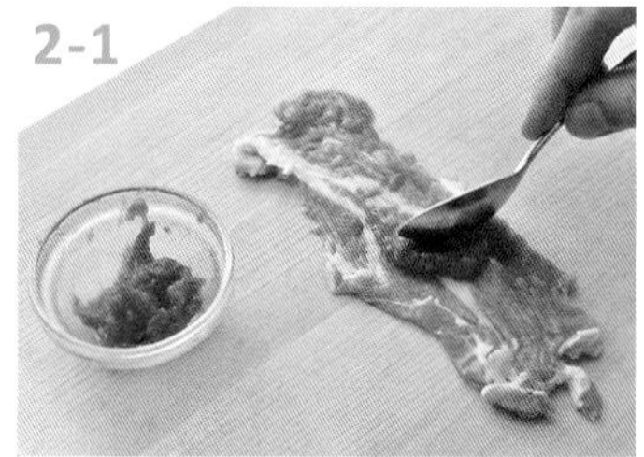
2-1

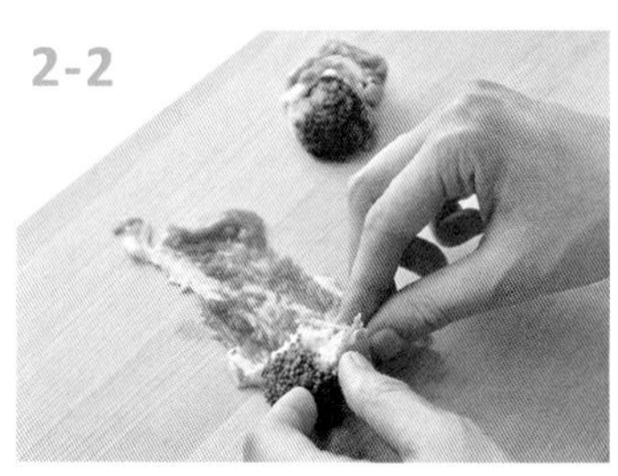
2-2

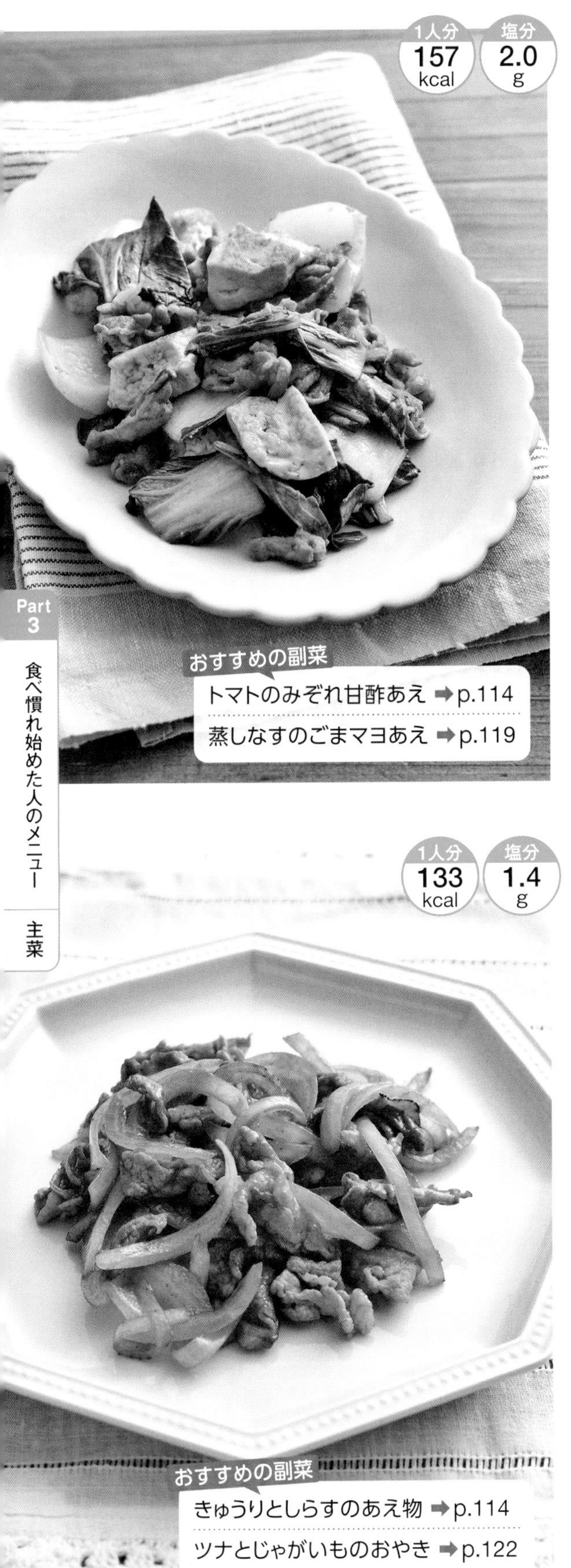
1人分
157
kcal
塩分
2.0
g
おすすめの副菜
トマトのみぞれ甘酢あえ ➡p.114
蒸しなすのごまマヨあえ ➡p.119
1人分
133
kcal
塩分
1.4
g
おすすめの副菜
きゅうりとしらすのあえ物 ➡p.114
ツナとじゃがいものおやき ➡p.122

たんぱく質&ビタミン豊富な一品

豚肉とチンゲン菜のチャンプルー

材料（1人分）

豚こま切れ肉 …… 40g
塩 …… 少々
木綿豆腐 …… 1/6丁（50g）
チンゲン菜 …… 2枚（80g）
サラダ油 …… 小さじ1
A 酒・しょうゆ …… 各小さじ1
　塩 …… 少々

作り方

1 豚肉は、ひと口大に切って塩をふる。豆腐はペーパータオルで包んで耐熱皿にのせ、ラップをかけずに電子レンジ（600W）で1分ほど加熱して水きりをする。チンゲン菜は3㎝長さに切る。

2 フライパンにサラダ油を中火で熱し、豆腐をひと口大にちぎりながら加えて焼き、豚肉を加えて炒め、取り出す。

3 2のフライパンを再び中火で熱し、チンゲン菜を炒める。しんなりとしたら2を戻し入れ、Aを加えてさっと炒め合わせる。

ソースを加えて味に奥行きを

豚肉と玉ねぎのケチャップ炒め

材料（1人分）

豚こま切れ肉 …… 50g
塩 …… 少々
玉ねぎ …… 1/4個（50g）
サラダ油 …… 小さじ1/2
A トマトケチャップ …… 小さじ1
　中濃ソース・酒 …… 各小さじ1/2
　塩 …… 少々

作り方

1 豚肉は、大きいものはひと口大に切って塩をふる。玉ねぎは5㎜厚さに切る。

2 フライパンにサラダ油を中火で熱し、1を炒める。豚肉の色が変わり、玉ねぎがしんなりとしたらAを加え、さっと炒め合わせる。

しっかり味のおかず

豚肉とキャベツのみそ炒め

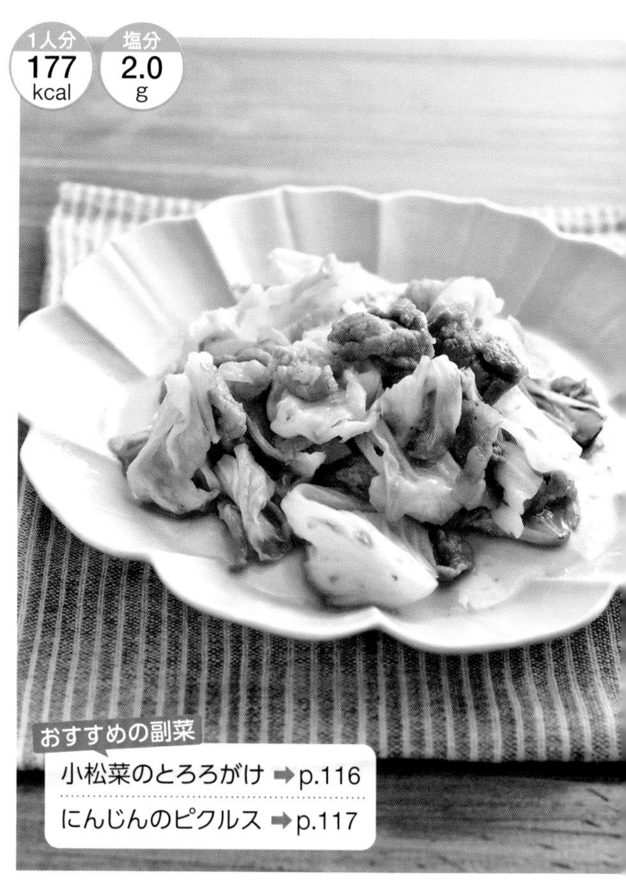

1人分 177 kcal　塩分 2.0 g

材料（1人分）

豚こま切れ肉……50g
塩……少々
キャベツ……約2枚（80g）
A［みそ……小さじ2
　 砂糖・酒……各小さじ1］
サラダ油……小さじ1

作り方

1 豚肉は、大きいものはひと口大に切って塩をふる。キャベツは3〜4㎝四方に切る。Aは混ぜ合わせる。

2 フライパンにサラダ油を中火で熱し、豚肉を炒める。色が変わったらキャベツを加えてさっと炒め合わせ、しんなりとしたらAを加えてからめる。

おすすめの副菜

小松菜のとろろがけ ➡p.116
にんじんのピクルス ➡p.117

片栗粉をもみ込むことで豚肉がしっとり

豚肉と白菜の塩炒め

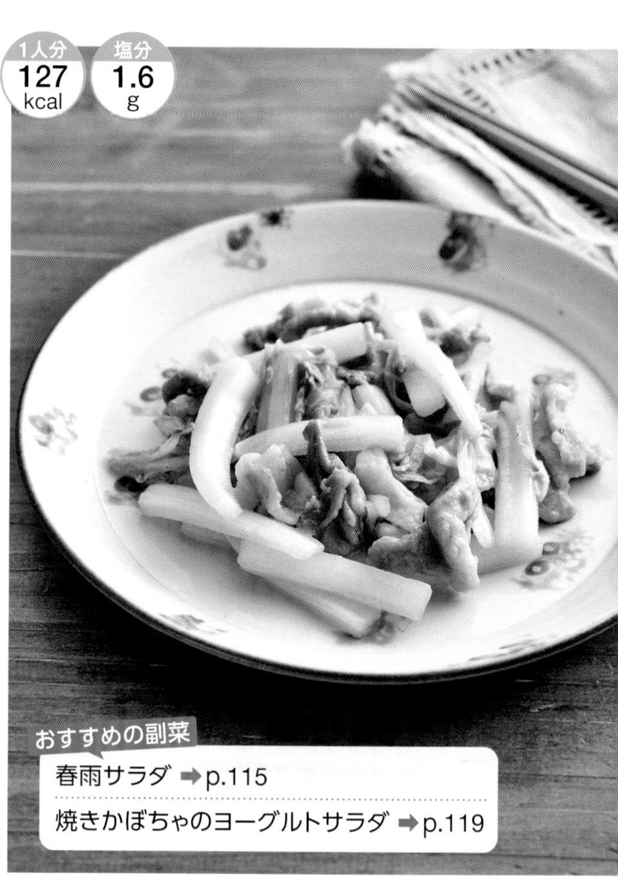

1人分 127 kcal　塩分 1.6 g

材料（1人分）

豚こま切れ肉……50g
A［酒……小さじ1/2
　 片栗粉……小さじ1/4
　 塩……少々］
白菜……1枚（80g）
ごま油……小さじ1/2
B［酒……小さじ1
　 鶏ガラスープの素・しょうゆ……各小さじ1/4
　 塩……少々］

作り方

1 豚肉は、大きいものはひと口大に切ってAをもみ込む。白菜は細切りにする。

2 フライパンにごま油を中火で熱し、白菜を炒める。全体に油が回ったらふたをし、ときどき混ぜながら弱火で2分ほど蒸し焼きにする。やわらかくなったら、豚肉を加えて炒める。色が変わったらBを加え、全体にさっとからめる。

おすすめの副菜

春雨サラダ ➡p.115
焼きかぼちゃのヨーグルトサラダ ➡p.119

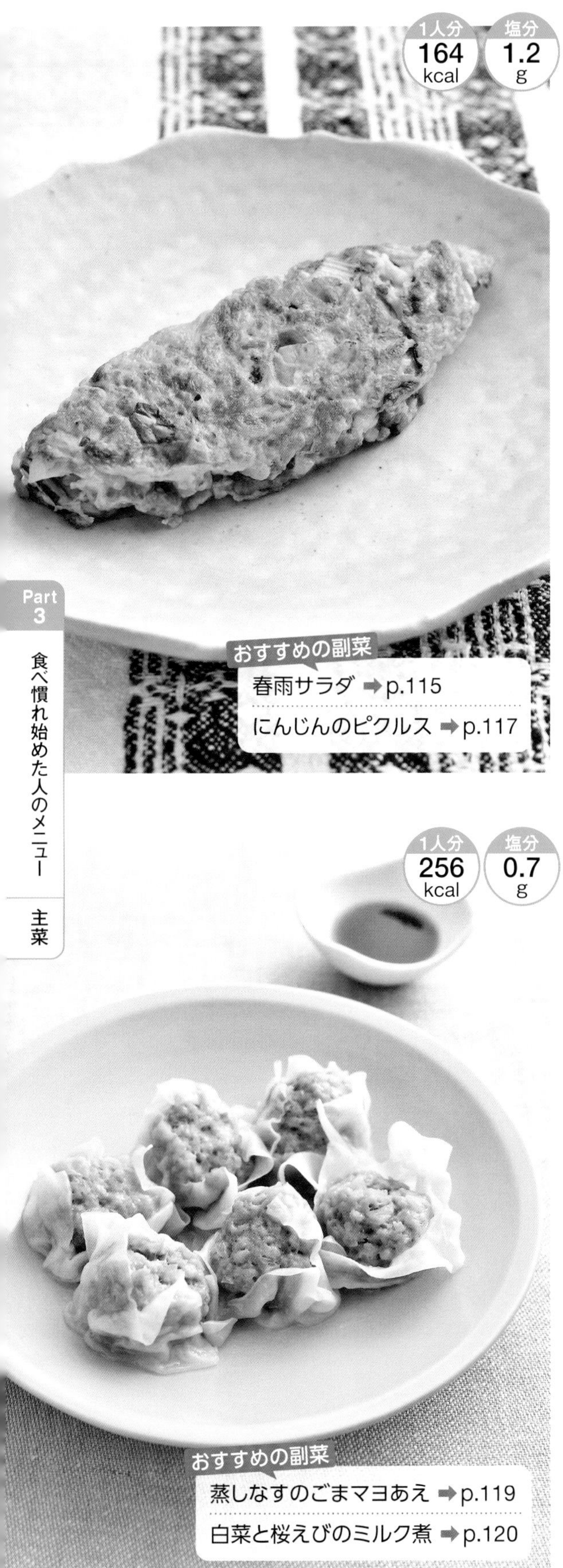
1人分
164
kcal
塩分
1.2
g
おすすめの副菜
春雨サラダ ➡p.115
にんじんのピクルス ➡p.117
1人分
256
kcal
塩分
0.7
g
おすすめの副菜
蒸しなすのごまマヨあえ ➡p.119
白菜と桜えびのミルク煮 ➡p.120

消化しにくいもやしは細かく切って

ひき肉ともやしの中華風オムレツ

材料（1人分）

豚ひき肉 …… 20g
もやし …… 15g
チンゲン菜 …… 小1/2枚（15g）
卵 …… 1個
A しょうゆ・酒 …… 各小さじ1/2
サラダ油 …… 小さじ1
塩 …… 少々

作り方

1 もやしはひげを取って粗いみじん切りにする。チンゲン菜は1㎝四方に切る。

2 ボウルに卵を溶きほぐし、Aを加えて混ぜる。

3 フライパンにサラダ油を中火で熱し、ひき肉を炒める。色が変わったら1を加えて炒め合わせ、塩をふる。野菜がしんなりしたら2を入れて大きく混ぜ、卵が半熟状になったらフライパンの奥に寄せながらオムレツの形にととのえる。

1人分が簡単に作れる

レンジしゅうまい

材料（1人分）

A
豚ひき肉 …… 80g
玉ねぎ（みじん切り） …… 大さじ2
片栗粉・酒 …… 各小さじ1
しょうゆ・ごま油 …… 各小さじ1/4

しゅうまいの皮 …… 6枚
水 …… 大さじ2
B 酢・しょうゆ …… 各適量

作り方

1 ボウルにAを入れてよく練り混ぜる。

2 親指と人差し指で輪を作り、しゅうまいの皮をその上に1枚おいて 1の1/6量をのせる。包み込むように握って円柱状にし、スプーンの背などで表面をととのえる。残りも同様にする。

3 オーブン用シートを敷いた耐熱皿に2を並べ、水を回しかける。ラップをかけて電子レンジ（600W）で3～4分加熱し、全体に火が通ったら器に盛り、合わせたBを添える。

トマト入りのポン酢しょうゆでさっぱりと

はんぺんバーグ

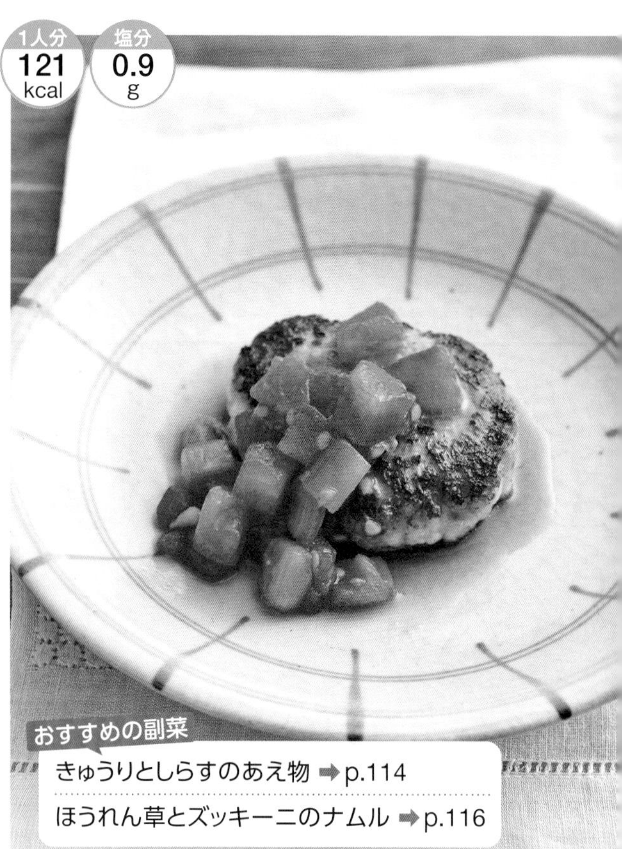
1人分
121
kcal
塩分
0.9
g

おすすめの副菜
きゅうりとしらすのあえ物 ➡p.114
ほうれん草とズッキーニのナムル ➡p.116

材料（1人分）

A
- 豚ひき肉 …… 30g
- はんぺん …… 1/4枚

トマト …… 1/4個（38g）
ポン酢しょうゆ …… 大さじ1/2
玉ねぎ（みじん切り）…… 大さじ1
サラダ油 …… 小さじ1/2

作り方

1 トマトは皮を湯むきして1㎝角に切る。ボウルに入れ、ポン酢しょうゆを加えて混ぜる。

2 別のボウルにAを入れてよく練り混ぜ、玉ねぎを加えてさっと混ぜ、小判形に成形する。

3 フライパンにサラダ油を中火で熱し、2を焼く。焼き色がついたら裏返してふたをし、弱火にして2～3分蒸し焼きにする。器に盛り、1をかける。

栄養価の高いレバーでスタミナを

レバーの香味焼き

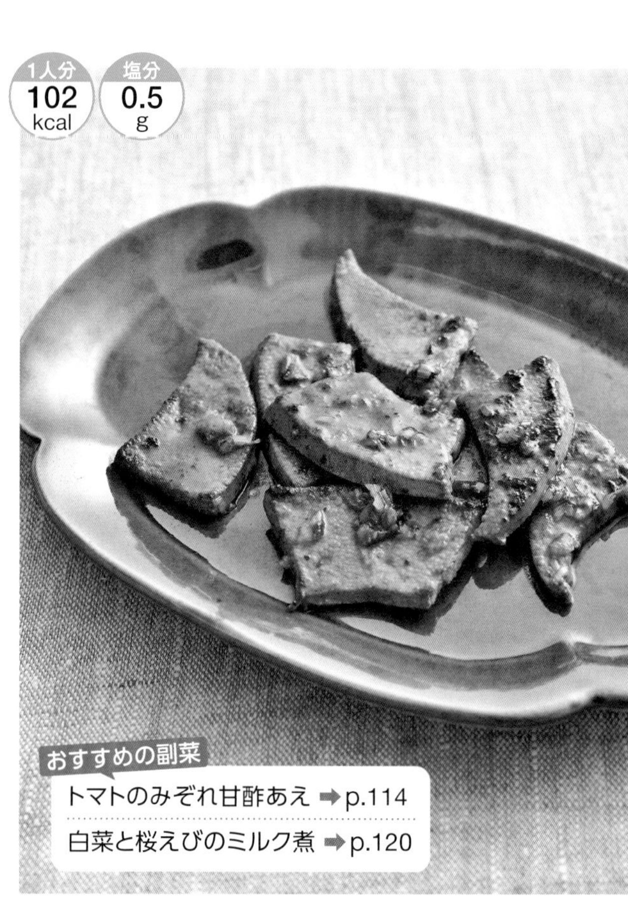
1人分
102
kcal
塩分
0.5
g

おすすめの副菜
トマトのみぞれ甘酢あえ ➡p.114
白菜と桜えびのミルク煮 ➡p.120

材料（1人分）

豚レバー …… 60g

A
- 酒 …… 小さじ1/2
- 片栗粉 …… 小さじ1/4
- しょうがの搾り汁 …… 少々

サラダ油 …… 小さじ1/2

B
- 長ねぎ（みじん切り）…… 大さじ1
- 酒・しょうゆ …… 各小さじ1/2

作り方

1 レバーは血の塊などを流水で洗って取り、半分に切って塩水（分量外）に10分ほどさらす。ペーパータオルで水気を拭き取り、Aをからめる。

2 フライパンにサラダ油を中火で熱し、1を焼く。焼き色がついたら裏返し、全体に火が通ったらBを加え、さっとからめる。

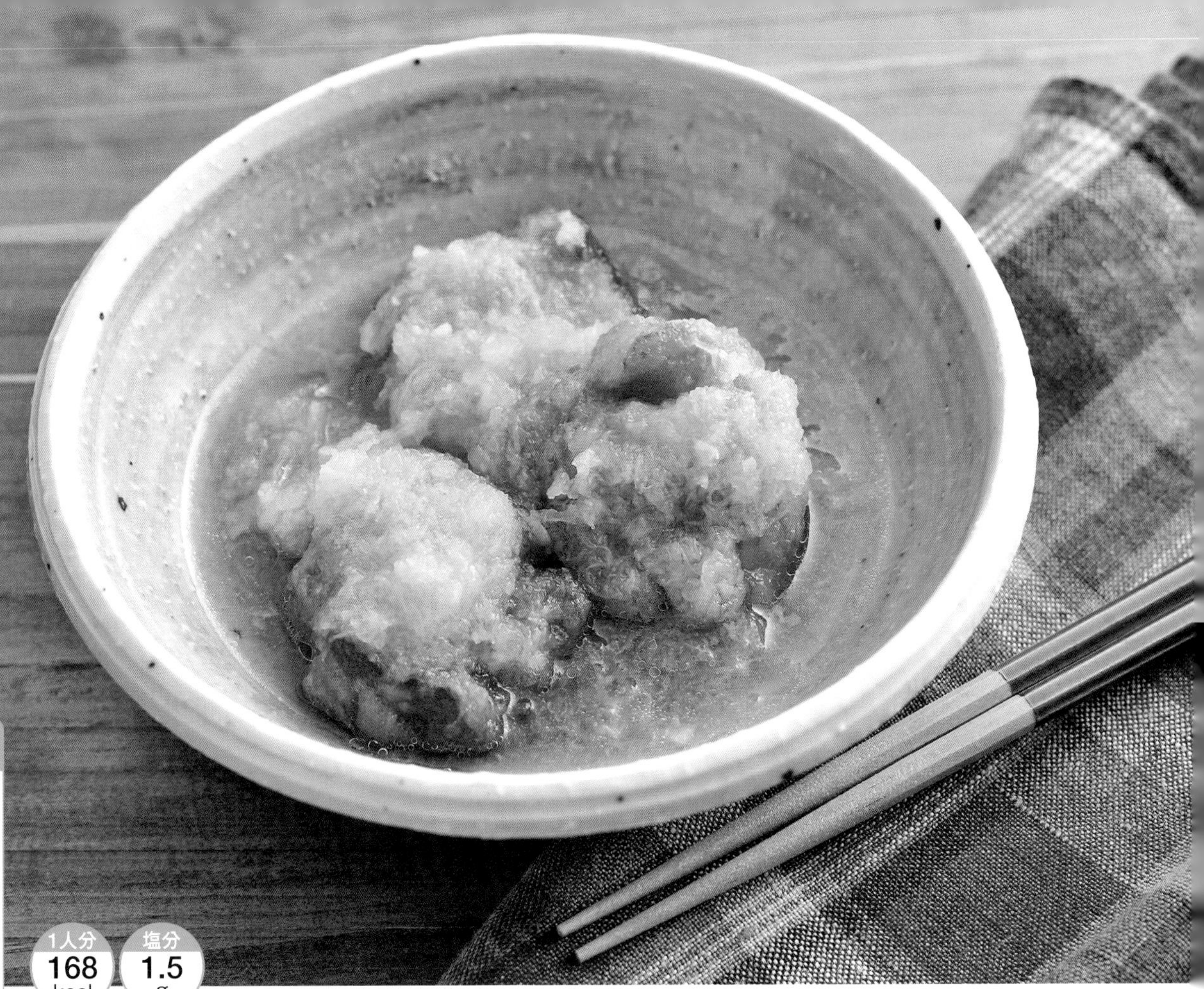

Part 3 食べ慣れ始めた人のメニュー 主菜

1人分 168 kcal 塩分 1.5 g

しっとりとして食べやすい

から揚げのみぞれ煮

材料（1人分）

鶏もも肉（皮なし）…… 80g

A
- しょうゆ・酒 …… 各小さじ2/3
- しょうがの搾り汁 …… 少々

片栗粉・揚げ油 …… 各適量

B
- だし汁 …… 1/3カップ
- しょうゆ・みりん …… 各小さじ1/3
- 塩 …… 少々

大根おろし …… 40g

作り方

1 鶏肉はひと口大に切ってAをもみ込み、30分ほどおく。汁気を軽くきり、片栗粉をまぶす。

2 フライパンに揚げ油を入れて中温に熱し、1を3～4分揚げて油をきる。

3 鍋にBを入れて中火で煮立て、大根おろしと2を加えてさっと煮る。

おすすめの副菜

キャベツの赤じそあえ ➡p.118
ブロッコリーのおかかあえ ➡p.121

POINT

大根おろしで煮て
揚げ物の消化を助ける

から揚げなどの揚げ物は油分が多く消化も悪いですが、消化酵素のアミラーゼが含まれる大根おろしと一緒に煮ることで、消化が促されます。また、やわらかく食べやすくなるので、食べ慣れた頃の食事にはおすすめです。

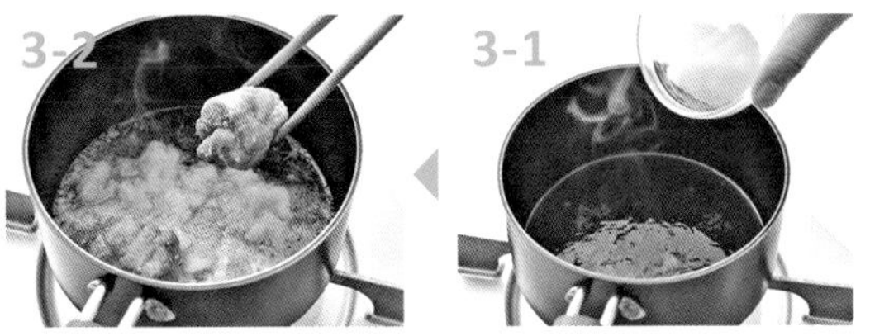

とろ〜りチーズがおいしい

鶏むね肉のピザ風

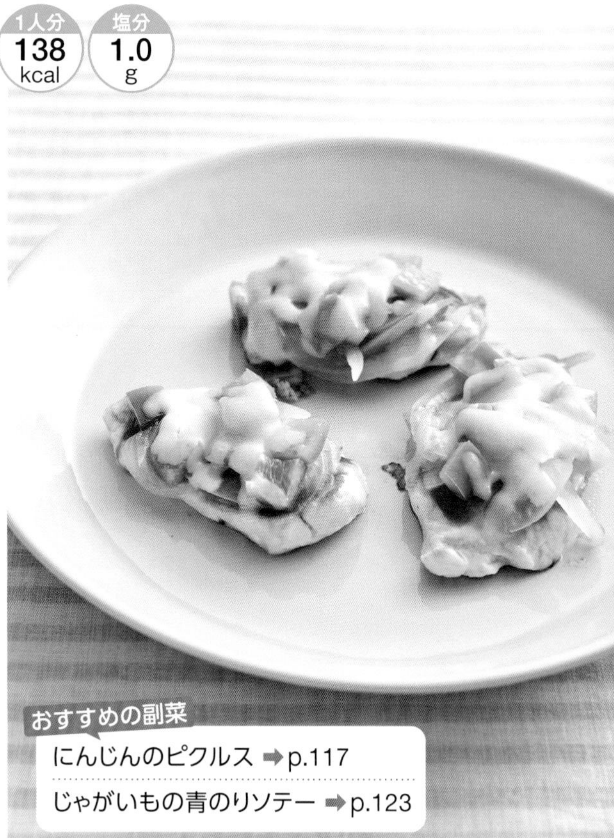
1人分
138
kcal
塩分
1.0
g
おすすめの副菜
にんじんのピクルス ➡p.117
じゃがいもの青のりソテー ➡p.123

材料（1人分）

鶏むね肉（皮なし）…… 60g
塩 …… 少々
玉ねぎ …… 1/10個（20g）
ピーマン …… 1/2個（18g）
オリーブ油 …… 小さじ1/2
トマトケチャップ …… 大さじ1/2
ピザ用チーズ …… 10g

作り方

1 鶏肉は薄切りにして塩をふる。

2 玉ねぎは薄切り、ピーマンは1㎝四方に切る。耐熱皿に玉ねぎとピーマンをのせ、ラップをかけて電子レンジ（600W）で30秒ほど加熱する。

3 フライパンにオリーブ油を中火で熱し、1を焼く。焼き色がついたら裏返し、トマトケチャップを塗って2とチーズをのせ、ふたをして1～2分弱火で蒸し焼きにする。

ドレッシングは好みのものでOK

鶏むね肉とかぶのドレッシングマリネ

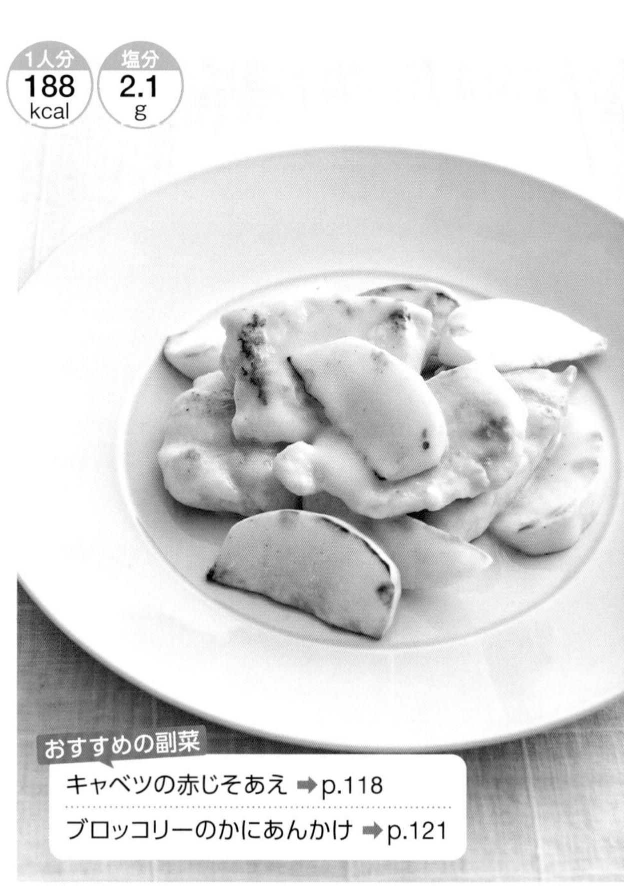
1人分
188
kcal
塩分
2.1
g
おすすめの副菜
キャベツの赤じそあえ ➡p.118
ブロッコリーのかにあんかけ ➡p.121

材料（1人分）

鶏むね肉（皮なし）…… 60g
塩 …… 少々
小麦粉 …… 適量
かぶ …… 1個（80g）
オリーブ油 …… 小さじ1/2
フレンチドレッシング …… 大さじ1と1/2

作り方

1 鶏肉はひと口大のそぎ切りにして塩をふり、小麦粉をまぶす。かぶは皮をむいて1㎝厚さのくし形切りにする。

2 フライパンにオリーブ油を中火で熱し、1を焼く。焼き色がついたら裏返し、全体に火を通す。

3 ボウルに2を入れ、フレンチドレッシングを加えてあえる。

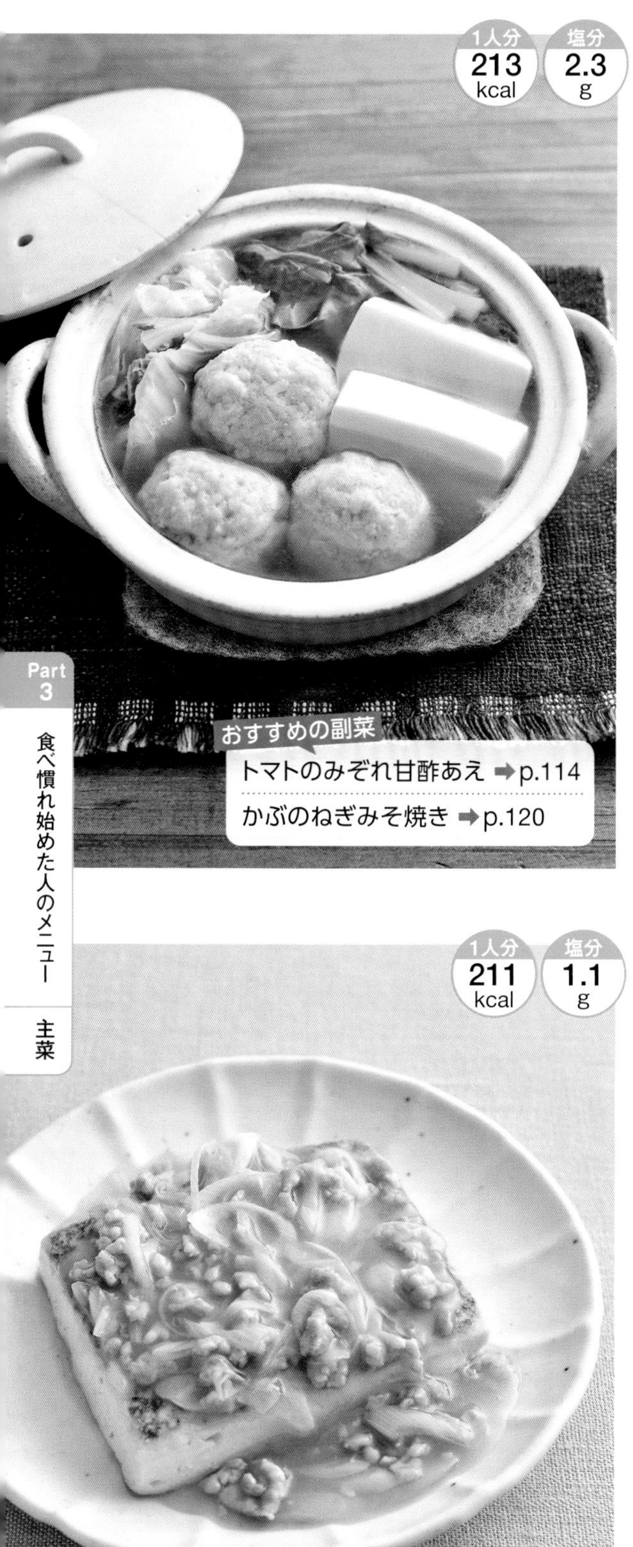

1人分 213 kcal　塩分 2.3 g

素材のうま味がしみ出たスープも美味

鶏団子と豆腐の鍋仕立て

材料（1人分）

A
- 鶏ひき肉 …… 60g
- 卵 …… 大さじ1
- 長ねぎ（みじん切り） …… 大さじ1
- 片栗粉 …… 小さじ2
- 塩 …… 少々

絹ごし豆腐 …… 1/6丁（50g）
白菜 …… 1/2枚（50g）
小松菜 …… 大1株（30g）

B
- だし汁 …… 1と1/2カップ
- しょうゆ・みりん …… 各小さじ1
- 塩 …… 少々

作り方

1 ボウルにAを入れてよく練り混ぜ、3等分にして丸める。

2 豆腐は食べやすい大きさに切る。白菜はひと口大のそぎ切りにする。小松菜は3～4㎝長さに切る。

3 鍋にBを入れて中火で煮立て、1と2を加えて全体に火が通るまで8～10分煮る。

おすすめの副菜

トマトのみぞれ甘酢あえ ➡p.114
かぶのねぎみそ焼き ➡p.120

1人分 211 kcal　塩分 1.1 g

そぼろにとろみをつけて

豆腐ステーキそぼろあん

材料（1人分）

鶏ひき肉 …… 40g
木綿豆腐 …… 1/3丁（100g）
長ねぎ …… 5㎝（20g）
サラダ油 …… 小さじ1

A
- だし汁 …… 1/2カップ
- 酒 …… 小さじ1
- しょうゆ・みりん …… 各小さじ1/2
- 塩 …… 少々

B
- 水 …… 小さじ2
- 片栗粉 …… 小さじ1

作り方

1 豆腐はペーパータオルで包んで10分ほどおき、水きりをする。長ねぎは斜め薄切りにする。

2 フライパンにサラダ油小さじ1/2を中火で熱し、豆腐を焼く。両面に焼き色がついたら器に盛る。

3 2のフライパンに残りのサラダ油をたして中火で熱し、ひき肉を炒める。色が変わったら長ねぎを加えて炒め合わせ、混ぜ合わせたAを加えてさっと煮る。溶いたBを加えて混ぜ、2にかける。

おすすめの副菜

小松菜のとろろがけ ➡p.116
キャベツとにんじんのコールスロー ➡p.118

副菜

野菜を中心としたおかずは、主菜と違う味や調理法のものを選んで、食事にメリハリがつくように心がけましょう。

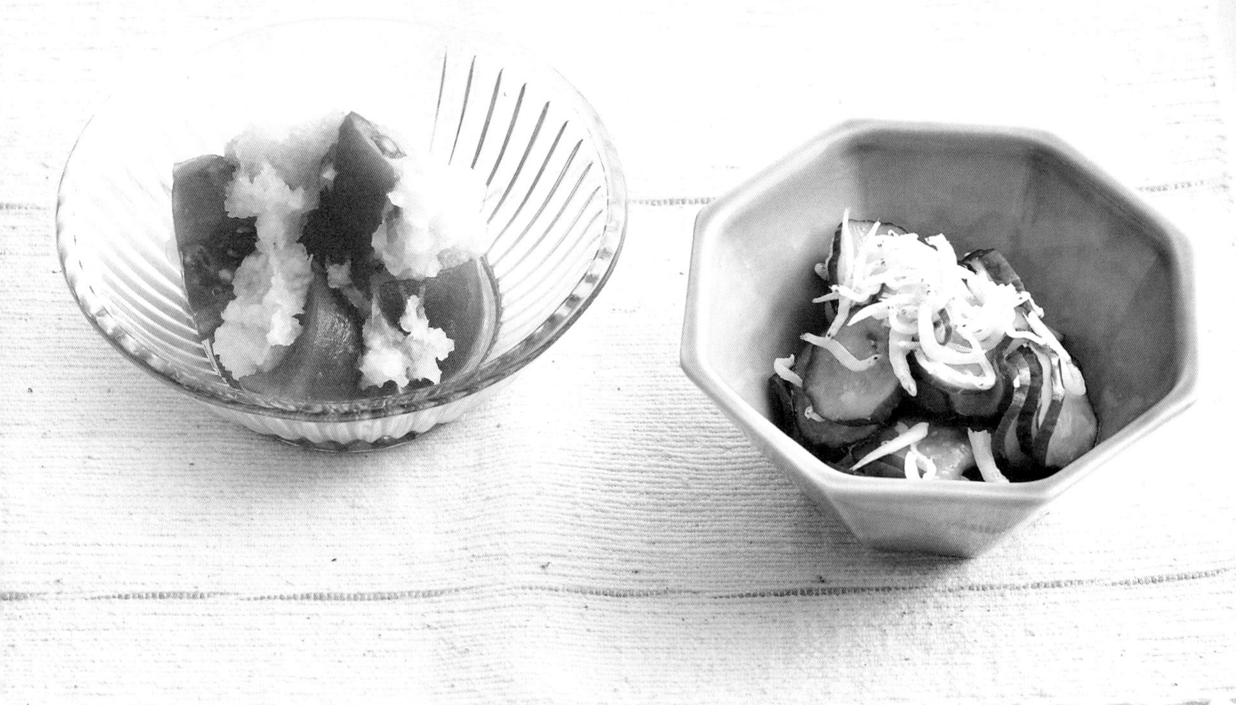

1人分 39 kcal　塩分 0.5 g

甘酢とトマトの酸味が相性ばっちり

トマトのみぞれ甘酢あえ

材料（1人分）

トマト …… 1/2個（75g）
大根おろし …… 50g
A
- 酢 …… 小さじ2
- 砂糖 …… 小さじ1
- 塩 …… 少々

作り方

1 トマトは皮を湯むきしてひと口大に切る。

2 大根おろしは汁気をきってボウルに入れ、Aを加えて混ぜる。1を加え、さっとあえる。

1人分 29 kcal　塩分 0.7 g

しらすを加えてカルシウムを補給

きゅうりとしらすのあえ物

材料（1人分）

きゅうり …… 1/2本（50g）
塩 …… 適量
A
- しらす干し …… 小さじ2
- ごま油 …… 小さじ1/2

作り方

1 きゅうりは薄い小口切りにして塩少々をまぶし、10分ほどおいてしんなりとしたら水気を絞る。

2 ボウルに1とAを入れてあえる。味をみて、塩少々でととのえる。

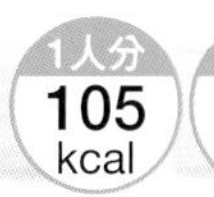

消化のいい春雨で中華風の副菜に

春雨サラダ

1人分 105 kcal　**塩分** 1.6 g

材料（1人分）

春雨 …… 15g
きゅうり …… 4㎝（20g）
塩 …… 少々
パプリカ（黄）…… 20g

A
ごま油・しょうゆ・酢 …… 各小さじ1
砂糖 …… 小さじ1/4
塩 …… 少々

作り方

1 春雨はキッチンばさみで食べやすい長さに切る。きゅうりは細切りにして塩をまぶし、10分ほどおいてしんなりとしたら水気を絞る。パプリカは湯むきして細切りにする。Aは混ぜ合わせる。

2 2つの鍋で湯を沸かし、春雨を2分、パプリカを1分ほどゆでて、それぞれざるに上げ、水気をきる。

3 ボウルに2、きゅうり、Aを入れて混ぜる。

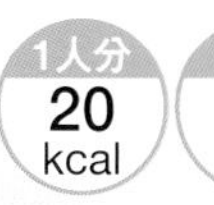

作りおきにもおすすめ

ミニトマトのおひたし

1人分 20 kcal　**塩分** 0.8 g

材料（1人分）

ミニトマト …… 6個

A
だし汁 …… 1/4カップ
しょうゆ …… 小さじ1/4
塩 …… 少々

作り方

1 ミニトマトは皮を湯むきする。

2 ボウルにAを入れて混ぜ、1を加えて20分ほど漬ける。

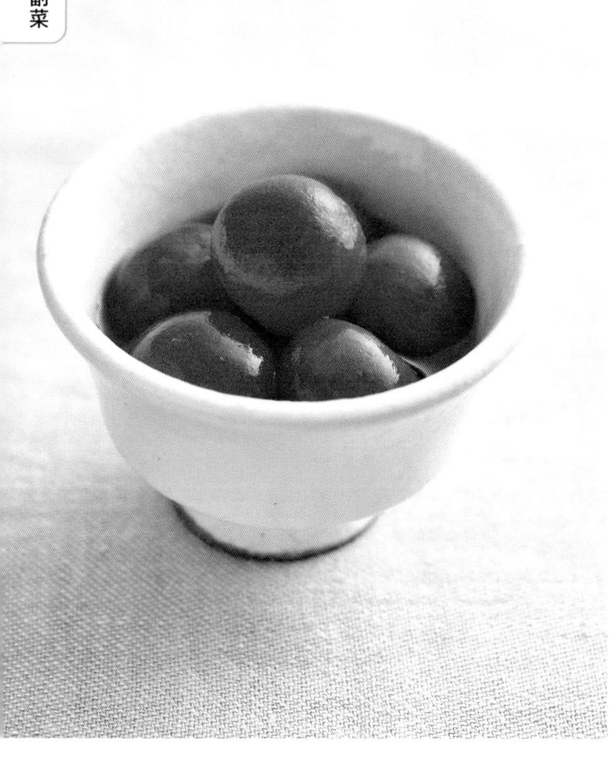

POINT

トマトの赤い色素リコピンには、β-カロテンよりも強力な抗酸化作用があり、老化を促進する活性酸素の働きを抑えてくれます。

ごま油+塩であえるだけ

ほうれん草とズッキーニのナムル

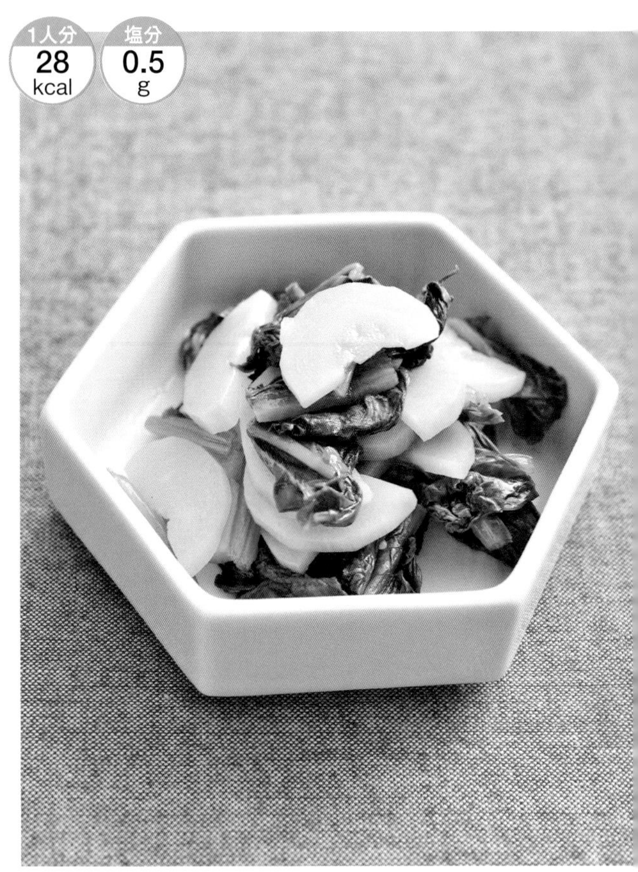

1人分
28
kcal
塩分
0.5
g

材料（1人分）

ほうれん草 …… 1株（30g）
ズッキーニ …… 1/6本（30g）
A ごま油 …… 小さじ1/2
　塩 …… 少々

作り方

1 鍋に湯を沸かし、ほうれん草をやわらかくゆでて冷水に取って冷まし、水気を絞って3㎝長さに切る。

2 ズッキーニは皮をむいて薄い半月切りにする。鍋に湯を沸かし、ズッキーニをやわらかくゆでてざるに上げ、水気をきる。

3 ボウルに1、2、Aを入れてあえる。

とろろと梅肉でさっぱりと

小松菜のとろろがけ

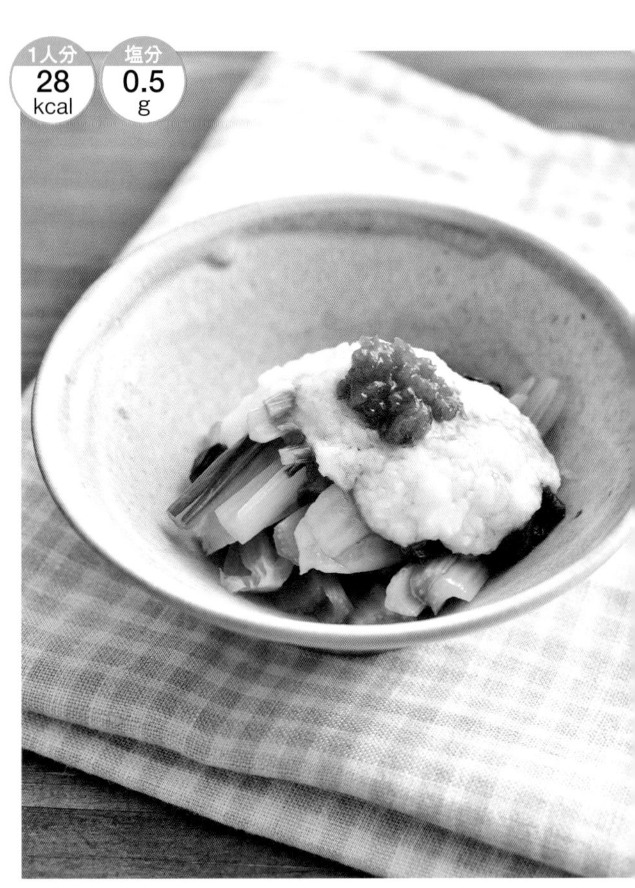

1人分
28
kcal
塩分
0.5
g

材料（1人分）

小松菜 …… 大1株（30g）
長いも …… 30g
梅肉（梅干しの果肉をたたいたもの） …… 少々
ポン酢しょうゆ …… 小さじ1

作り方

1 鍋に湯を沸かし、小松菜をやわらかくゆでて冷水に取って冷まし、水気を絞って3㎝長さに切る。長いもは皮をむいてすりおろす。

2 器に小松菜を盛って長いもをかけ、梅肉をのせてポン酢しょうゆをかける。

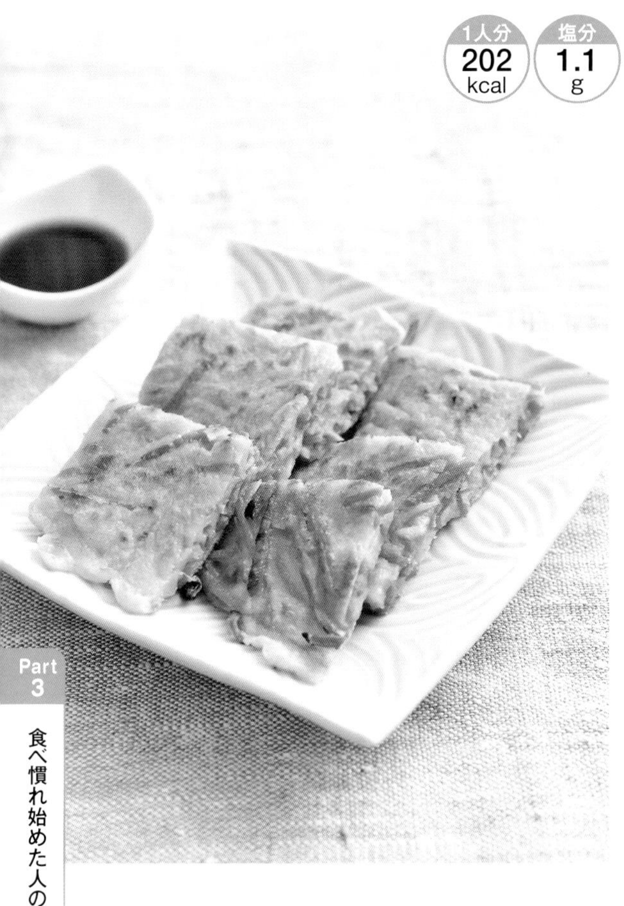

1人分 202kcal　塩分 1.1g

カリッと焼いて香ばしく

ツナとにんじんのチヂミ

材料（1人分）

ツナ缶（水煮）……1/3缶（23g）
にんじん……3㎝（30g）
A 水……40㎖
A 卵……1/3個
B 小麦粉……大さじ2と1/2
B 片栗粉……10g
B 塩……少々
ごま油……小さじ1
ポン酢しょうゆ……適量

作り方

1 ツナ缶は缶汁を軽くきる。にんじんは皮をむいて千切りにする。

2 ボウルにAを入れて混ぜ、Bを加えて混ぜる。なめらかになったらツナとにんじんを加え、さっと混ぜる。

3 フライパンにごま油を中火で熱し、2を丸く流し入れて2～3分焼く。焼き色がついたら裏返し、さらに2～3分焼く。食べやすい大きさに切って器に盛り、ポン酢しょうゆを添える。

1人分 36kcal　塩分 0.6g

ほどよい酸味で箸休めに最適

にんじんのピクルス

材料（1人分）

にんじん……4㎝（40g）
A 水……1/4カップ
A 酢……大さじ2
A 砂糖……大さじ1
A 塩……小さじ1/4
A ローリエ……1枚

作り方

1 にんじんは皮をむいて7～8㎜厚さの半月切りにする。鍋に湯を沸かし、にんじんをやわらかくゆでてざるに上げ、水気をきる。

2 耐熱ボウルにAを入れて混ぜ、ラップをかけて電子レンジ（600W）で1～2分加熱する。1を加え、粗熱が取れるまでそのまま漬ける。

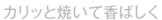

水気をよくきって味をなじませて

キャベツとにんじんのコールスロー

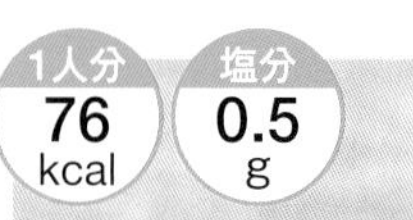

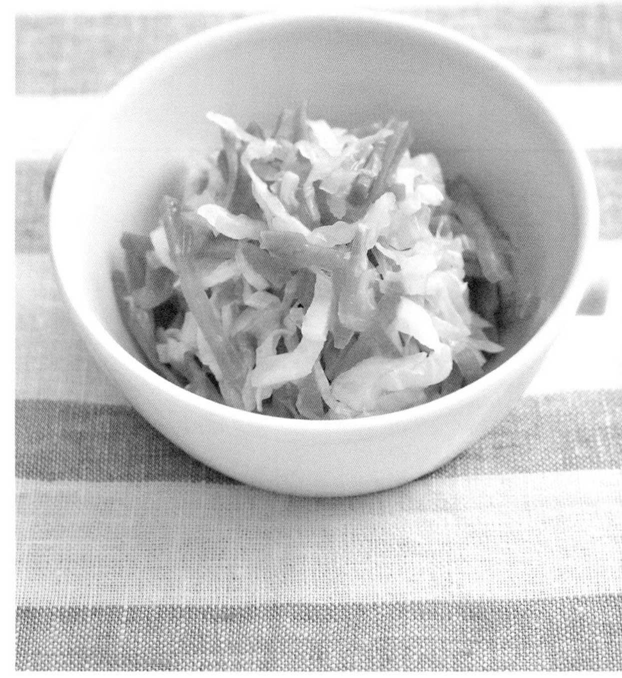

材料（1人分）

キャベツ …… 1枚（50g）
にんじん …… 2㎝（20g）

A
- オリーブ油 …… 大さじ1/2
- 酢 …… 小さじ1
- 砂糖・塩 …… 各少々

作り方

1 キャベツは千切りに、にんじんは皮をむいて千切りにする。耐熱ボウルにキャベツとにんじんを入れ、ラップをかけて電子レンジ（600W）で2分30秒ほど加熱し、しんなりとしたら水気をきる。

2 ボウルにAを入れて混ぜ、1を加えてあえる。

ふりかけを使うから味つけがラク

キャベツの赤じそあえ

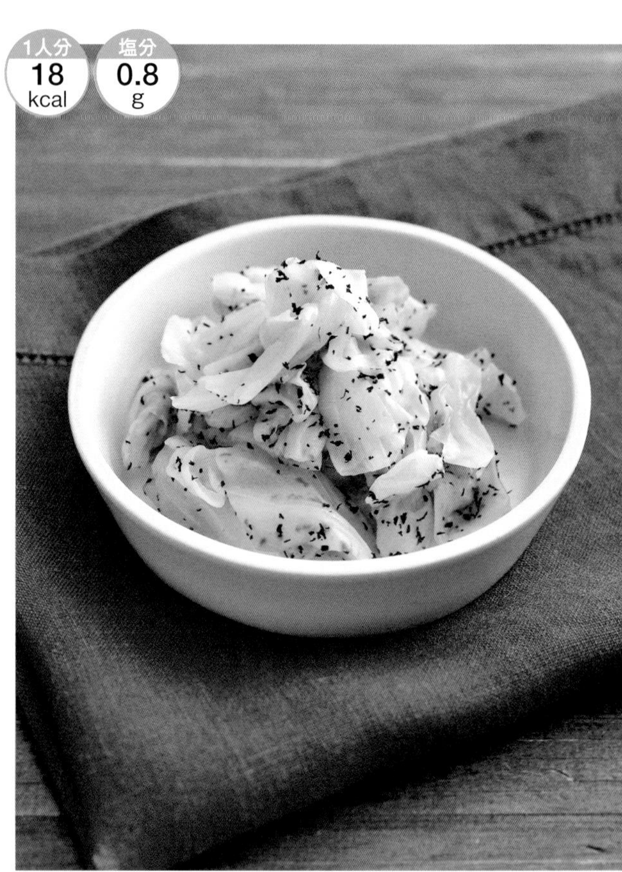

材料（1人分）

キャベツ …… 小2枚（80g）

A
- 赤じそふりかけ …… 小さじ1/4
- 塩 …… 少々

作り方

1 キャベツは3㎝四方に切る。鍋に湯を沸かし、キャベツをやわらかくなるまでゆで、ざるに上げ、水気をきる。

2 ボウルに1とAを入れてあえる。

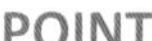

キャベツの代わりに白菜やカリフラワーを使用しても、しその香りと合います。

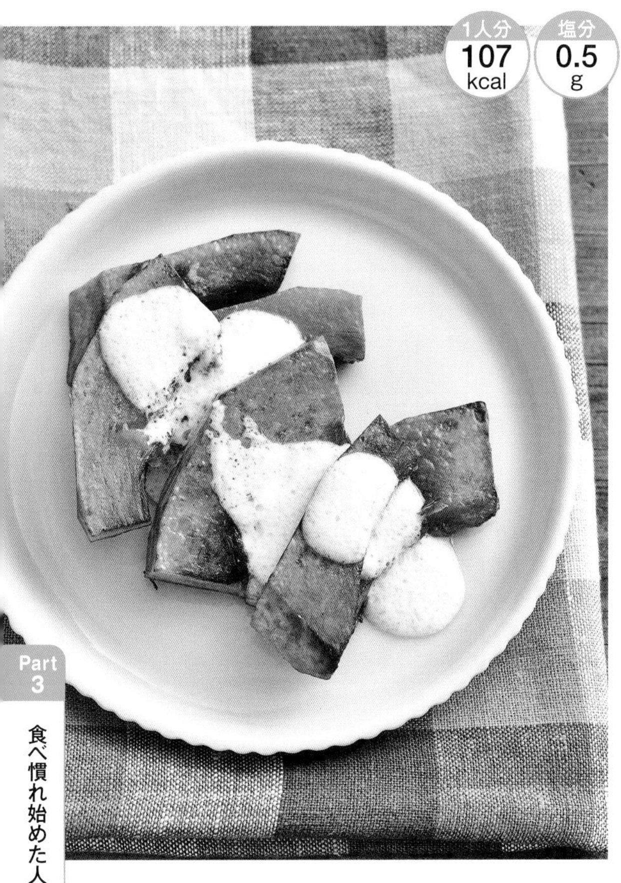

さわやかなヨーグルトソースで

焼きかぼちゃのヨーグルトサラダ

材料（1人分）

かぼちゃ …… 80g

A
- プレーンヨーグルト（無糖）…… 大さじ1
- オリーブ油 …… 小さじ1/2
- 塩 …… 少々

オリーブ油 …… 小さじ1/2

作り方

1 かぼちゃは皮をむいて1㎝厚さのひと口大に切る。Aは混ぜ合わせる。

2 フライパンにオリーブ油を中火で熱し、かぼちゃを焼く。焼き色がついたら裏返し、ふたをして弱火で2分ほど蒸し焼きにする。やわらかくなったら器に盛り、Aをかける。

1人分 85 kcal

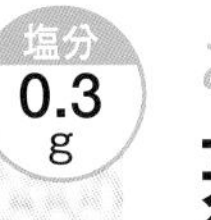

ごまの風味がなすにマッチ

蒸しなすのごまマヨあえ

材料（1人分）

なす …… 1本（100g）

A
- マヨネーズ …… 大さじ1/2
- 練りごま（白）…… 小さじ1/2
- しょうゆ …… 少々

作り方

1 なすは皮をむいて水にさらし、水気をきってラップで包む。耐熱皿にのせて電子レンジ（600W）で2分ほど加熱し、粗熱が取れたら縦半分に切ってから2㎝幅に切り、水気をきる。

2 ボウルにAを入れて混ぜ、1を加えてあえる。

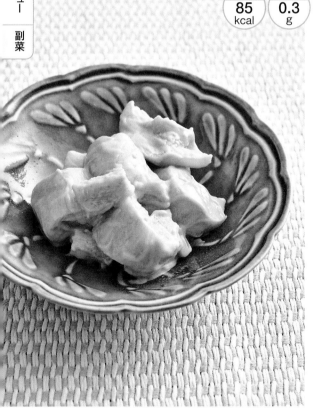

白菜をキャベツに代えてもおいしい

白菜と桜えびのミルク煮

1人分 61 kcal　塩分 1.2 g

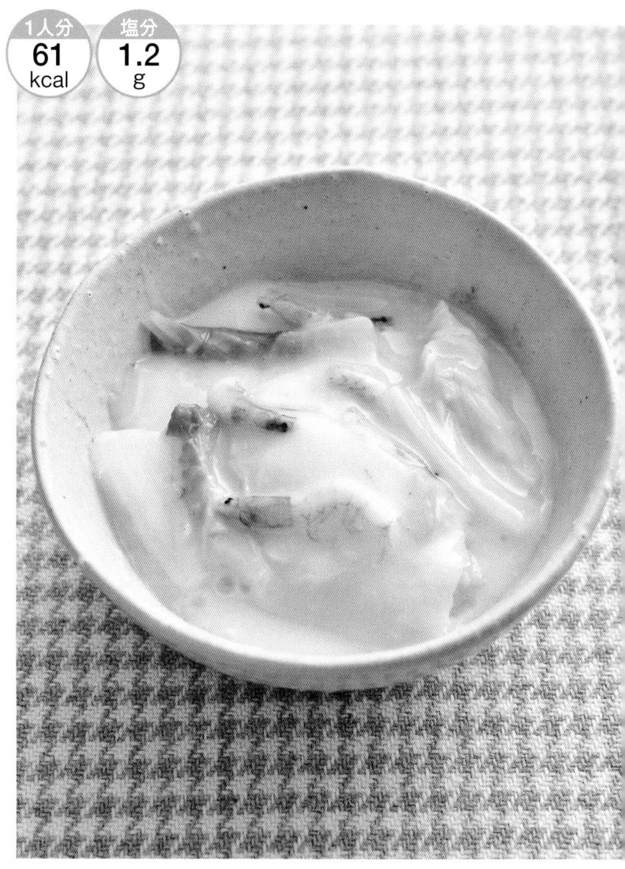

材料（1人分）

白菜……1枚（100g）

A
- 水……1/3カップ
- 牛乳……1/4カップ
- 鶏ガラスープの素……小さじ1/3
- 塩……少々

桜えび……大さじ1

B
- 水……小さじ2
- 片栗粉……小さじ1

作り方

1 白菜はひと口大のそぎ切りにする。

2 鍋にAと1を入れ、ふたをして中火で熱し、沸騰したら弱火で12分ほど煮る。白菜がやわらかくなったら桜えびを加えてさっと煮て、溶いたBを加えて混ぜ、とろみをつける。

香ばしく焼けたみその香りがたまらない

かぶのねぎみそ焼き

1人分 35 kcal　塩分 0.7 g

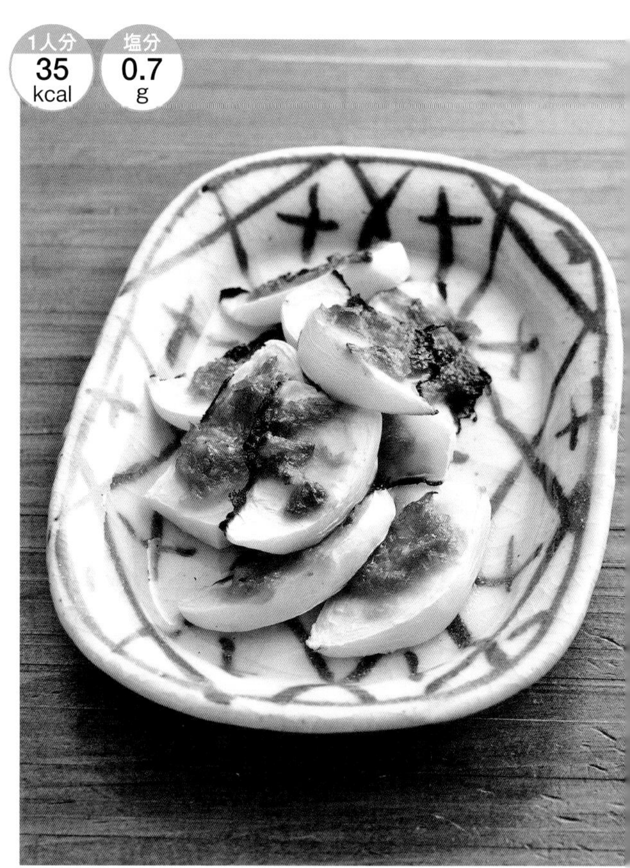

材料（1人分）

かぶ……1個（80g）

A
- 長ねぎ（みじん切り）……大さじ1
- みそ……小さじ1
- 砂糖・水……各小さじ1/2

作り方

1 かぶは皮をむいて1㎝厚さのくし形切りにする。Aは混ぜ合わせる。

2 オーブントースターの天板にアルミホイルを敷き、かぶをのせてAをかける。オーブントースターで表面に薄く焼き色がつくまで4～5分焼く。

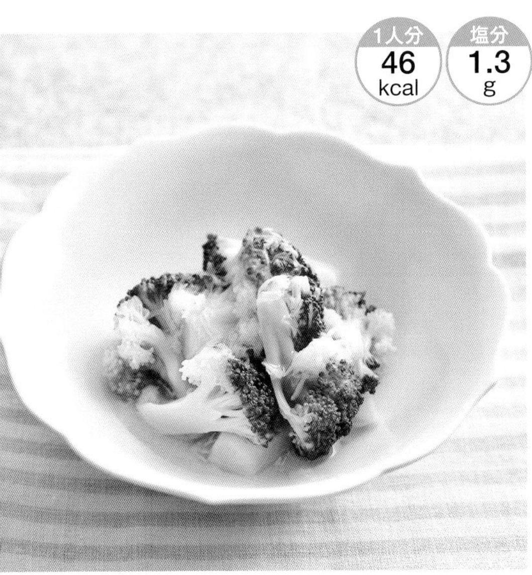

1人分 46 kcal　塩分 1.3 g

かにのうま味をあんで閉じ込めて

ブロッコリーのかにあんかけ

材料（1人分）

ブロッコリー
……2房（40g）

A
- 水……1/3カップ
- 鶏ガラスープの素……小さじ1/4
- 塩……少々

かに缶……1/2缶（28g）

B
- 水……小さじ2
- 片栗粉……小さじ1

作り方

1 ブロッコリーはひと口大に切る。鍋に湯を沸かし、ブロッコリーをやわらかくゆでてざるに上げ、水気をきる。

2 鍋にAを入れて中火で煮立て、かにを加えてさっと煮る。溶いたBを加えて混ぜ、とろみをつける。

3 器に1を盛り、2をかける。

削り節が香ばしく香る

ブロッコリーのおかかあえ

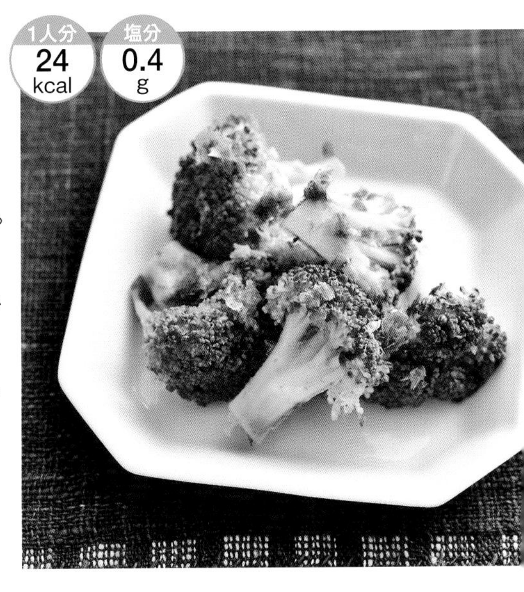

1人分 24 kcal　塩分 0.4 g

材料（1人分）

ブロッコリー
……大2房（50g）

A
- しょうゆ……小さじ1/2
- 削り節……小1/4袋（1g）

作り方

1 ブロッコリーはひと口大に切る。鍋に湯を沸かし、ブロッコリーをやわらかくゆでてざるに上げ、水気をきる。

2 ボウルに1とAを入れてあえる。

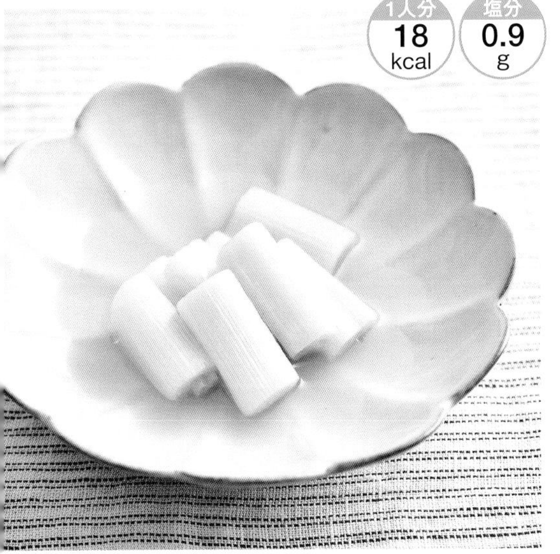

1人分 18 kcal　塩分 0.9 g

ゆっくりと煮た長ねぎは甘みが倍増

長ねぎのくたくた煮

材料（1人分）

長ねぎ……1/3本（33g）

A
- 水……1/2カップ
- 洋風スープの素……小さじ1/3
- 塩……少々

オリーブ油……少々

作り方

1 長ねぎは3㎝長さに切る。

2 鍋にAを入れて中火で煮立て、1を加えてふたをし、弱火で12～15分煮る。やわらかくなったら器に盛り、オリーブ油をかける。

もっちり食感！ おやつに食べてもOK

ツナとじゃがいものおやき

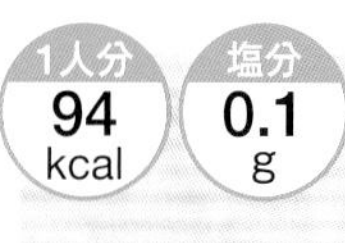
1人分
94
kcal
塩分
0.1
g

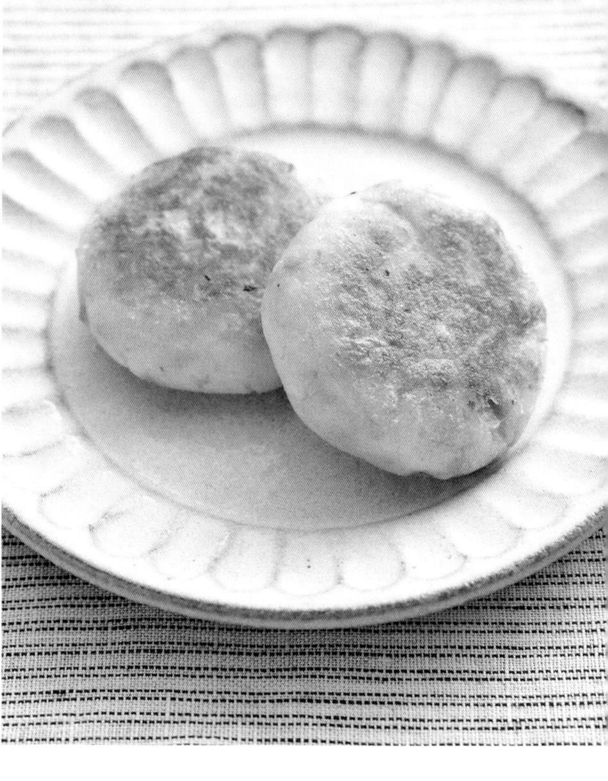

材料（1人分）

ツナ缶（水煮）……1/4缶（17g）
じゃがいも……1/2個（75g）
片栗粉……小さじ2
サラダ油……小さじ1/2

作り方

1 ツナ缶は缶汁を軽くきる。

2 じゃがいもは皮をむいてひと口大に切り、水にさらして水気をきる。鍋に入れ、かぶるくらいの水（分量外）を加えて中火で熱し、じゃがいもがやわらかくなるまでゆでてざるに上げ、水気をきる。ボウルに入れ、マッシャーなどでつぶす。

3 2に1と片栗粉を加えて混ぜ、2等分にして円盤状にまとめる。

4 フライパンにサラダ油を中火で熱し、3を焼く。焼き色がついたら裏返し、ふたをして3～4分弱火で蒸し焼きにする。

ねっとりとした食感がクセになる

里いものサラダ

1人分
111
kcal

塩分
1.2
g

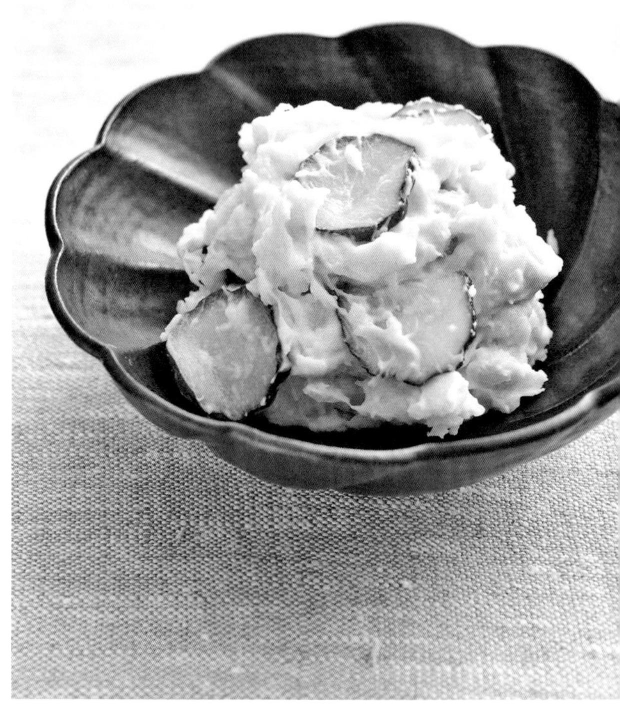

材料（1人分）

里いも……2個（80g）
きゅうり……3cm（15g）
塩……少々
A マヨネーズ……小さじ2
　塩……少々

作り方

1 里いもは皮をむいてひと口大に切り、鍋に入れる。かぶるくらいの水（分量外）を加えて中火で熱し、里いもがやわらかくなるまでゆでてざるに上げ、水気をきる。ボウルに入れ、マッシャーなどでつぶす。

2 きゅうりは薄い小口切りにして塩をまぶし、10分ほどおいてしんなりとしたら水気を絞る。

3 1に2とAを加えてあえる。

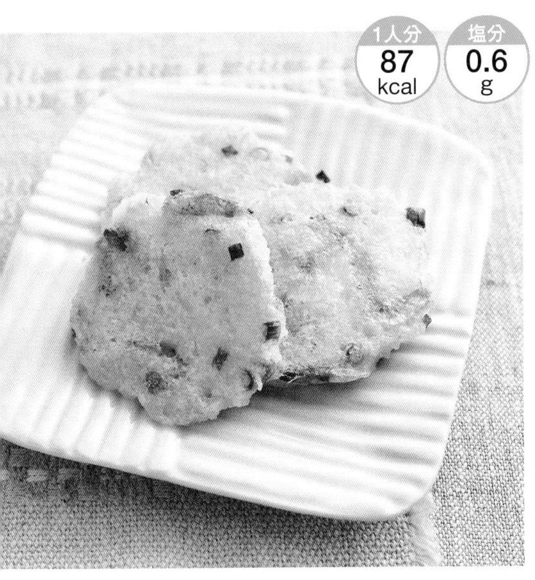

1人分 87 kcal 塩分 0.6 g

ふわっと軽い口当たり

長いもの落とし焼き

材料（1人分）

長いも …… 50g
小ねぎ …… 1本
A
- 桜えび …… 小さじ2
- 片栗粉 …… 大さじ1/2
- 塩 …… 少々

ごま油 …… 小さじ1

作り方

1 長いもは皮をむいてすりおろす。小ねぎは小口切りにする。

2 ボウルに1とAを入れてよく混ぜる。

3 フライパンにごま油を中火で熱し、2を1/3量ずつ落とし入れて焼く。焼き色がついたら裏返し、ふたをして1～2分弱火で蒸し焼きにする。

火を使わず、5分で完成

ザーサイと青じその冷ややっこ

1人分 64 kcal 塩分 1.1 g

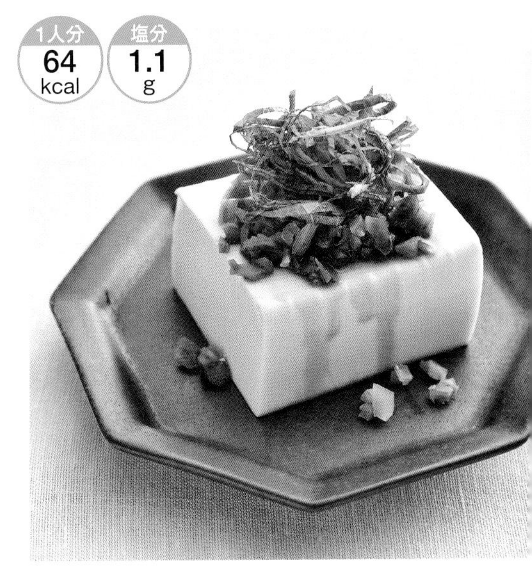

材料（1人分）

絹ごし豆腐 …… 1/3丁（100g）
青じそ …… 1枚
味つきザーサイ（みじん切り） …… 小さじ2
しょうゆ …… 適量

作り方

1 豆腐はペーパータオルで包んで水気を拭き取る。青じそはせん切りにする。

2 器に豆腐を盛ってザーサイと青じそをのせ、しょうゆをかける。

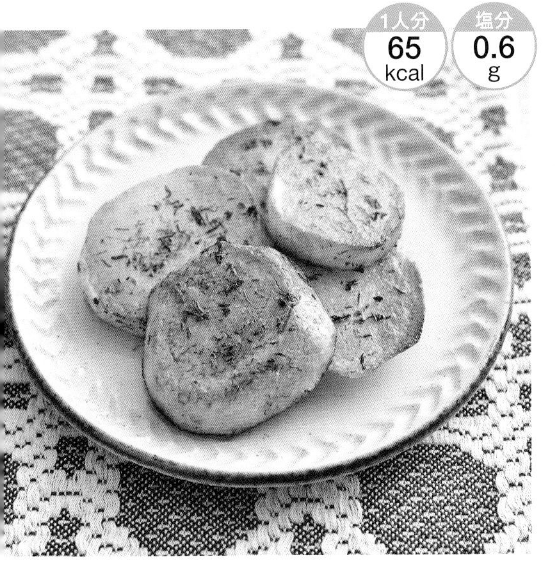

1人分 65 kcal 塩分 0.6 g

ホクホクしておいしい

じゃがいもの青のりソテー

材料（1人分）

じゃがいも …… 1/2個（75g）
ごま油 …… 小さじ1/2
A
- 青のり・塩 …… 各少々

作り方

1 じゃがいもは皮をむいて7～8㎜厚さの輪切りにして水にさらし、水気をきる。

2 フライパンにごま油を中火で熱し、1を焼く。焼き色がついたら裏返し、火が通ったらAを加えてからめる。

汁物

汁物は、主菜と副菜で不足している栄養素を補える具材をとり入れて、献立全体の栄養バランスをとるようにしましょう。

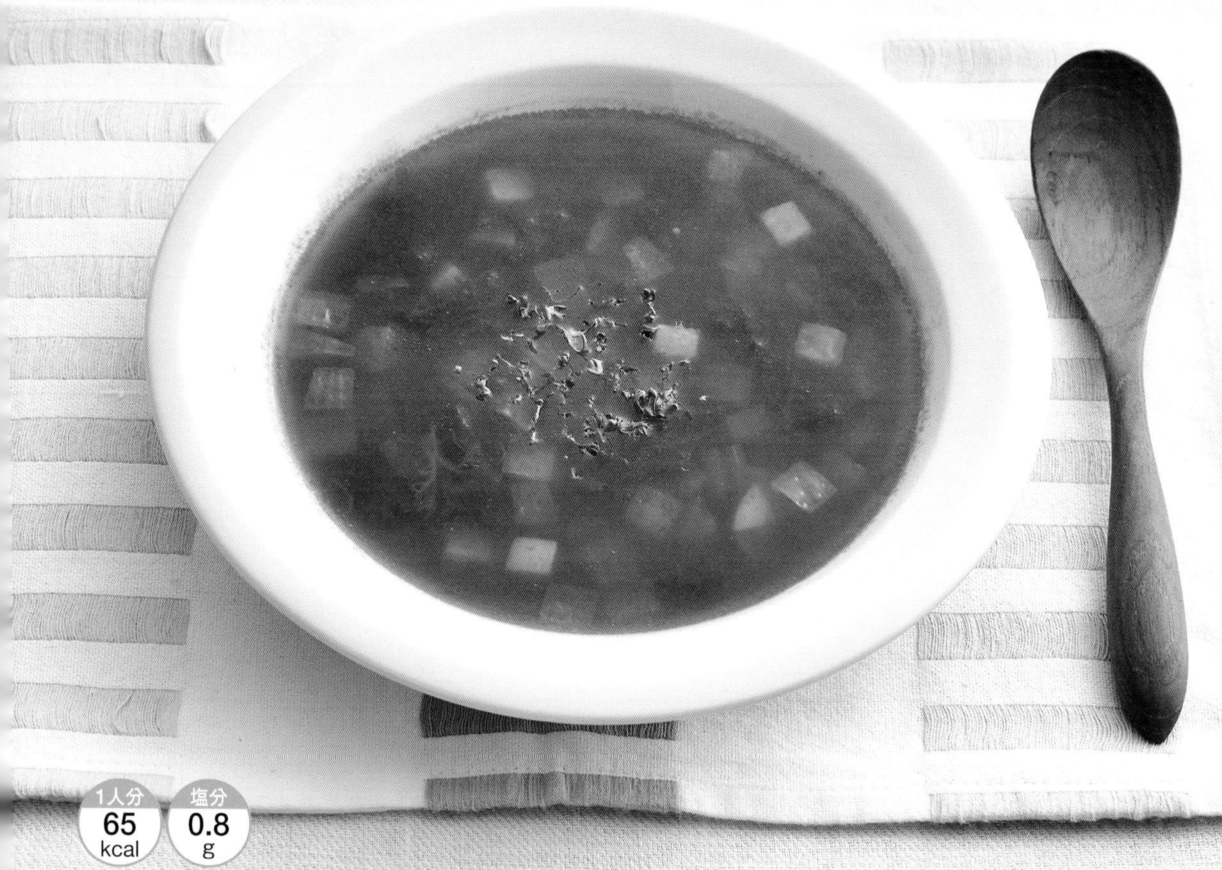

1人分 65 kcal　塩分 0.8 g

5種類の野菜がとれる

ミネストローネ

材料（1人分）

玉ねぎ …… 1/8個（25g）
ズッキーニ …… 1/10本（20g）
にんじん …… 1㎝（10g）
パプリカ（黄）…… 小1/10個（10g）
オリーブ油 …… 小さじ1

A
水 …… 3/4カップ
トマト缶（カット状）…… 50g
洋風スープの素 …… 小さじ1/4
塩 …… 少々

作り方

1 玉ねぎは1㎝四方に、ズッキーニとにんじんは皮をむいて1㎝角に切る。パプリカの皮はピーラーでむき、1㎝四方に切る。

2 鍋にオリーブ油を中火で熱し、1を炒める。しんなりとしたらAを加え、野菜がやわらかくなるまでふたをして弱火で10分ほど煮る。

POINT

具だくさんにすれば減塩になる

塩分過多の食事は、胃の粘膜を刺激します。ミネストローネのような具だくさんな汁物であれば汁量が抑えられ、減塩につながります。ただし、具材はゴロゴロ大きく切ったものではなく、消化しやすいよう、小さく切ります。

また、スープやみそ汁に牛乳を加えると、減塩しても味にコクが出るので、少し塩味が薄くても満足感があります。栄養的にもよいので、試してみるのもよいでしょう。

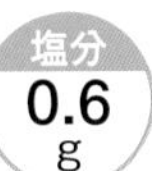

おいしい野菜のビタミンスープ

にんじんとトマトのポタージュ

材料（1人分）

にんじん …… 4㎝（40g）
トマト …… 1/4個（38g）
オリーブ油 …… 小さじ1/2
A［水 …… 1/3カップ
　塩 …… 少々］
牛乳 …… 80㎖

作り方

1 にんじんは皮をむいて薄い半月切りにする。トマトは皮を湯むきしてざく切りにする。

2 鍋にオリーブ油を中火で熱し、1を炒める。しんなりとしたらAを加えてふたをし、弱火にして15分ほど煮る。野菜がやわらかくなったら牛乳を加えて混ぜ、火を止める。

3 ミキサーまたはハンディブレンダーでなめらかになるまでかくはんし、弱火で熱して温める。

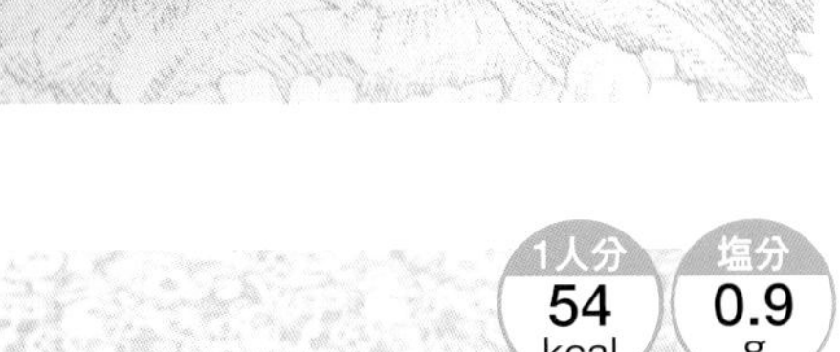

1人分
54
kcal

塩分
0.9
g

バターで炒めて風味よく

かぶのバタースープ

材料（1人分）

かぶ …… 1個（80g）
かぶの葉 …… 2本
バター …… 5g
A［水 …… 3/4カップ
　洋風スープの素 …… 小さじ1/4
　塩 …… 少々］

作り方

1 かぶは皮をむいて5㎜厚さの半月切りにする。かぶの葉は3㎝長さに切る。

2 鍋にバターを中火で熱して溶かし、1を炒める。しんなりとしたらAを加え、ふたをしてかぶがやわらかくなるまで弱火で7～8分煮る。

糖質の多い春雨はエネルギー補給にも

春雨スープ

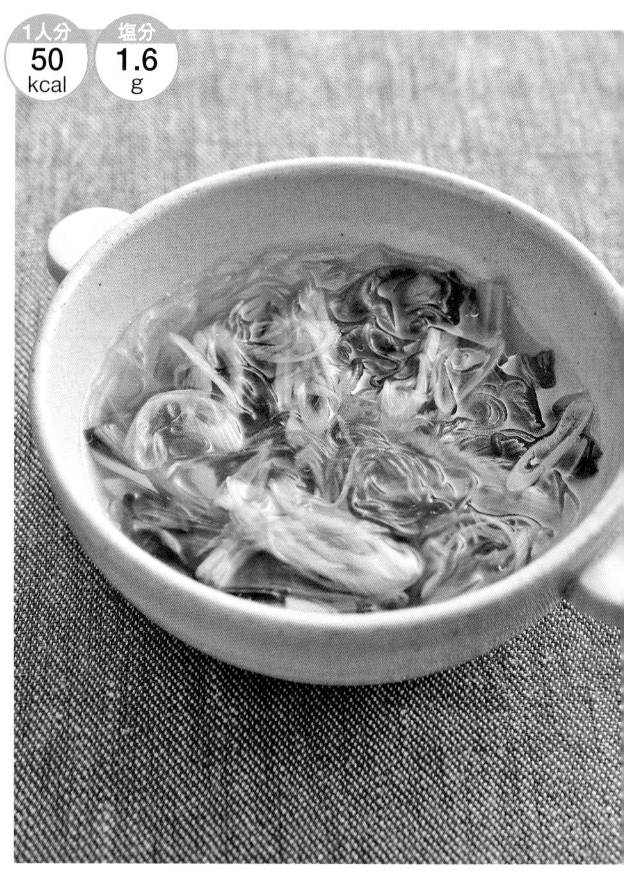
1人分
50
kcal
塩分
1.6
g

材料（1人分）

春雨 …… 10g
ほうれん草 …… 小1株（20g）
長ねぎ …… 5cm（20g）
A
水 …… 3/4カップ
鶏ガラスープの素・しょうゆ …… 各小さじ1/2
塩 …… 少々

作り方

1 春雨は湯に2～3分つけて戻し、水気をきって食べやすい長さに切る。

2 鍋に湯を沸かし、ほうれん草をやわらかくゆでて冷水に取って冷まし、水気を絞って3cm長さに切る。長ねぎは斜め薄切りにする。

3 鍋にAを入れて中火で煮立て、1と2を加えて長ねぎがやわらかくなるまで弱火で4～5分煮る。

桜えびで味に深みを

桜えびとチンゲン菜のスープ

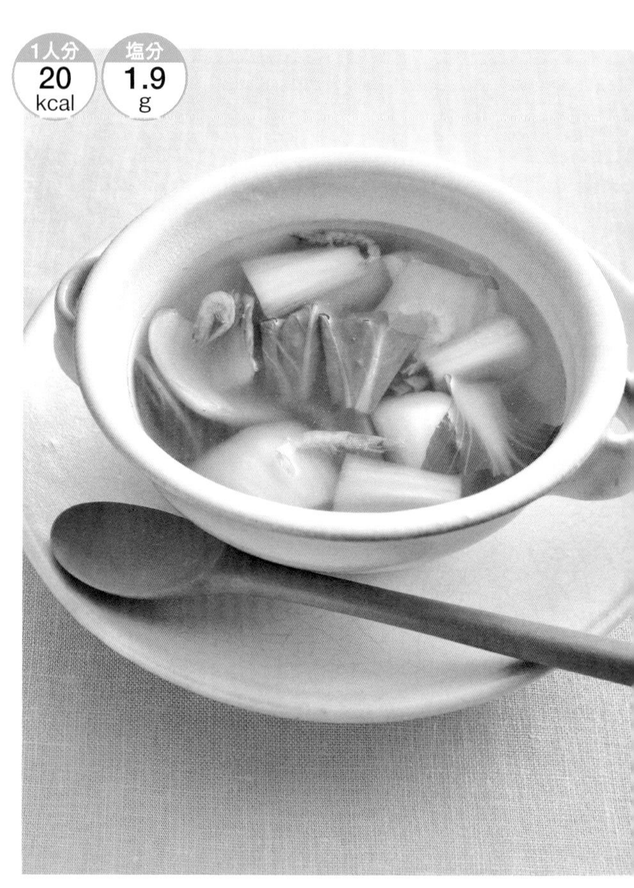
1人分
20
kcal
塩分
1.9
g

材料（1人分）

チンゲン菜 …… 大1枚（50g）
A
水 …… 3/4カップ
酒 …… 小さじ1
鶏ガラスープの素・しょうゆ …… 各小さじ1/2
塩 …… 少々
桜えび …… 大さじ1

作り方

1 チンゲン菜は3cm長さに切る。

2 鍋にAを入れて中火で煮立て、1と桜えびを加えて、チンゲン菜がやわらかくなるまで弱火で4～5分煮る。

POINT

チンゲン菜の代わりに、ほうれん草や小松菜、ブロッコリーなどを入れてもよいでしょう。

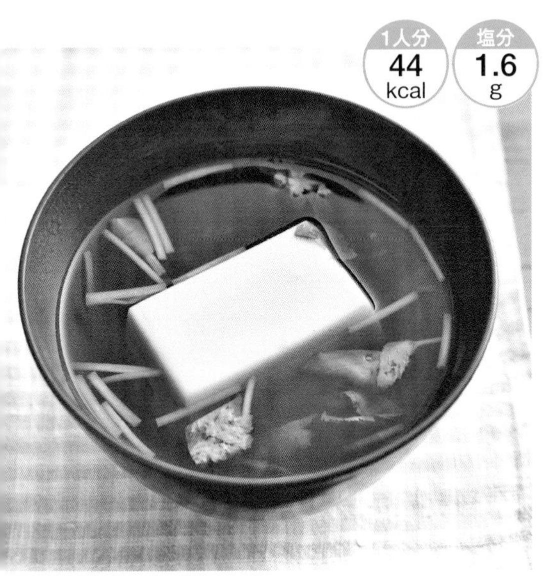

1人分 44 kcal　塩分 1.6 g

あっさりとした上品な味

卵豆腐と三つ葉のお吸い物

材料（1人分）

三つ葉 …… 2本
A
- だし汁 …… 3/4カップ
- しょうゆ …… 小さじ1/2
- 塩 …… 少々

卵豆腐 …… 小約1/2個（50g）

作り方

1 三つ葉はざく切りにする。

2 鍋にAを入れて中火で煮立て、卵豆腐と三つ葉を加えてさっと煮る。

ふわふわの食感を楽しめる

はんぺんとキャベツのみそ汁

1人分 41 kcal　塩分 1.5 g

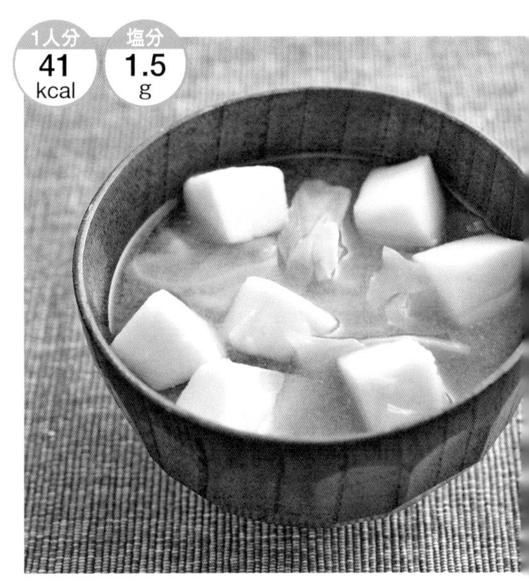

材料（1人分）

はんぺん …… 1/6枚
キャベツ …… 1/2枚（30g）
だし汁 …… 3/4カップ
みそ …… 大さじ1/2

作り方

1 はんぺんは1.5㎝角に切る。キャベツはざく切りにする。

2 鍋にだし汁を入れて中火で煮立て、キャベツを加えて4～5分煮る。やわらかくなったら、はんぺんを加えてさっと煮て、みそを溶き入れる。

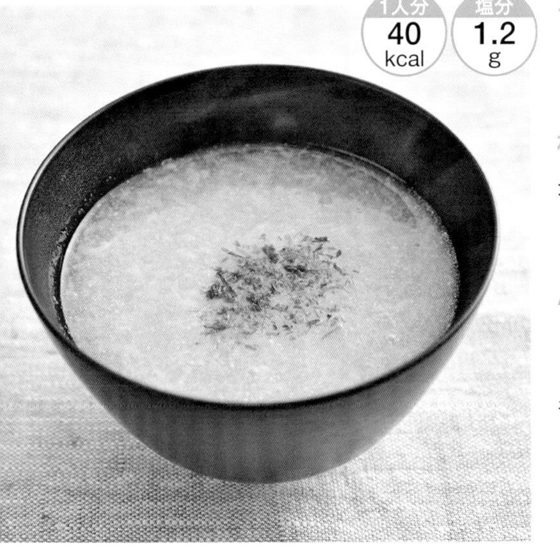

1人分 40 kcal　塩分 1.2 g

でんぷん分解酵素が豊富な長いもを使って

とろろ汁

材料（1人分）

長いも …… 50g
A
- だし汁 …… 3/4カップ
- しょうゆ …… 小さじ1/2
- 塩 …… 少々

青のり …… 少々

作り方

1 長いもは皮をむいてすりおろす。

2 鍋にAを入れて中火で煮立て、1を加えてさっと煮る。器に盛り、青のりをふる。

くだものや乳製品などは、エネルギーが手軽にとれます。日持ちするものは多めに作っておくと、すぐに食べられて便利です。

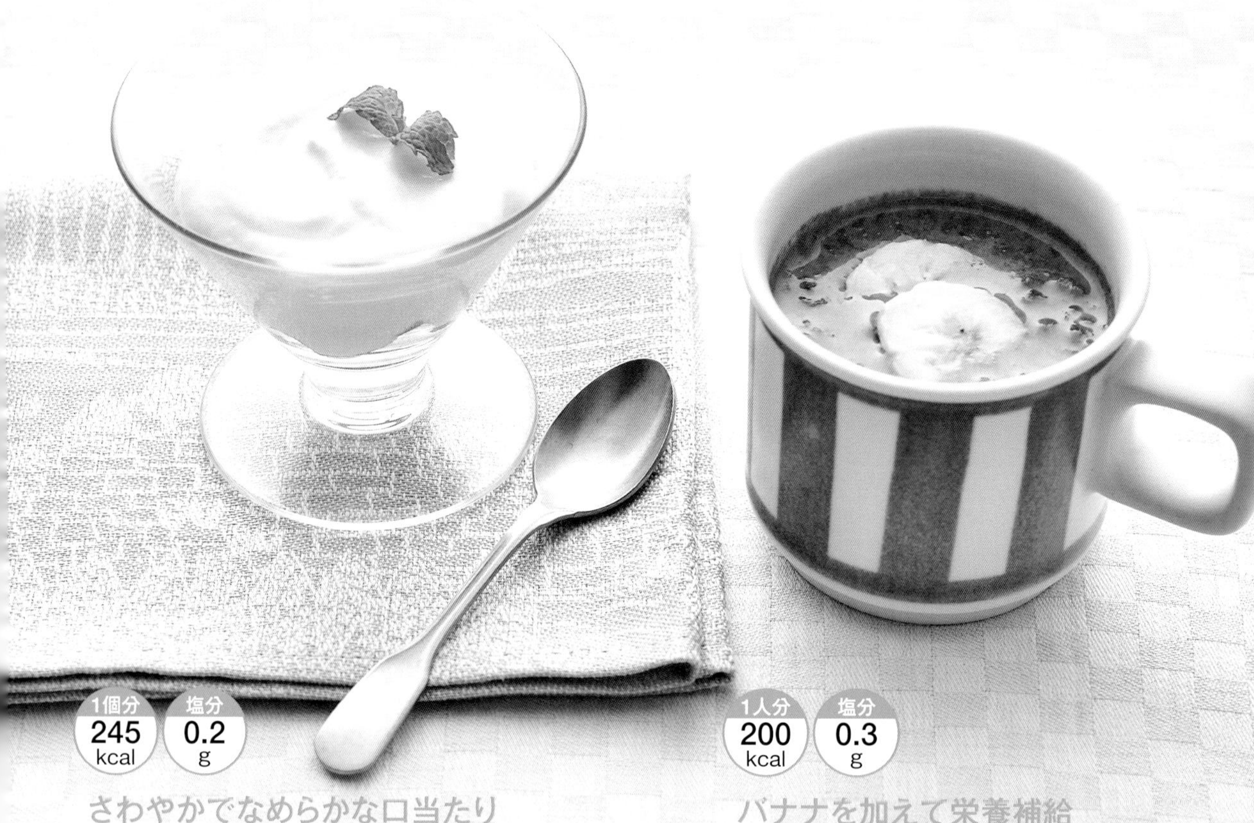

1個分 245 kcal　塩分 0.2 g

さわやかでなめらかな口当たり

簡単チーズケーキ

材料（直径7cmのグラス2個分）

ビスケット（プレーン）…… 2枚
A クリームチーズ（室温に戻す）…… 40g
A 砂糖 …… 大さじ2
生クリーム …… 大さじ4
レモン汁 …… 大さじ1/2
ミントの葉（あれば）…… 適量

作り方

1 ビスケットは大きめに割って器の底に入れる。

2 ボウルにAを入れて泡立て器でよく混ぜ、生クリームを少しずつ加えてなじませながら、もったりするまで泡立てる。最後にレモン汁を加えて混ぜる。

3 1に2を入れて表面を平らにならし、冷蔵庫で2時間ほど冷やす。あればミントの葉を飾る。

1人分 200 kcal　塩分 0.3 g

バナナを加えて栄養補給

ホットバナナココア

材料（1人分）

バナナ …… 1/2本（50g）
ココアパウダー …… 20g
牛乳 …… 120mℓ

作り方

1 バナナはトッピング用に輪切りを2〜3切れ取り分けておく。

2 残りのバナナは耐熱カップに入れてフォークなどでつぶし、ココアを加えてよく混ぜ、牛乳を加えて混ぜる。ラップをかけて電子レンジ（600W）で1分30秒ほど加熱し、1をのせる。

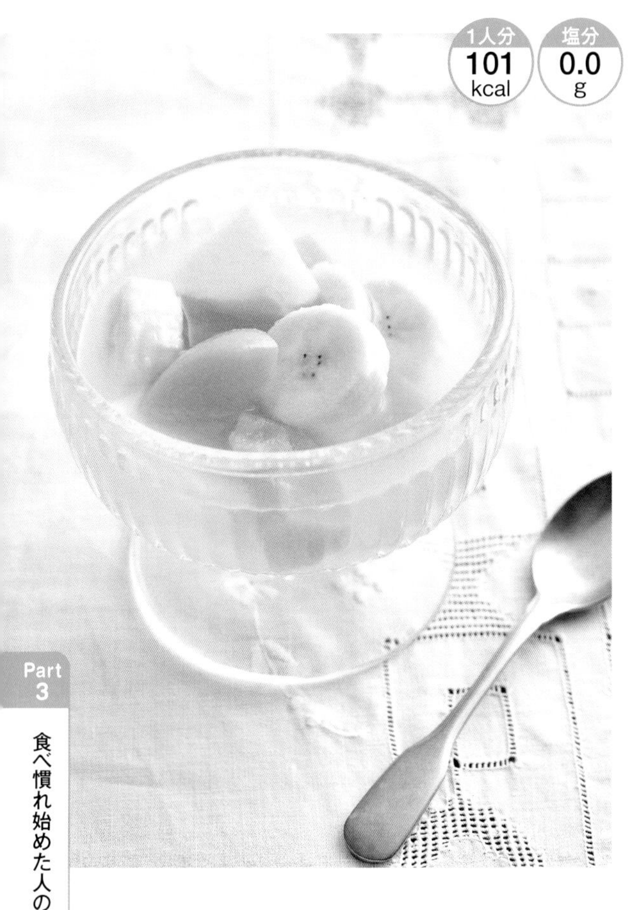

1人分 101 kcal　塩分 0.0 g

桃の代わりに洋梨やあんず缶でも

フルーツポンチ

材料（1人分）

りんご …… 1/8個（25g）
バナナ …… 1/3本（30g）
黄桃缶 …… 1/3個（20g）
りんごジュース（果汁100%）…… 1/2カップ

作り方

1 りんごは皮をむいて1㎝厚さのいちょう切りに、バナナは1㎝厚さの輪切りにする。黄桃缶はシロップをきって食べやすい大きさに切る。

2 ボウルに1を入れてりんごジュースを注ぎ、冷蔵庫で30分ほど冷やして味をなじませる。

POINT
パイナップルのような繊維のかたいものや、皮つきのくだものは消化器官に負担がかかるので避けましょう。

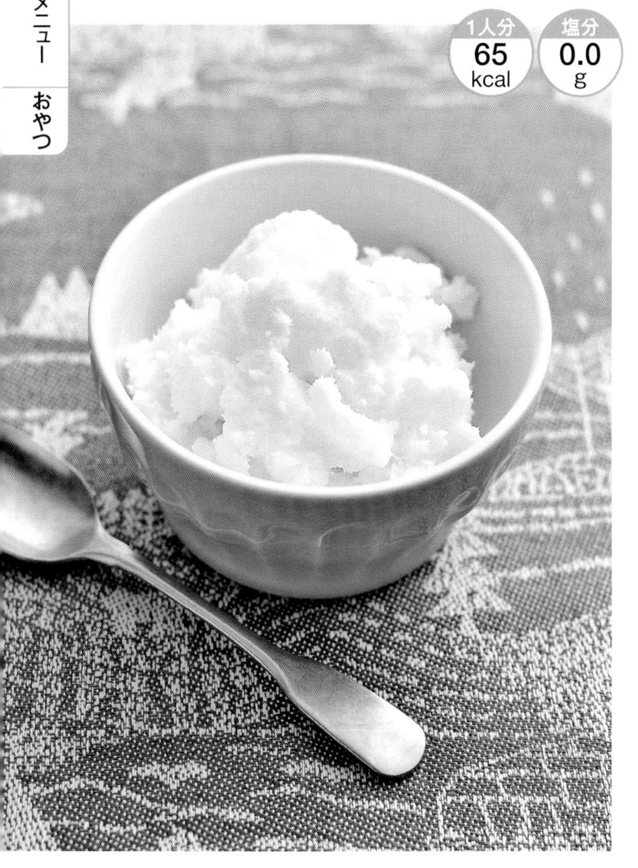

1人分 65 kcal　塩分 0.0 g

ストックしておくと重宝する

ヨーグルトシャーベット

材料（作りやすい分量・4人分）

プレーンヨーグルト（無糖）…… 100g
牛乳 …… 1/2カップ
はちみつ …… 大さじ2
レモン汁 …… 大さじ1

作り方

1 ボウルに材料を全て入れてよく混ぜ、冷凍用のジッパーつき保存袋に移して平らにする。

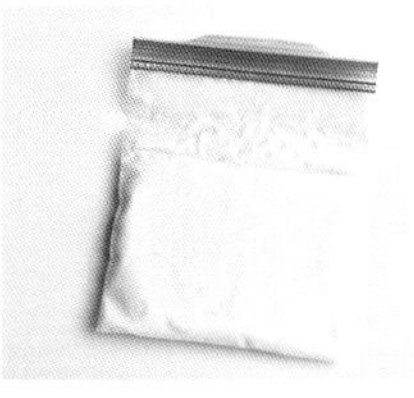

2 冷凍庫に入れ、途中で2～3回取り出し、もみほぐしてなめらかにしながら2～3時間ほど冷やし固める。

あんことトロッとしたバナナがよく合う

バナナとこしあんの焼き春巻き

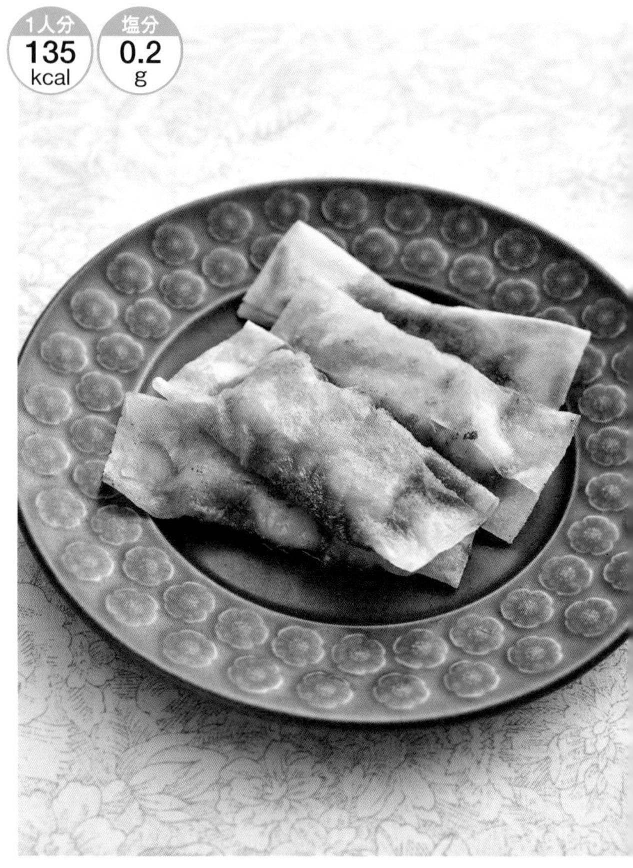
1人分
135
kcal
塩分
0.2
g

材料（1人分）

春巻きの皮……1枚
バナナ……1/3本(30g)
A［小麦粉・水……各小さじ1/2
こしあん……20g　バター……5g

作り方

1 春巻きの皮は4等分に切る。バナナは1㎝厚さの輪切りにしてからいちょう切りにする。Aは合わせて溶く。

2 春巻きの皮にこしあん、バナナの順に等分にのせる。皮の奥側と左右の両端にAを塗り、手前、奥側の順に皮をたたんで包む。

3 フライパンにバターを中火で熱して溶かし、2の包み終わりを下にして入れる。焼き色がついたら裏返し、もう片面にも焼き色がつくまで焼く。

ダマにならないよう混ぜながら加熱して

きな粉ミルクもち

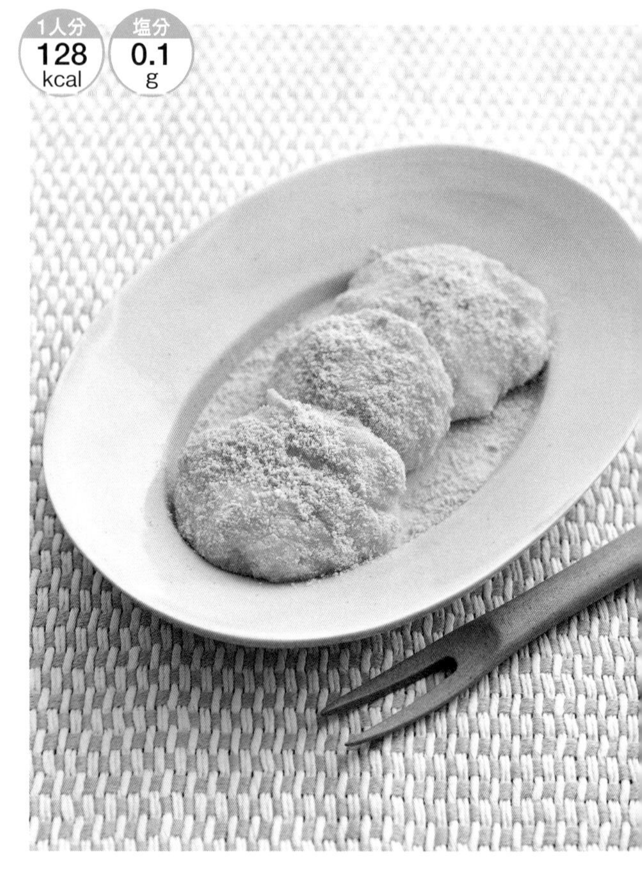
1人分
128
kcal
塩分
0.1
g

材料（2人分）

A
牛乳……3/4カップ
片栗粉……大さじ2と1/2
砂糖……大さじ1と1/2

B
きな粉……大さじ1
砂糖……小さじ1

作り方

1 鍋にAを入れて混ぜる。中火で熱し、絶えず混ぜながらしっかりと火を通し、オーブン用シートを敷いたバットに入れて粗熱を取る。

2 別のバットにBを入れて混ぜる。

3 スプーンなどで1をひと口大にすくい、2に入れてまぶす。

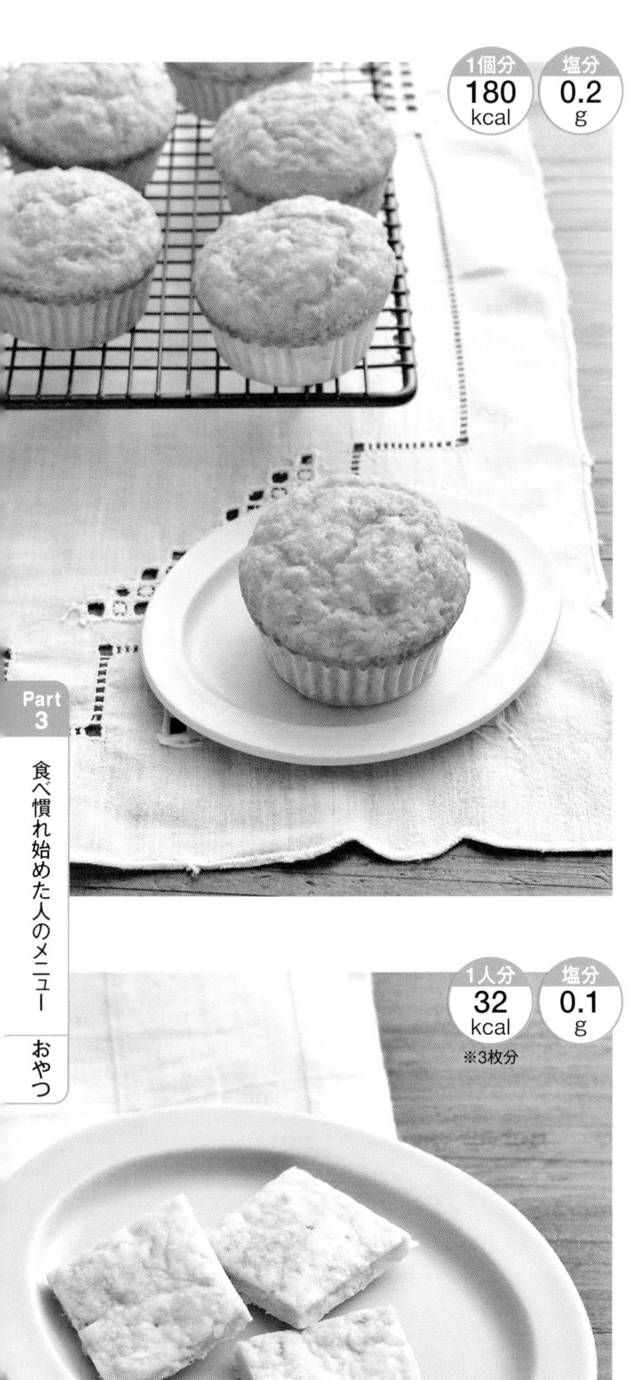

1個分 180 kcal　塩分 0.2 g

β-カロテンは油と一緒にとると吸収率UP

にんじんマフィン

材料（口径7.5cm、底面5.5cmのマフィン型6個分）

A［薄力粉 …… 120g
　 ベーキングパウダー …… 小さじ1
にんじん …… 約1/2本（80g）
卵 …… 1個
砂糖 …… 60g
サラダ油 …… 大さじ3

作り方

1 Aは合わせてふるう。にんじんは皮をむいてすりおろす。

2 ボウルに卵を溶きほぐし、砂糖を加えて泡立て器でよく混ぜる。サラダ油とにんじんを加えて混ぜ、Aを加えてゴムべらでさっくりと混ぜる。全体になじんだら、紙カップを敷いたマフィン型に等分に流し入れる。

3 170℃に予熱したオーブンで18〜20分焼く。

1人分 32 kcal　塩分 0.1 g
※3枚分

素朴な味わい

玉ねぎビスケット

材料（作りやすい分量・約30枚分）

薄力粉 …… 60g
A［サラダ油 …… 大さじ1
　 塩 …… 小さじ1/6
玉ねぎ（すりおろし） …… 大さじ1

作り方

1 ボウルに薄力粉をふるい入れ、A、玉ねぎの順に加えてそのつど混ぜる。

2 1をめん棒で2〜3㎜厚さにのばし、オーブン用シートを敷いたオーブンの天板にのせる。3.5cm四方になるように包丁で切り目を入れ、180℃に予熱したオーブンで20分ほど焼く。

3 切り目を折ってバラバラにする。

バリエーション1

生地にもバナナを

バナナパンケーキ

1人分 232 kcal　塩分 0.5 g

材料（2人分）

バナナ …… 1/2本（50g）

A
- 溶き卵 …… 1/2個分
- 牛乳 …… 1/4カップ
- ホットケーキミックス …… 1/2袋（75g）

はちみつ …… 適量
サラダ油 …… 少々

作り方

1 バナナは7～8㎜厚さの輪切り6切れを取り分けておく。残りは1㎝厚さの半月切りにする。

2 ボウルにAを入れて混ぜ、粉気がなくなったら半月切りにしたバナナを加え、さっと混ぜる。

3 フライパンにサラダ油を中火で熱し、2を1/4量ずつ流し入れて両面を焼く。器に盛って輪切りにしたバナナをのせ、はちみつをかける。

1人分 260 kcal　塩分 0.6 g

バリエーション2

トマトジュースを入れた

トマトパンケーキ

材料（2人分）

A
- 溶き卵 …… 1/2個分
- トマトジュース（食塩不使用） …… 1/4カップ

ホットケーキミックス …… 1/2袋（75g）
サラダ油 …… 少々

B
- クリームチーズ（室温に戻す） …… 20g
- 砂糖 …… 小さじ1

生クリーム …… 大さじ2　　ミントの葉 …… 適量

作り方

1 ボウルにAを入れて泡立て器でよく混ぜ、ホットケーキミックスを加えてさっくりと混ぜる。

2 フライパンにサラダ油を中火で熱し、1を1/4量ずつ円形に流し入れる。焼き色がついたら裏返し、ふたをして弱火で2～3分蒸し焼きにして器に盛る。

3 ボウルにBを入れて泡立て器で混ぜ、砂糖が溶けたら生クリームを加えてとろりとするまで泡立てる。2にかけ、ミントの葉をのせる。

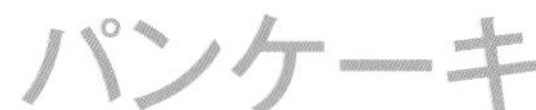

パンケーキ

1人分 241 kcal　塩分 0.6 g

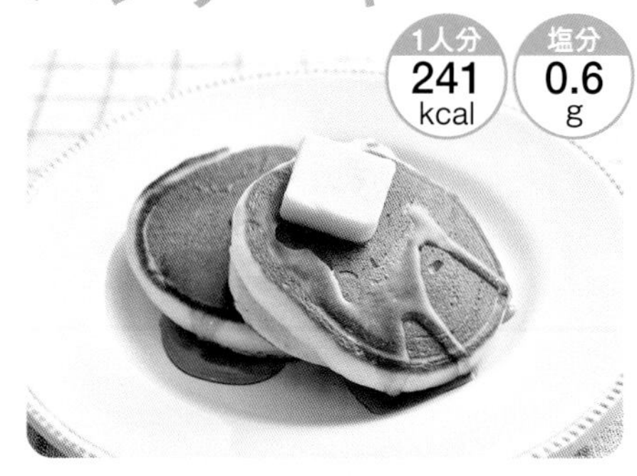

ふんわり&しっとりが魅力のパンケーキ。生地にヨーグルトを加えると、さっぱりとした後味になります。焼きたてをぜひどうぞ。

材料（2人分）

A
- 溶き卵 …… 1/2個分
- プレーンヨーグルト（無糖） …… 大さじ3
- 牛乳 …… 大さじ2

ホットケーキミックス …… 1/2袋（75g）
サラダ油 …… 少々
バター・メープルシロップ …… 各適量

作り方

1 ボウルにAを入れて泡立て器でよく混ぜる。

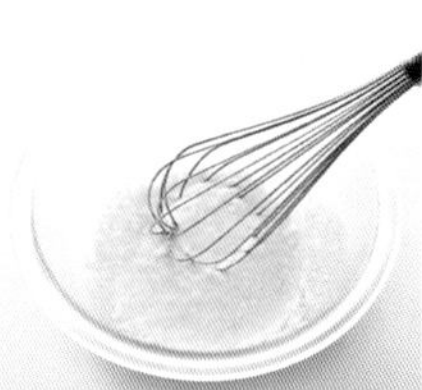

2 ホットケーキミックスを加えてさっくりと混ぜる。

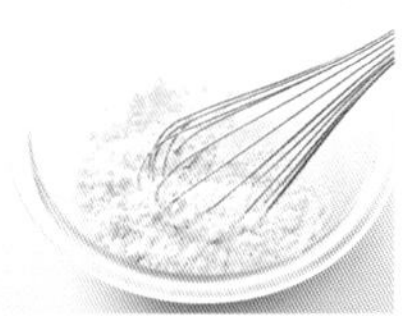

3 フライパンにサラダ油を中火で熱し、2を1/4量ずつ円形に流し入れ、焼き色がついたら裏返し、弱火で2～3分焼く。

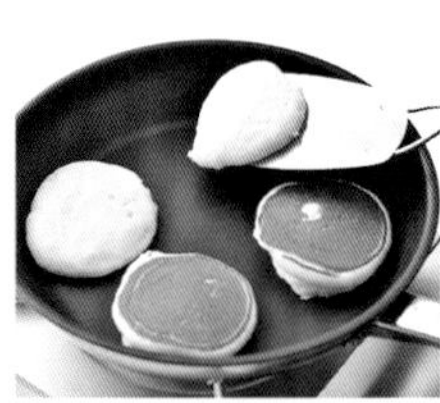

4 器に盛ってバターをのせ、メープルシロップをかける。

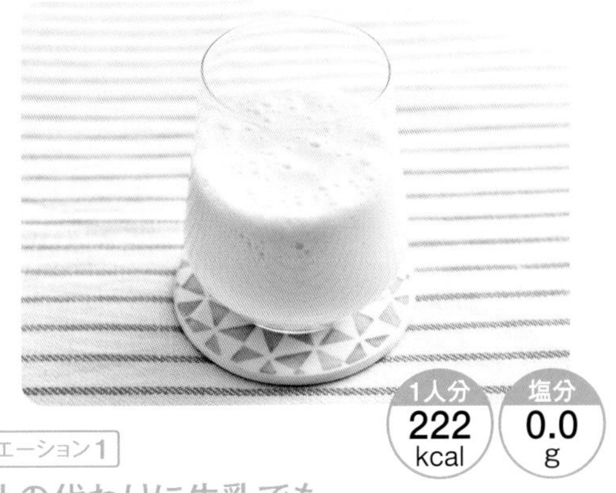

1人分 222 kcal　塩分 0.0 g

バリエーション1

豆乳の代わりに牛乳でも

桃と豆乳のスムージー

材料（1人分）

白桃缶……1/3缶（150g）

A
- 豆乳（成分無調整）……3/4カップ
- はちみつ……大さじ1/2

作り方

1 桃缶はシロップをきる。

2 ミキサーに1とAを入れ、なめらかになるまでかくはんする。

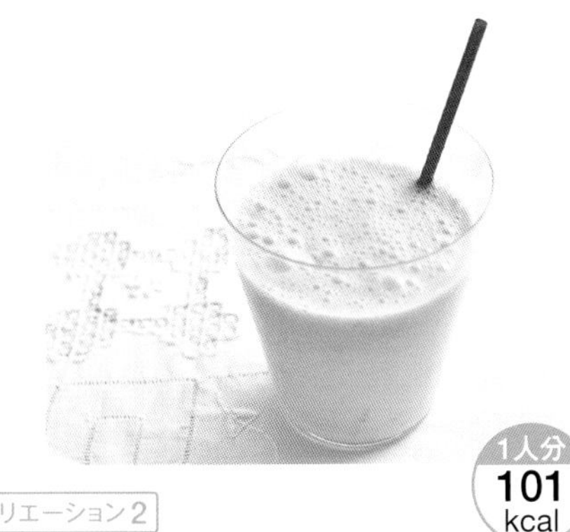

1人分 101 kcal　塩分 0.1 g

バリエーション2

ラッシーのような飲み心地

トマトのヨーグルトスムージー

材料（1人分）

トマト……2/3個（100g）
プレーンヨーグルト（無糖）……1/4カップ（50g）
牛乳……大さじ2
砂糖……大さじ1

作り方

1 トマトは湯むきする。

2 ミキサーに全ての材料を入れ、なめらかになるまでかくはんする。

かぼちゃとりんごのスムージー

1人分 128 kcal　塩分 0.1 g

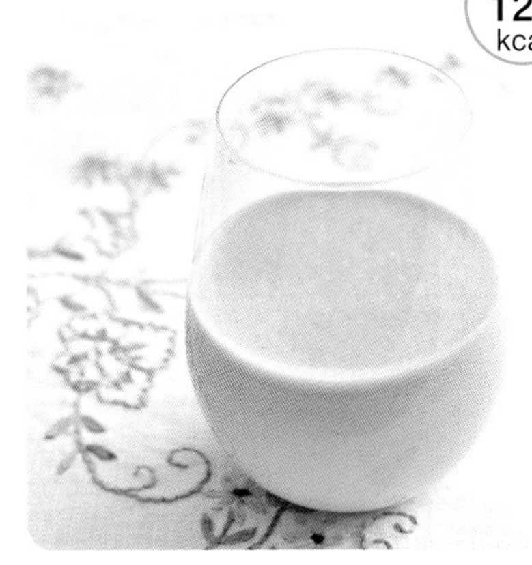

材料を入れて、ハンディブレンダーやミキサーで、かくはんするだけでOK。野菜やくだものの栄養が丸ごととれます。

材料（1人分）

かぼちゃ……30g
りんご……小1/3個（60g）
牛乳……1/2カップ
砂糖……小さじ1

作り方

1 かぼちゃは皮をむいて耐熱皿に入れ、ラップをかけて電子レンジ（600W）で1分ほど加熱する。コップに加熱したかぼちゃ、りんご、砂糖、牛乳を入れる。

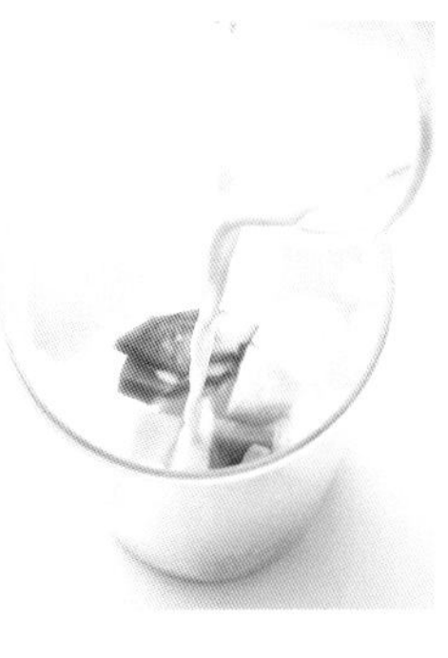

2 ミキサーまたはハンディブレンダーで、なめらかになるまでかくはんする。

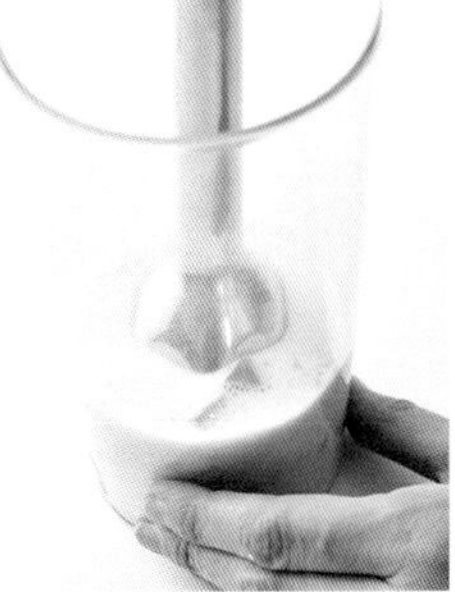

3 2を別の器に注ぐ。

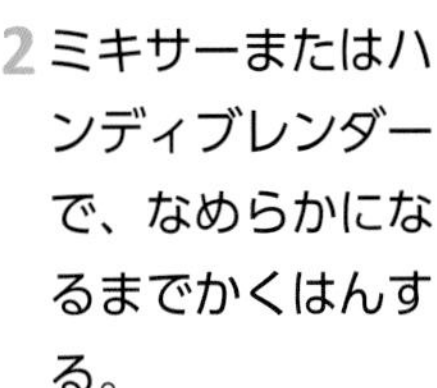

Part 3 食べ慣れ始めた人のメニュー おやつ

献立例 1

ごちそう感のある混ぜごはん献立

混ぜごはんにすると、多くの食材の栄養がとれるばかりか、ごちそう感が出て食欲もアップ。肉をメインにした野菜もとれる和食の献立です。

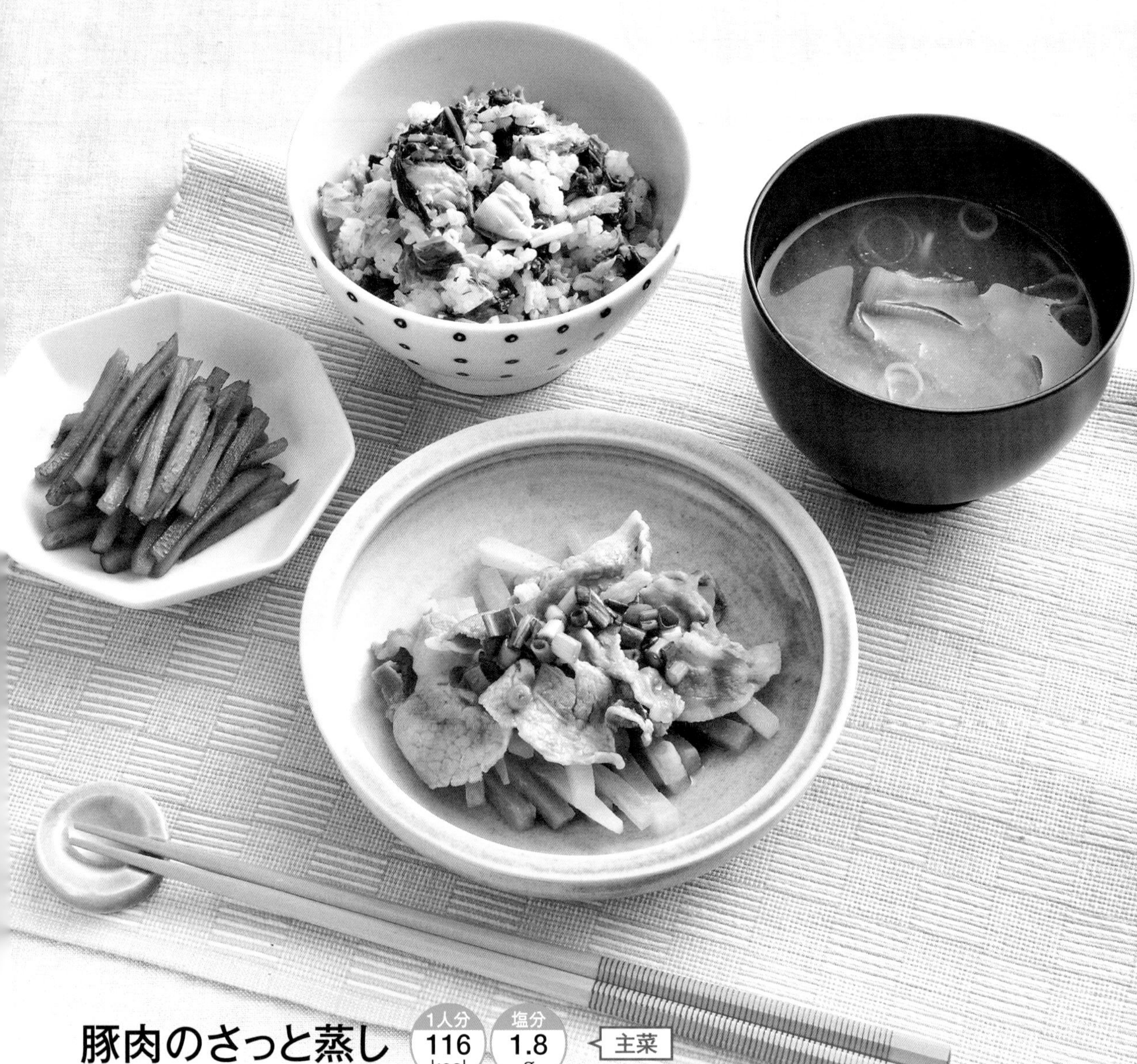

豚肉のさっと蒸し

1人分 116 kcal　塩分 1.8 g　主菜

材料（1人分）

豚薄切り肉（しゃぶしゃぶ用）…… 40g
大根 …… 2.5cm（50g）

A
- しょうゆ …… 小さじ2
- 小ねぎ（小口切り）・酢 …… 各大さじ1/2
- ごま油 …… 小さじ1/2
- 砂糖 …… 小さじ1/4

B
- 水 …… 1/4カップ
- 酒 …… 小さじ1

作り方

1 大根は5mmの輪切りにした後、拍子木切りにする。

2 鍋に豚肉、大根、Bを入れてふたをし、中火にかけ沸騰したら弱火にし、10分ほど蒸し煮にする。

3 器に2を盛り、混ぜ合わせたAをかける。

コレに替えても

豚肉とチンゲン菜のチャンプルー ➡p.107
レンジしゅうまい ➡p.109

なすみそ汁 〈汁物〉

1人分 32kcal　塩分 1.3g

材料（1人分）

なす …… 1/2本（50g）
長ねぎ …… 2.5cm（10g）
だし汁 …… 3/4カップ
みそ …… 大さじ1/2

作り方

1 なすは皮をむいて1cm厚さの半月切りにし、水にさらして水気をきる。長ねぎは小口切りにする。

2 鍋にだし汁を入れて中火で煮立て、なすを加えて2～3分煮る。みそを溶き入れ、長ねぎを加えてさっと煮る。

コレに替えても

卵豆腐と三つ葉のお吸い物 ➡p.127

かぼちゃのきんぴら 〈副菜〉

1人分 69kcal　塩分 0.4g

材料（1人分）

かぼちゃ …… 50g
サラダ油 …… 小さじ1/2
A しょうゆ・みりん・酒 …… 各小さじ1/2

作り方

1 かぼちゃは皮をむいて細切りにする。

2 フライパンにサラダ油を中火で熱して、1を炒め、Aを加え、さっとからめる。

コレに替えても

ミニトマトのおひたし ➡p.115
キャベツの赤じそあえ ➡p.118

さば混ぜごはん 〈主食〉

1人分 271kcal　塩分 1.0g

材料（1人分）

温かいごはん …… 100g
ほうれん草 …… 1株（30g）
さば缶（水煮） …… 1/3缶（60g）
A しょうゆ …… 小さじ1/2
　削り節 …… 小1/4袋（1g）

作り方

1 さば缶は缶汁を軽くきる。ほうれん草をゆでて冷水に取り、水気を絞って1cm長さに切る。

2 ボウルにごはん、1、Aを入れて混ぜる。

コレに替えても

ほたて入りにんじんごはん ➡p.87
梅納豆しらす丼 ➡p.88

混ぜごはん・炊き込みごはん　バリエーション

さけじゃがごはん

●1人分 232kcal　塩分 0.7g

材料（作りやすい分量・3人分）

米 …… 1合（150g）
生さけ（切り身） …… 1切れ（90g）
塩 …… 適量
じゃがいも …… 小1個（100g）
A 酒・しょうゆ …… 各小さじ1
　塩 …… 小さじ1/8
小ねぎ（小口切り） …… 少々

作り方

1 米は洗ってざるに上げ、水気をきる。さけはひと口大に切って塩少々をふる。じゃがいもは皮をむいて1cm厚さのいちょう切りにし、水にさらして水気をきる。

2 炊飯器に米とAを入れ、1合の目盛りまで水適量（分量外）を加えて混ぜる。さけ、じゃがいもをのせ、スイッチを入れる。

3 炊き上がったらさっくりと混ぜ、塩でととのえ器に盛り、小ねぎを散らす。

えびブロッコリーピラフ

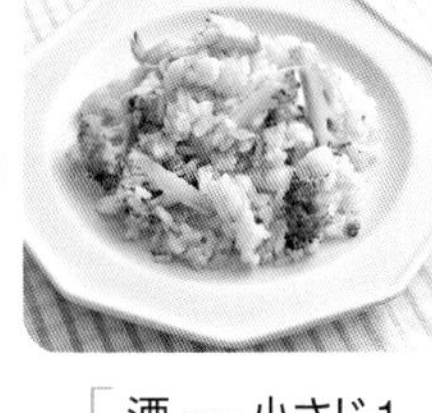

●1人分 250kcal　塩分 1.5g

材料（1人分）

温かいごはん …… 100g
むきえび …… 4尾（40g）
片栗粉 …… 少々
ブロッコリー …… 大1房（30g）
玉ねぎ …… 1/8個（25g）
バター …… 5g
A 酒 …… 小さじ1
　塩 …… 少々
B 洋風スープの素 …… 小さじ1/4
　塩 …… 少々

作り方

1 えびは背わたを取って片栗粉をもみ込み、流水で洗って水気をきり、ぶつ切りにする。ブロッコリーはひと口大に切ってゆで、水気をきる。玉ねぎは粗いみじん切りにする。

2 フライパンにバターを入れて中火で1を炒め、Aを加え、さっと混ぜる。

3 ボウルにごはん、2、Bを入れ、さっと混ぜる。

献立例 2 チーズで栄養アップした洋風魚献立

魚がメインの洋風献立です。主菜のめかじきは、生さけやたらなどで作っても。チーズをプラスして満足度の高い一品に仕上げました。

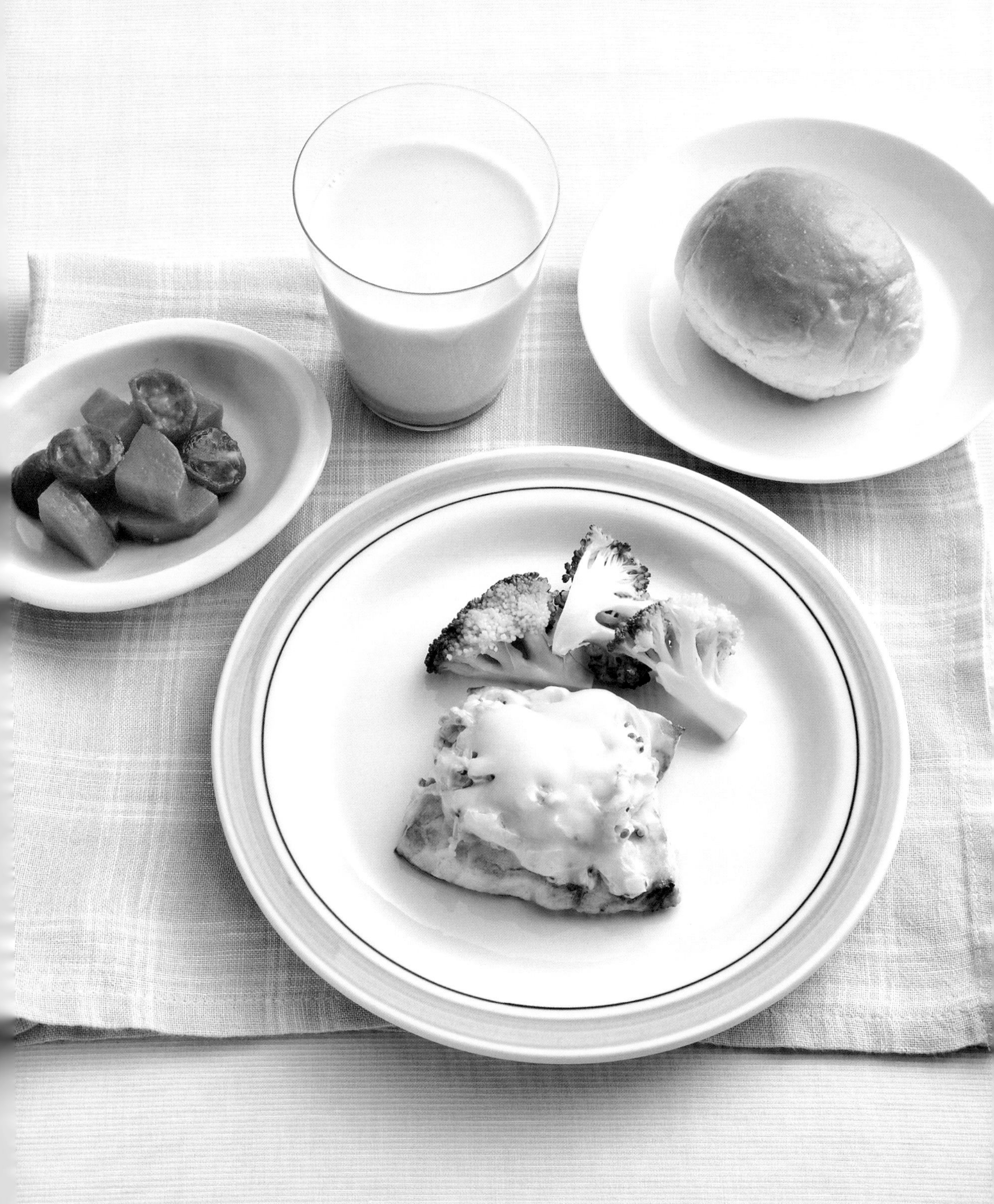

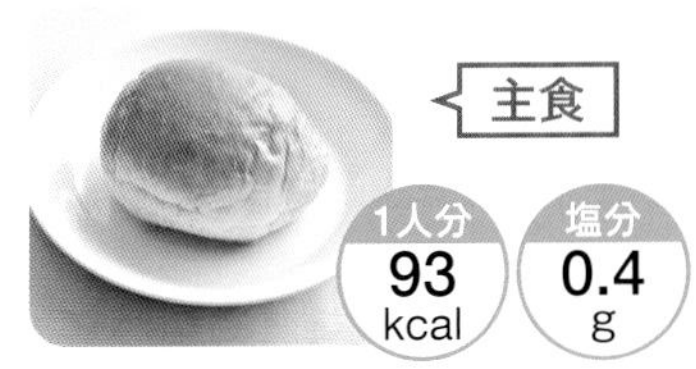
主食
1人分
93
kcal
塩分
0.4
g

ロールパン

材料（1人分）

ロールパン …… 1個

コレに替えても

ツナとほうれん草の炒めピラフ ➡p.89
チキンライス ➡p.89
トマトとしらすのチーズトースト ➡p.92

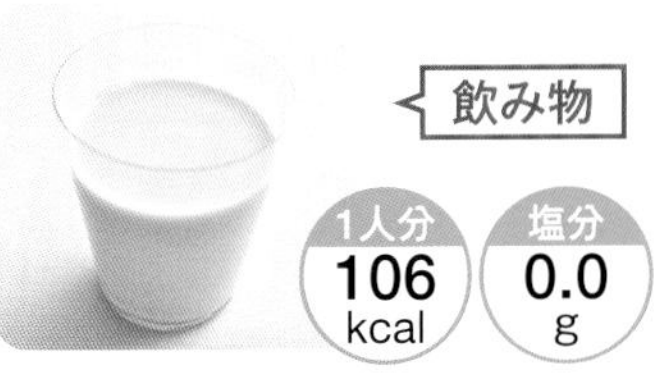
飲み物
1人分
106
kcal
塩分
0.0
g

きな粉豆乳

材料（1人分）

豆乳（成分無調整）…… 3/4カップ
きな粉 …… 大さじ1
砂糖 …… 大さじ1/2

作り方

1 グラスに材料を全て入れてよく混ぜる。

コレに替えても

かぶのバタースープ ➡p.125
かぼちゃとりんごのスムージー ➡p.133
牛乳やジュース、薄く淹れた紅茶など

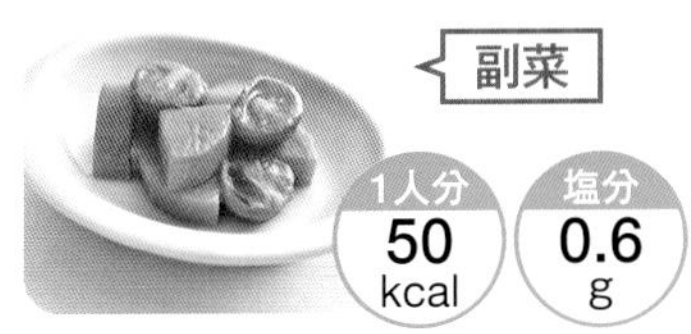
副菜
1人分
50
kcal
塩分
0.6
g

にんじんとミニトマトのバターソテー

材料（1人分）

にんじん …… 3㎝（30g）
ミニトマト …… 2個
バター …… 5g
塩 …… 少々

作り方

1 にんじんは皮をむいて1㎝厚さのいちょう切りにする。鍋に湯を沸かし、にんじんをやわらかくゆでてざるに上げ、水気をきる。ミニトマトは皮を湯むきして半分に切る。

2 フライパンにバターを中火で熱して溶かし、1をさっと炒める。全体にバターが回ったら塩をふる。

コレに替えても

にんじんのピクルス ➡p.117
焼きかぼちゃのヨーグルトサラダ ➡p.119
ツナとじゃがいものおやき ➡p.122

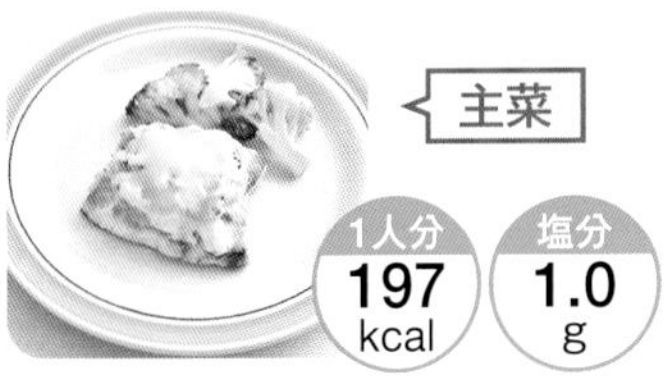
主菜
1人分
197
kcal
塩分
1.0
g

めかじきのマスタードチーズ焼き

材料（1人分）

めかじき（切り身）…… 小1切れ（60g）
塩 …… 少々
キャベツ …… 1/2枚（30g）
A マヨネーズ …… 小さじ1
　粒マスタード …… 小さじ1/2
ブロッコリー …… 小2房（30g）
オリーブ油 …… 小さじ1/2
ピザ用チーズ …… 10g

作り方

1 めかじきに塩をふる。キャベツは細切りにして耐熱ボウルに入れ、ラップをかけて電子レンジ（600W）で1分ほど加熱する。粗熱が取れたら水気を絞ってボウルに戻し、Aを加えてあえる。

2 ブロッコリーはひと口大に切る。鍋に湯を沸かし、ブロッコリーをやわらかくゆでてざるに上げ、水気をきる。

3 フライパンにオリーブ油を中火で熱し、めかじきを焼く。焼き色がついたら裏返し、キャベツとチーズをのせてふたをし、弱火にして3分ほど蒸し焼きにする。

4 器に3を盛り、2を添える。

コレに替えても

さけのレモン蒸し ➡p.98
さけとじゃがいものスープ煮 ➡p.99
めかじきのチーズパン粉焼き ➡p.100

POINT

豆乳は栄養価の高い食材

大豆から作られる豆乳は、良質のたんぱく質、ビタミン、ミネラルが豊富に含まれています。胃の切除後は、牛乳を飲むと下痢をしてしまう「牛乳不耐症」になる場合があります。その場合は牛乳や乳製品は避けること。牛乳の代わりとして豆乳を飲んだり、料理に使ったりするとよいでしょう。また、カルシウムを強化されている「調製豆乳」も若干甘味がありますが、おすすめです。

献立例 3 野菜がとれる！ 洋風うどん献立

主食はスープ仕立てに。魚と野菜がたっぷり入っているので、あとは副菜とくだものを添えれば栄養は十分です。

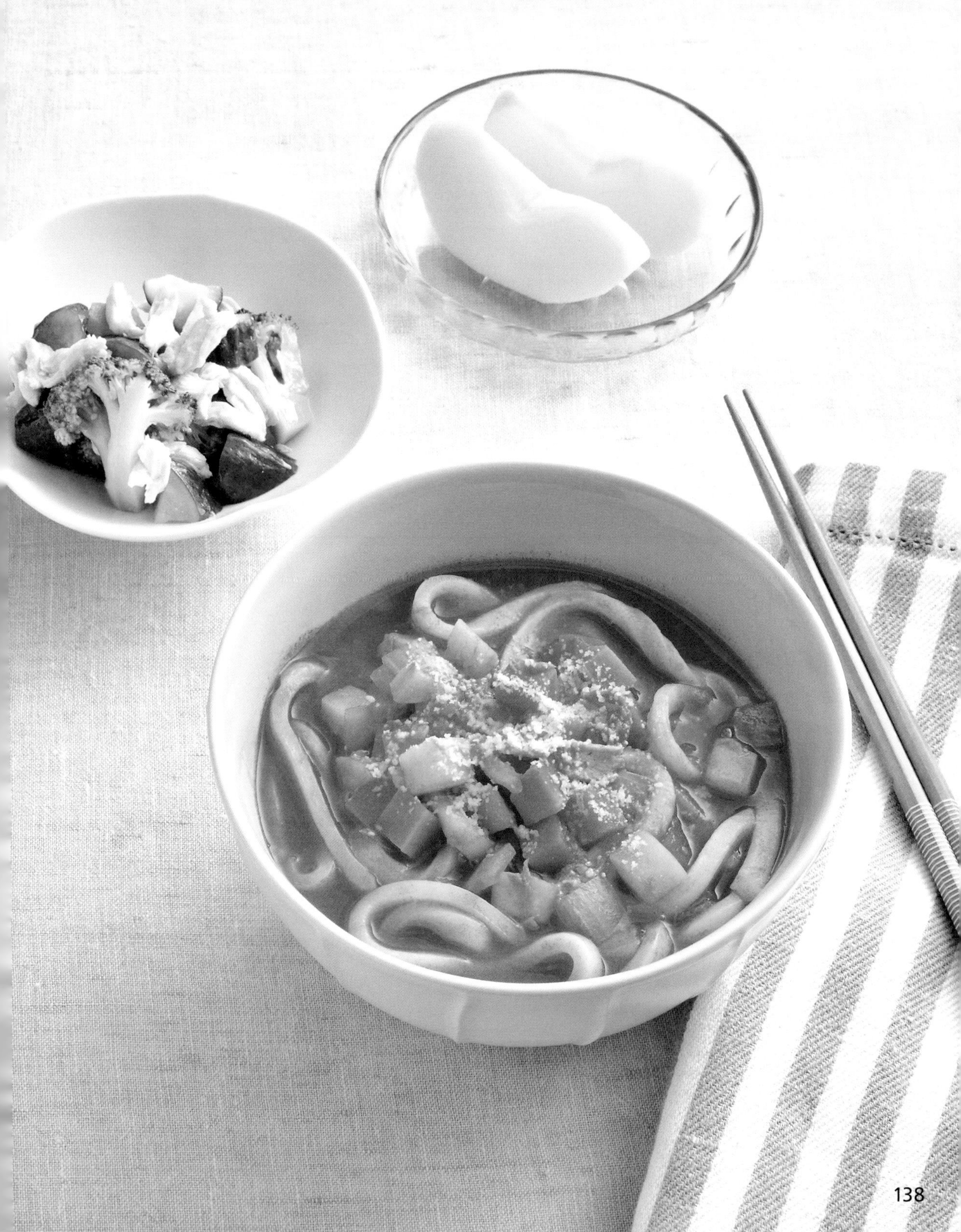

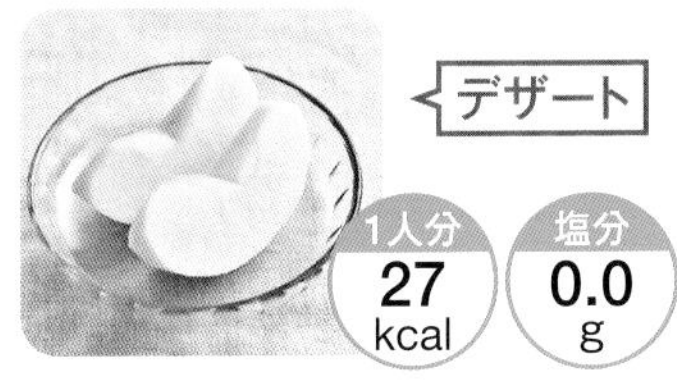

りんご

材料（1人分）

りんご …… 1/4個（50g）

作り方

1 りんごは皮をむいて縦半分に切る。

コレに替えても

フルーツポンチ ➡p.129
バナナとこしあんの焼き春巻き ➡p.130
他にバナナや桃、メロンなど

POINT

冷凍のミックスベジタブルはコーンがNG

退院してしばらくは、胃の機能が低下しているので、野菜は消化しやすいよう皮をむき、小さく切って煮込むのが一番です。ミネストローネなどは、冷凍のミックスベジタブルを使えば簡単ではありますが、ミックスベジタブルに入っているコーンはよく噛まずに飲み込んでしまうので避けたほうがよいでしょう。

りんごのペクチンが腸の蠕動（ぜんどう）運動を助ける

りんごには、食物繊維のペクチンが豊富に含まれています。ペクチンはコレステロールを排出したり、腸の蠕動（ぜんどう）運動を促して消化をサポートしたりするなどの働きがあります。おいしく、おすすめのデザートです。ただし、皮はむいて食べましょう。

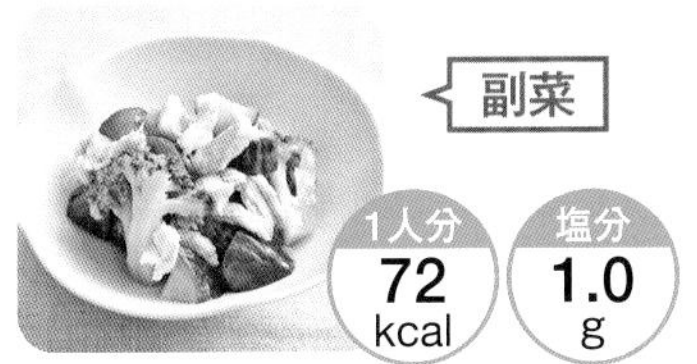
副菜
1人分
72
kcal
塩分
1.0
g

ささみときゅうりブロッコリーのサラダ

材料（1人分）

鶏ささみ …… 1/3本
ブロッコリー …… 2房（30g）
きゅうり …… 4㎝（20g）
塩 …… 少々
A オリーブ油 …… 小さじ1
酢 …… 小さじ1/2
塩・砂糖 …… 各少々

作り方

1 ささみは筋を取って鍋に入れ、かぶるくらいの水（分量外）を加えて中火で熱し、沸騰したら1分30秒～2分ゆでる。ざるに上げて水気をきり、粗熱が取れたら食べやすい大きさにほぐす。

2 ブロッコリーはひと口大に切る。鍋に湯を沸かし、ブロッコリーをやわらかくゆでてざるに上げ、水気をきる。きゅうりは乱切りにして塩をまぶし、しんなりとするまで10分ほどおき、水気をきる。

3 ボウルにAを入れて混ぜ、1と2を加えてあえる。

コレに替えても

きゅうりとしらすのあえ物 ➡p.114
キャベツとにんじんのコールスロー ➡p.118
里いものサラダ ➡p.122

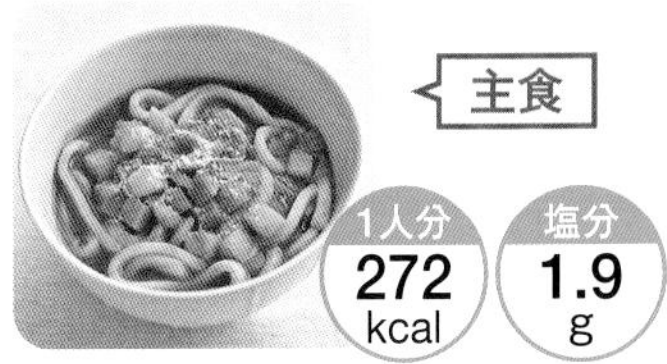
主食
1人分
272
kcal
塩分
1.9
g

ミネストローネうどん

材料（1人分）

ゆでうどん …… 1玉
ツナ缶（水煮） …… 1/2缶（35g）
玉ねぎ …… 1/8個（25g）
にんじん …… 2㎝（20g）
ズッキーニ …… 1/6本（30g）
オリーブ油 …… 小さじ1/2
A 水・トマトジュース（食塩不使用） …… 各3/4カップ
洋風スープの素 …… 小さじ1/2
塩 …… 少々
粉チーズ …… 小さじ1

作り方

1 ツナ缶は缶汁を軽くきる。玉ねぎは1㎝四方に、にんじんとズッキーニは皮をむいて1㎝角に切る。

2 鍋にオリーブ油を中火で熱し、玉ねぎ、にんじん、ズッキーニを炒める。しんなりとしたらツナとAを加え、弱火で8～10分煮る。野菜がやわらかくなったら、うどんを加え、2～3分煮る。

3 器に2を盛り、粉チーズをふる。

コレに替えても

さば缶とチンゲン菜の焼きうどん ➡p.96
あんかけ煮込みうどん ➡p.97

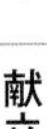

献立例 4

あえて和風にして食べやすく！パスタ献立

パスタ、あえもの、スープの和風味の献立です。食欲アップのため、バターやごま油を使ってコクと風味が出るようにひと工夫しています。

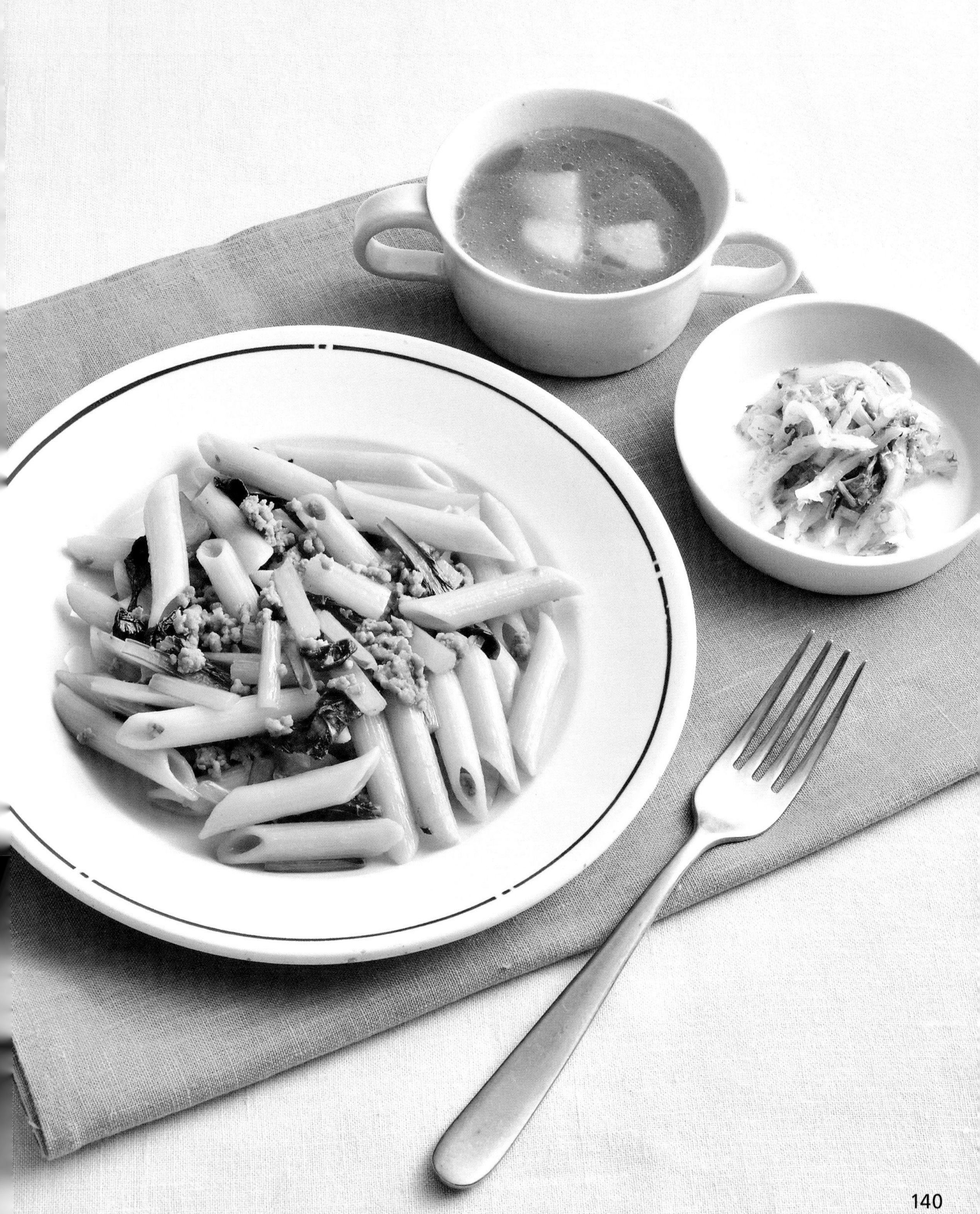

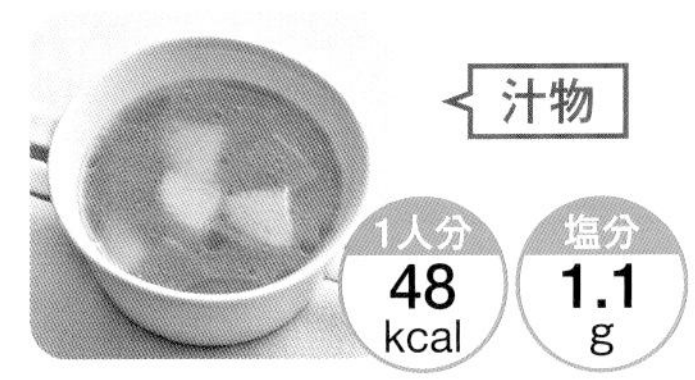
汁物
1人分
48
kcal
塩分
1.1
g

長いもとにんじんの和風スープ

材料（1人分）

長いも …… 30g
にんじん …… 2㎝（20g）
ごま油 …… 小さじ1/2
A だし汁 …… 3/4カップ
A しょうゆ …… 小さじ1/2
A 塩 …… 少々

作り方

1 長いもは皮をむいて1㎝厚さのいちょう切り、にんじんは皮をむいて2～3㎜厚さのいちょう切りにする。

2 鍋にごま油を中火で熱し、1を炒める。全体に油が回り、しんなりとしたらAを加え、やわらかくなるまで弱火で8分ほど煮る。

コレに替えても

かぶのバタースープ ➡p.125
桜えびとチンゲン菜のスープ ➡p.126
トマトのヨーグルトスムージー ➡p.133

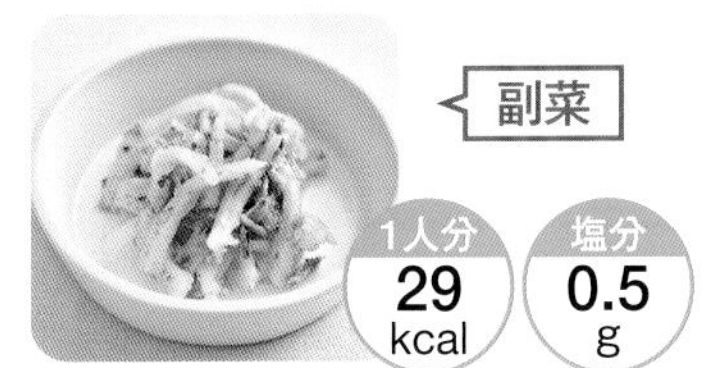
副菜
1人分
29
kcal
塩分
0.5
g

白菜のおかかあえ

材料（1人分）

白菜 …… 大1/2枚（60g）
A ごま油 …… 小さじ1/2
A 削り節 …… 1/4パック（1g）
A 塩 …… 少々

作り方

1 白菜は細切りにする。

2 1を耐熱ボウルに入れてラップをかけ、電子レンジ（600W）で1分ほど加熱する。白菜がしんなりとしたら水気を絞る。

3 ボウルに2とAを入れ、あえる。

コレに替えても

トマトのみぞれ甘酢あえ ➡p.114
蒸しなすのごまマヨあえ ➡p.119
じゃがいもの青のりソテー ➡p.123

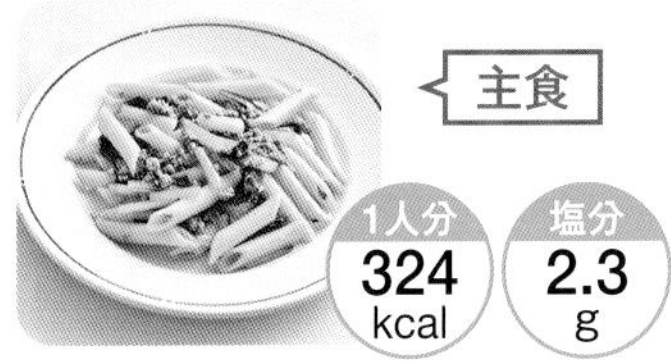
主食
1人分
324
kcal
塩分
2.3
g

ひき肉と小松菜の和風パスタ

材料（1人分）

ペンネ …… 50g
小松菜 …… 2株（50g）
塩 …… 適量
オリーブ油 …… 小さじ1/2
豚ひき肉 …… 40g
A ペンネのゆで汁 …… 大さじ1
A しょうゆ …… 小さじ1
A バター …… 5g
A 砂糖 …… 小さじ1/4

作り方

1 小松菜は3㎝長さに切る。

2 鍋にたっぷりの湯を沸かして塩を入れ、ペンネをパッケージの表示時間通りにゆでてざるに上げ、水気をきる。Aで使用するゆで汁大さじ1を取り分けておく。

3 フライパンにオリーブ油を中火で熱し、ひき肉を炒める。色が変わったら1を加えて炒め合わせ、小松菜がしんなりとしたら2とAを加えてさっとからめる。

コレに替えても

豚肉とかぶの和風スープパスタ ➡p.94
ナポリタンペンネ ➡p.95
えびクリームペンネ ➡p.95

POINT

味つけを変えて料理のバリエーションを増やす

和風パスタのしょうゆとバターの味つけを、トマトソースに替えるだけでイタリアンに。味つけはベースのソースを替えるだけでも大きく変化するので、いくつかパターンを持っておくと便利です。

オイスターソース、ケチャップ、ウスターソースなどの調味料を使ってみるのもおすすめ。いろいろな味つけで料理を楽しみましょう。また、粉チーズやおかかなどをふっても、味が変わります。食欲がそそられるいつもと違う味つけにチャレンジしてみては。

コラム

お惣菜を買うとき・外食をするときのポイント

退院後しばらくは、1日5〜6回の分食となるため、市販のお総菜を利用すると、食事作りの負担が減ります。ただし、揚げ物や炒め物など油を多く使った料理は、食べ慣れてから少しずつトライしていきましょう。

食べることに自信がついたら外食もOKですが、消化のよい食品や調理法のメニューを選びましょう。また、一気に全部食べず、少量をゆっくりよく噛んで食べるように。最初は食べ残すくらいのほうが無難です。下記におすすめのメニューを紹介します。メニュー選びの参考にしてください。

中食 コンビニ・スーパー

- **お総菜** … ポテトサラダ、野菜サラダ、煮物、豆腐など消化のよいものを選ぶ。
- **おでん** … 昆布やごぼう巻きなどを除いたものを。
- **お弁当** … 退院してしばらくは、根菜類やのりが入ったお弁当は避けて。マカロニグラタンやうどんなどがおすすめ。
- **みそ汁・スープ** … 退院してしばらくは、わかめのみそ汁は避けて。野菜スープや春雨スープなどはおすすめ。
- **あんまん** … こしあんならOK。高エネルギーなので間食におすすめ。
- **プリン・シュークリームなど** … 手軽にとれる高エネルギーのおやつ。

外食 ファミリーレストラン

- **雑炊・リゾット** … 消化がよいのでおすすめ。
- **ペンネ・マカロニ・ドリア** … ペンネやマカロニは、スルッと飲みこまずによく噛んで食べて。ドリアはやわらかく消化にもよい。
- **オムレツ** … ふわふわの卵料理は消化しやすく、高栄養なのでおすすめ。
- **豆腐和風ハンバーグ** … 100%ビーフではなく豆腐が入っていると、消化しやすい。
- **煮魚定食** … 煮魚は焼き魚よりも消化しやすい。野菜の副菜やみそ汁がセットされているので、栄養バランスもよい。

外食 そば・うどん店

- **煮込みうどん** … やわらかくて消化しやすいのでおすすめ。
- **卵とじうどん** … 卵とじは消化によいのでおすすめ。
- **あんかけうどん** … あんかけなので、食べやすい。野菜が多く入ったものがベスト。
- **親子丼** … 鶏肉、玉ねぎ、卵を煮込んでいるので消化がよい。

★そばは食物繊維が多いため、消化に時間がかかります。また、のどごしや香りを楽しむため、すするような食べ方をするので、よく噛まないのも問題。そば屋でもうどんを注文するのがベター。食べ慣れてしばらくしたら、卵とじそばやあんかけそばからトライを。

手術前の食事に戻るまで、控えたほうが無難

- **ラーメン店** … めんのつなぎに消化しにくい「かん水」が使われているほか、脂質も多いので注意。辛いラーメンも刺激が強いので避ける。

Part 4

食事作りの負担軽減メニュー

まとめて作っておくと便利な「作りおき」、「缶詰」や「スーパー・コンビニのお惣菜」のアレンジ料理、職場復帰時におすすめのお弁当など、簡単！おいしいレシピを紹介します。

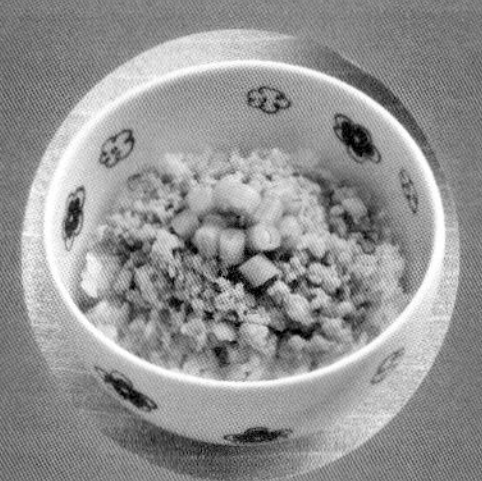
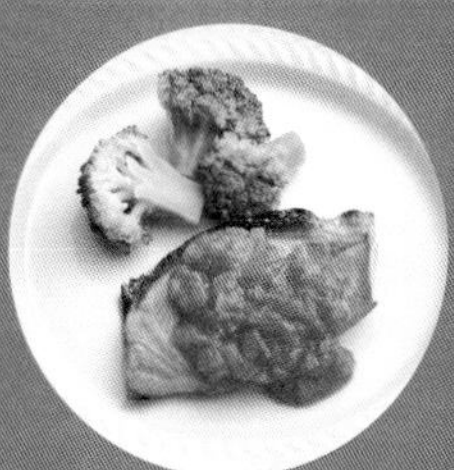
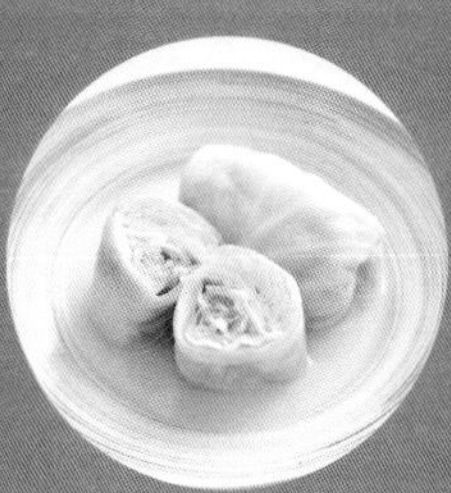

作りおき

ミートソース

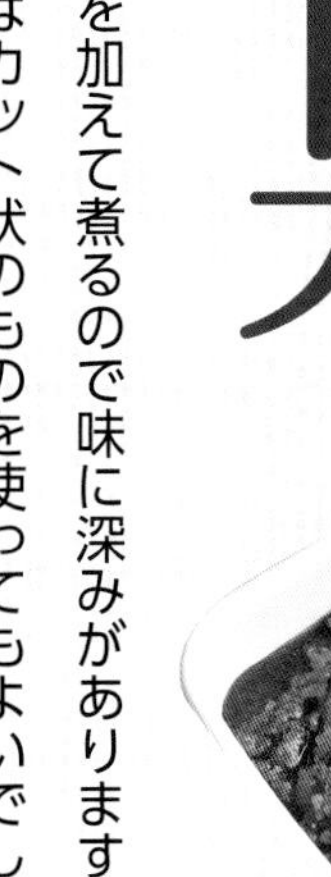

赤ワインを加えて煮るので味に深みがあります。トマト缶はカット状のものを使ってもよいでしょう。時間のあるときにまとめて作っておけば、忙しいときに便利です。

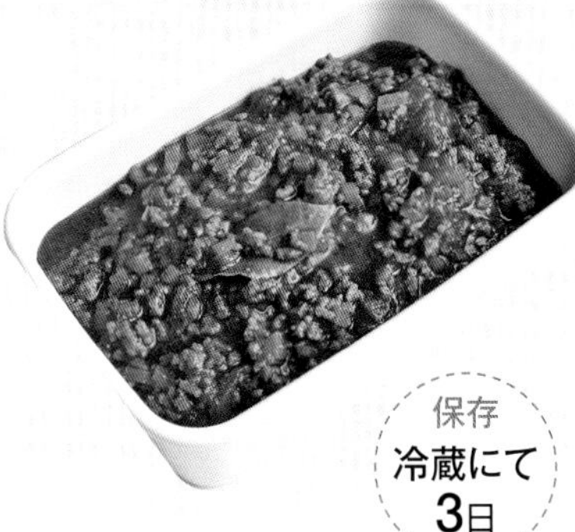

保存 冷蔵にて3日

1人分 172 kcal　塩分 0.8 g

材料（作りやすい分量・6人分）

合いびき肉 …… 300g
玉ねぎ …… 1/2個（100g）
セロリ …… 1/3本（30g）
にんじん …… 1/4本（50g）
オリーブ油 …… 大さじ1
赤ワイン …… 1/4カップ
トマト缶（ホール） …… 1缶（400g）
A
トマトケチャップ・中濃ソース …… 各大さじ1
砂糖・塩 …… 各小さじ1/2
こしょう …… 適量
ローリエ …… 1枚
塩・こしょう …… 各少々

作り方

1 玉ねぎは粗いみじん切りにする。セロリは筋を取り、にんじんは皮をむいてともに粗いみじん切りにする。フライパンにオリーブ油を中火で熱し、野菜を炒める。しんなりとしたらひき肉を加えて炒め合わせ、ひき肉の色が変わったら赤ワインを加える。

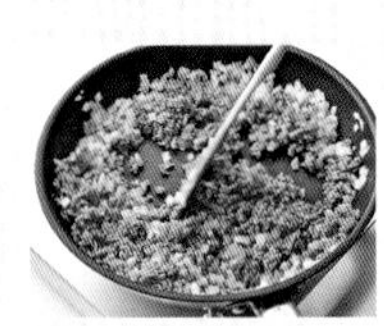

2 煮立ったらトマト缶を汁ごと入れてトマトをつぶし、Aを加えてふたをし、弱火で15分ほど煮る。

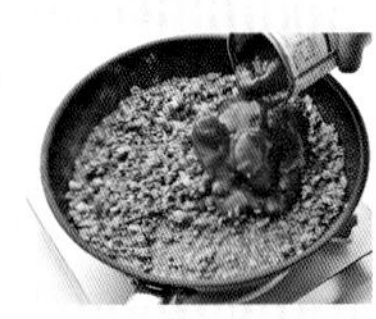

3 ふたを取って強火にし、3～4分煮詰めて塩、こしょうで味をととのえる。耐熱の保存容器に移して粗熱を取ったら、冷蔵庫で保存する。

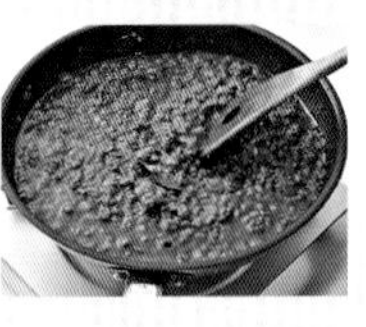

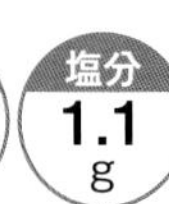

1人分 283 kcal　塩分 1.1 g

相性バツグンのなすと一緒に

なすのミートグラタン

材料（1人分）

ミートソース …… 1/2カップ（100g）
なす …… 1本（100g）
オリーブ油 …… 小さじ1
ピザ用チーズ …… 15g

作り方

1 なすは1㎝厚さの輪切りにし、水にさらして水気をきる。
※退院直後の人は、なすの皮はむいて。食べられるようになった人も、気になる場合は皮をむいたほうが無難です。

2 フライパンにオリーブ油を中火で熱し、1を火が通るまで焼く。

3 耐熱容器に2を入れ、ミートソースとチーズをかける。オーブントースターで表面に薄く焼き色がつくまで4～5分焼く。

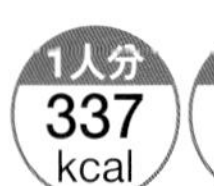
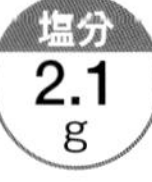

1人分 337 kcal　塩分 2.1 g

さっとからめるだけで完成

ミートソースペンネ

材料（1人分）

ミートソース …… 1/2カップ（100g）
塩 …… 適量
ペンネ …… 50g
パセリ（みじん切り） …… 少々

作り方

1 鍋にたっぷりの湯を沸かして塩を入れ、ペンネをパッケージの表示時間通りにゆでてざるに上げ、水気をきる。

2 フライパンを中火で熱し、ミートソースを温める。1を加えてさっとからめ、器に盛ってパセリをふる。

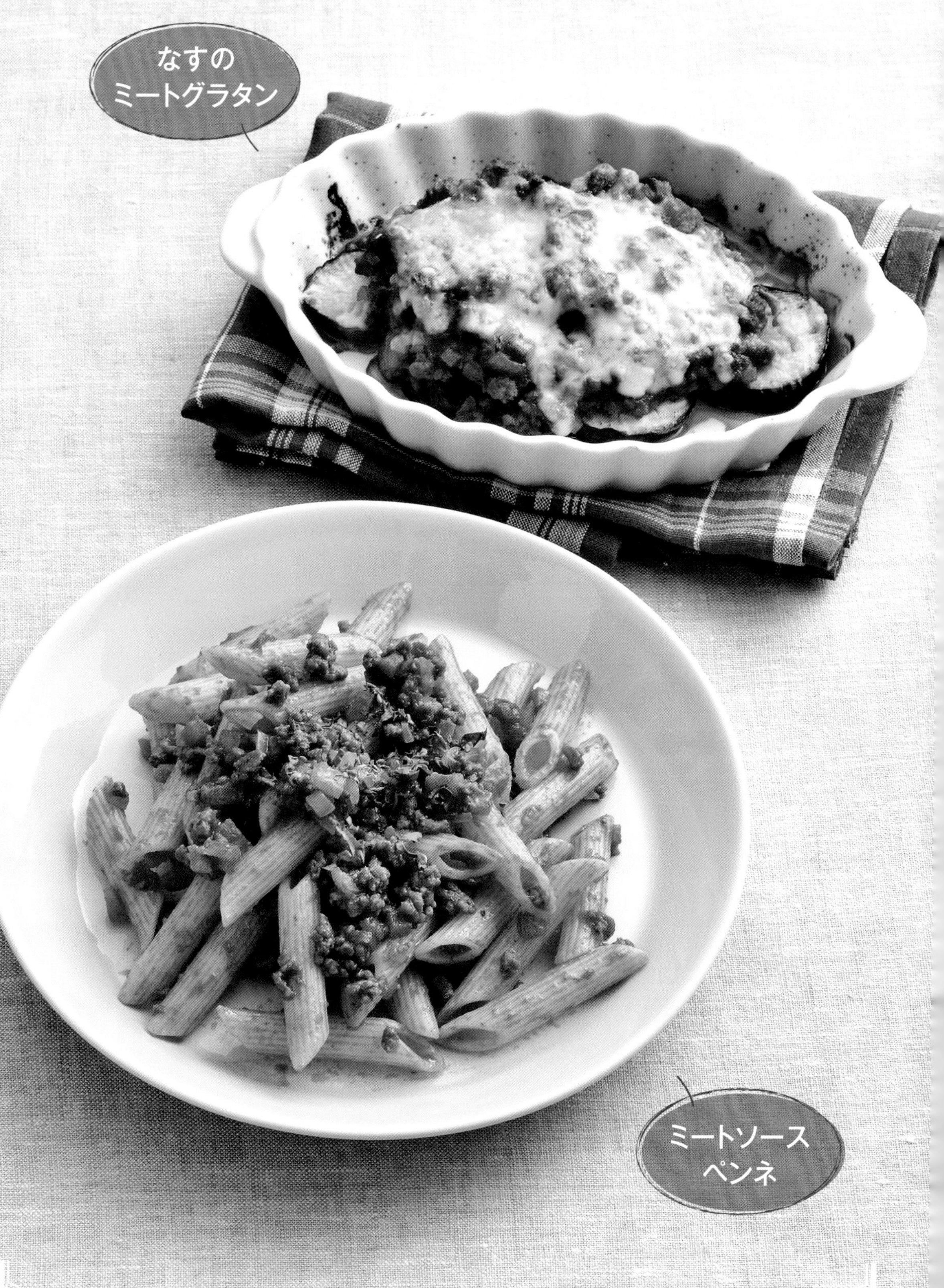
なすの
ミートグラタン
ミートソース
ペンネ

作りおき

鶏そぼろ

食べやすい甘辛味。ひき肉がかたまりにならないよう、よく混ぜながら煮るのがポイント。卵焼きの具や、とろみをつけて蒸し野菜にかけるなど、いろいろな料理に使えます。

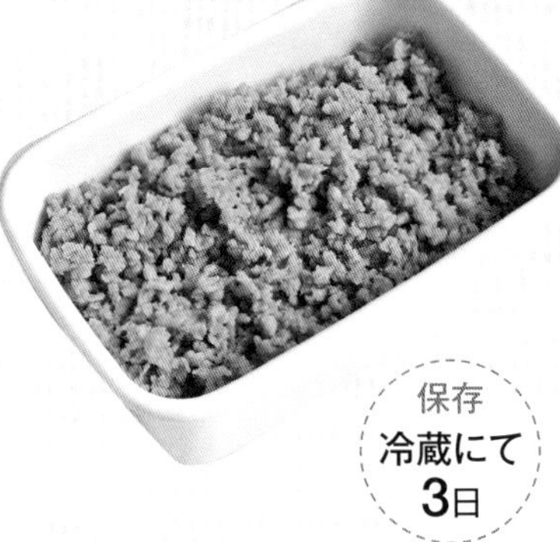

保存
冷蔵にて
3日

1人分 107 kcal　塩分 0.7 g

材料（作りやすい分量・6人分）

鶏ひき肉 …… 300g
しょうゆ・酒・みりん …… 各大さじ1と1/2
砂糖 …… 大さじ1/2

作り方

1 鍋にひき肉を入れ、調味料を全て入れる。

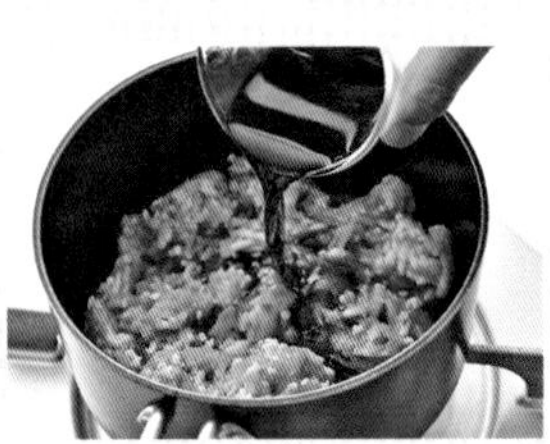

2 1を中火にかけ、菜箸で混ぜる。

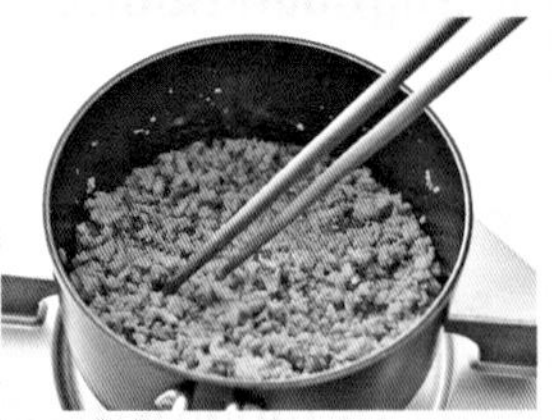

3 よく混ぜながら汁気がなくなるまで10〜12分煮る。耐熱の保存容器に移して粗熱を取ったら、冷蔵庫で保存する。

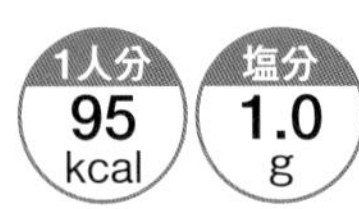
1人分
95
kcal
塩分
1.0
g

青菜とあえて副菜に

小松菜のそぼろあえ

材料（1人分）

鶏そぼろ …… 大さじ2
小松菜 …… 2株（50g）
A ごま油 …… 小さじ1/4
　塩 …… 少々

作り方

1 鍋に湯を沸かし、小松菜をやわらかくゆでて冷水に取って冷まし、水気を絞って3㎝長さに切る。

2 ボウルに鶏そぼろ、1とAを入れてあえる。

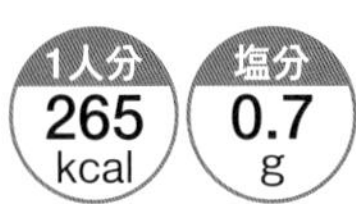
1人分
265
kcal
塩分
0.7
g

かけるだけでグレードアップ

そぼろ丼

材料（1人分）

鶏そぼろ …… 50g
さやいんげん …… 1本
温かいごはん …… 100g

作り方

1 鍋に湯を沸かし、さやいんげんをやわらかくゆでてざるに上げ、水気をきって小口切りにする。

2 器にごはんを盛り、電子レンジ（600W）で温めた鶏そぼろと1をのせる。

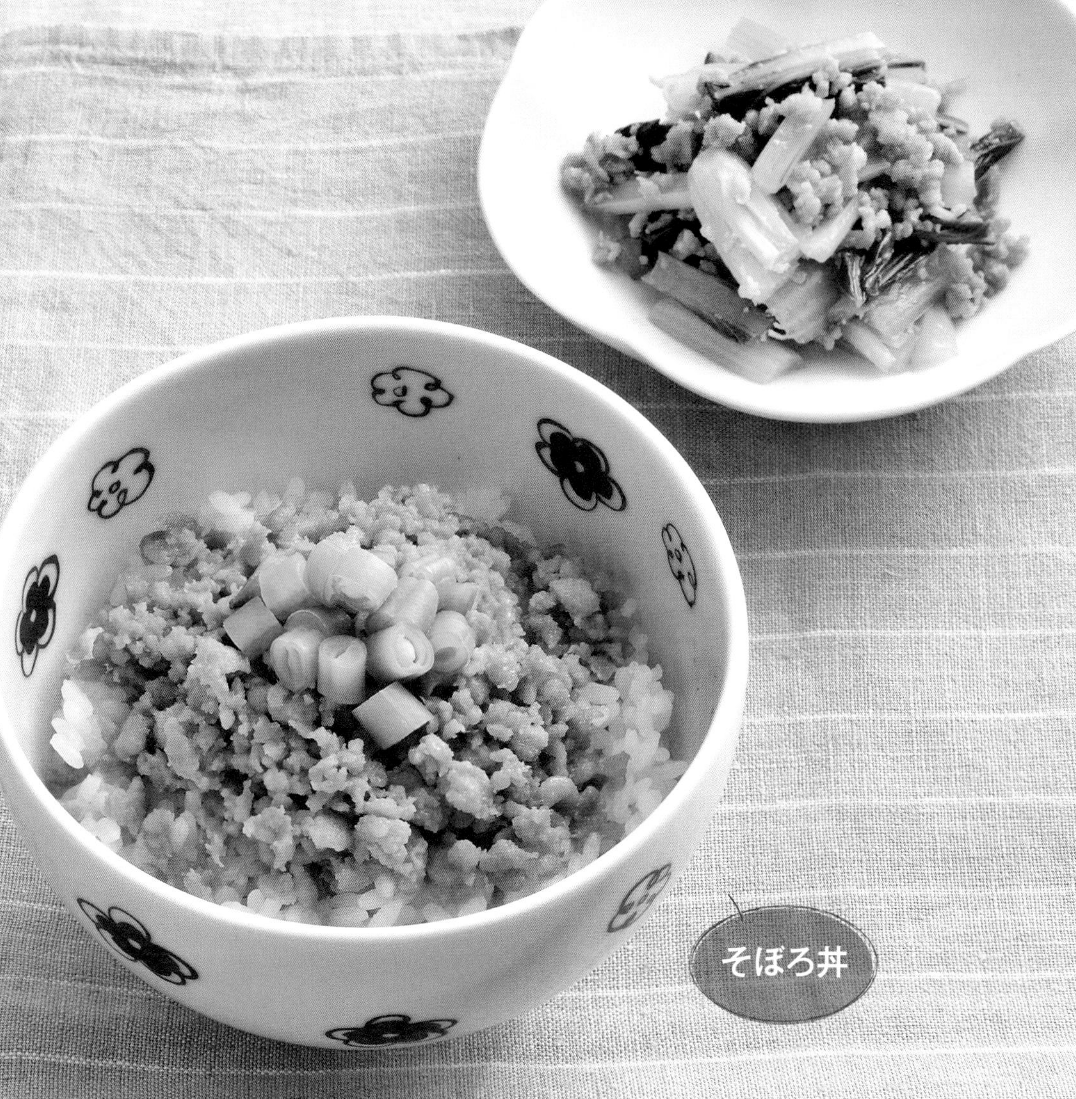
小松菜の
そぼろあえ
そぼろ丼

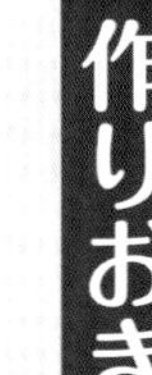

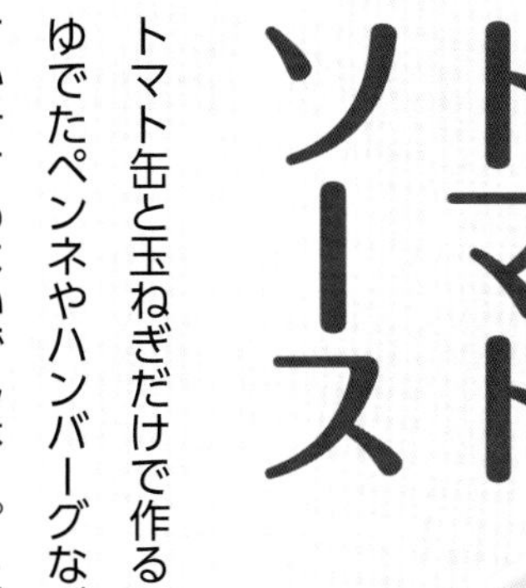

作りおき トマトソース

トマト缶と玉ねぎだけで作るシンプルなソース。ゆでたペンネやハンバーグなどに、ソースとしてかけてもよいでしょう。うどんやそうめんにも合い、あると重宝します。

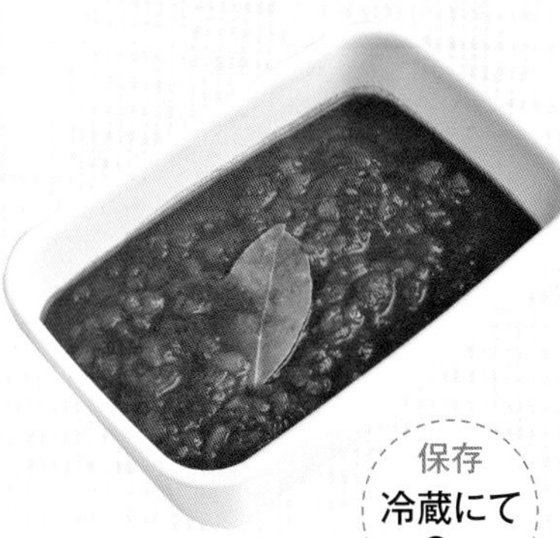

保存 冷蔵にて3日

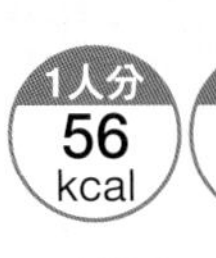

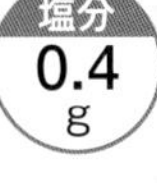

材料（作りやすい分量・6人分）

玉ねぎ …… 1/2個（100g）
オリーブ油 …… 大さじ2

A
- トマト缶（ホール） …… 1缶（400g）
- 塩・砂糖 …… 各小さじ1/2
- ローリエ …… 1枚

作り方

1 玉ねぎは粗いみじん切りにする。フライパンにオリーブ油を中火で熱し、玉ねぎを炒める。

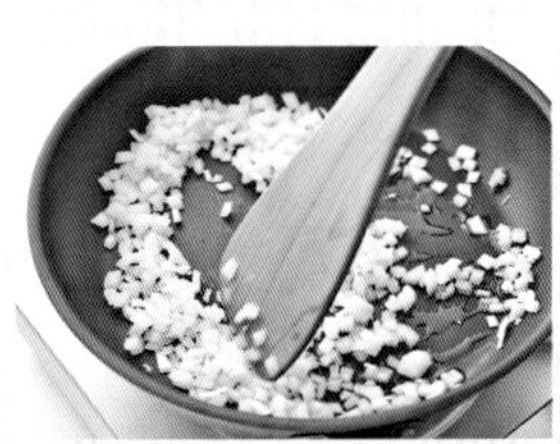

2 玉ねぎがしんなりとしたらAを加える。

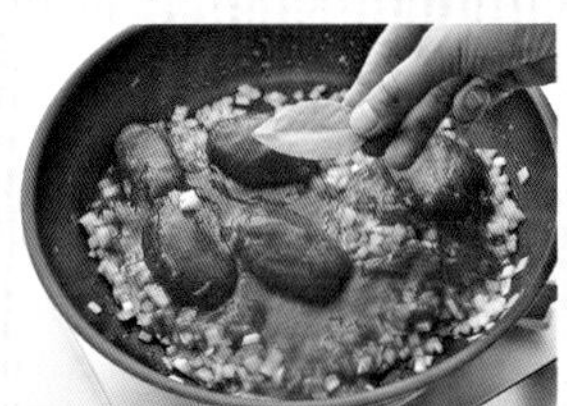

3 トマトをつぶしてトロッとするまで弱火で15分ほど煮詰める。耐熱の保存容器に移して粗熱を取ったら、冷蔵庫で保存する。

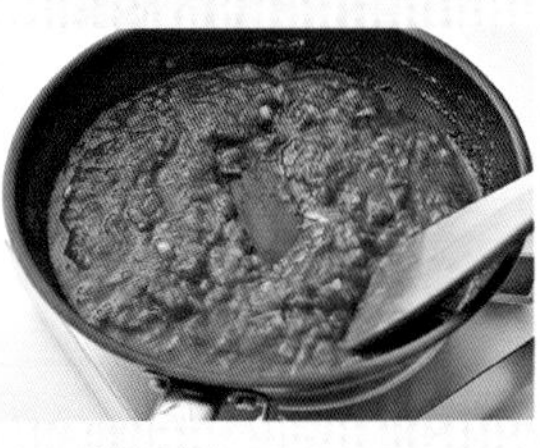

1人分 138 kcal　塩分 1.0 g

かけるだけでイタリアンに

さけのトマトソース

材料（1人分）

トマトソース …… 1/4カップ（50g）
ブロッコリー …… 1房（20g）
生さけ（切り身） …… 小1切れ（60g）
塩 …… 少々

作り方

1 鍋にトマトソースを入れて弱火で熱し、温める。

2 ブロッコリーはひと口大に切る。鍋に湯を沸かし、ブロッコリーをやわらかくゆでてざるに上げ、水気をきる。

3 さけに塩をふる。魚焼きグリルを中火で熱し、さけを5～6分焼く。全体に火が通ったら器に盛り、1をかけて2を添える。

1人分 80 kcal　塩分 1.0 g

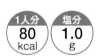

いろいろな具材を入れて

ツナトマトスープ

材料（1人分）

A
- トマトソース …… 1/4カップ（50g）
- 水 …… 3/4カップ
- 塩 …… 少々

ツナ缶（水煮） …… 1/3缶（25g）
キャベツ …… 1/2枚（30g）

作り方

1 ツナ缶は缶汁を軽くきる。キャベツは2～3㎝四方に切る。

2 鍋にAを入れて中火で煮立て、1を加えてふたをし、キャベツがやわらかくなるまで弱火で8分ほど煮る。

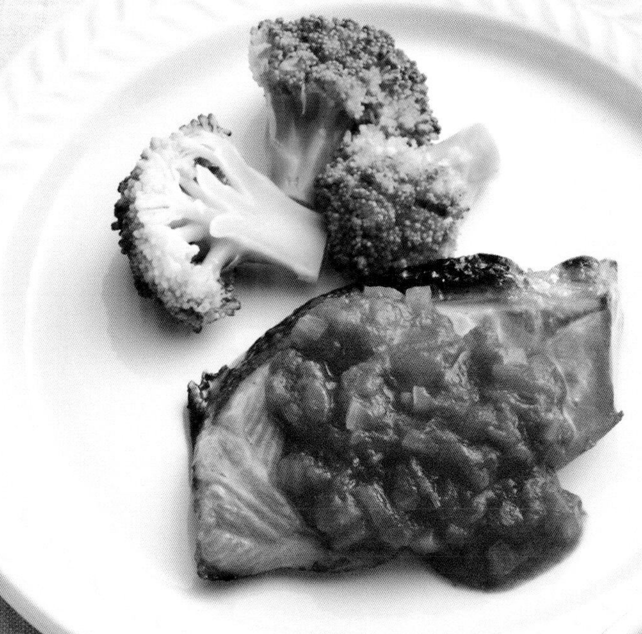
さけの
トマトソース

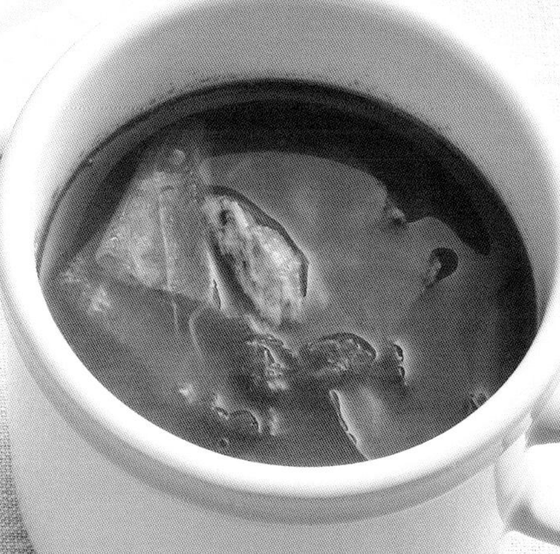
ツナトマト
スープ

作りおき

蒸し鶏

皮をつけたまま、蒸し汁ごと保存するとパサつきません。ささみで作ってもOKです。料理に使うときは脂身の多い皮を取り、手で割いたり、切ったりして使いましょう。

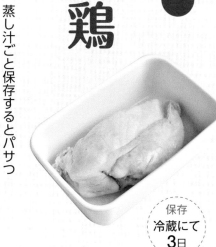

保存 冷蔵にて 3日

1人分 85 kcal　塩分 0.4 g

材料（作りやすい分量・4人分）

鶏むね肉（皮つき）…… 1枚

A
- 酒 …… 大さじ1/2
- 塩 …… 小さじ1/4

作り方

1 耐熱皿に鶏肉をのせてAをふる。

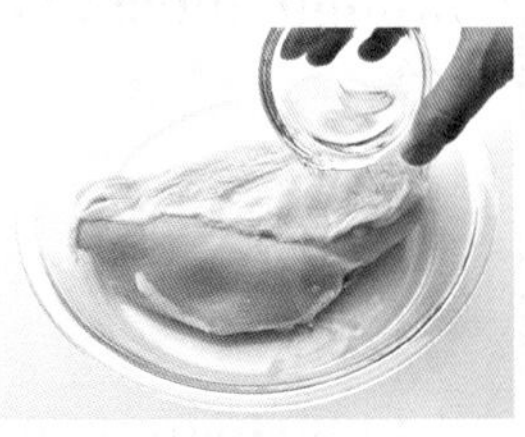

2 ラップをかけて電子レンジ（600W）で2～3分ほど加熱する。鶏肉を裏返して再びラップをかけ、さらに2～3分加熱して冷ます。皮をつけたまま保存容器に移し、蒸し汁も一緒に加え、冷蔵庫で保存する。

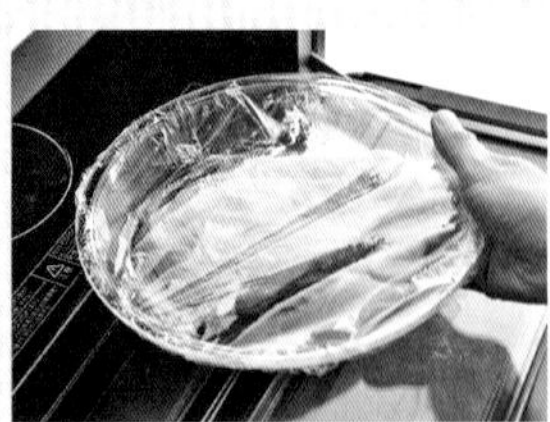

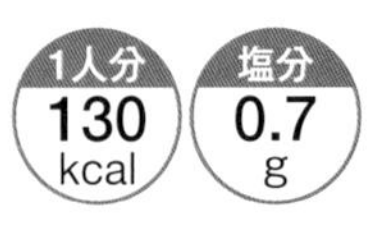
1人分
130
kcal
塩分
0.7
g

マヨネーズしょうゆであえて

蒸し鶏とブロッコリーのサラダ

材料（1人分）

蒸し鶏 …… 50g

ブロッコリー …… 2房（30g）

A
- マヨネーズ …… 大さじ1/2
- しょうゆ …… 小さじ1/4

作り方

1 蒸し鶏は食べやすい大きさに割く。

2 ブロッコリーはひと口大に切る。鍋に湯を沸かし、ブロッコリーをやわらかくゆでてざるに上げ、水気をきる。

3 ボウルにAを入れて混ぜ、1と2を加えてあえる。

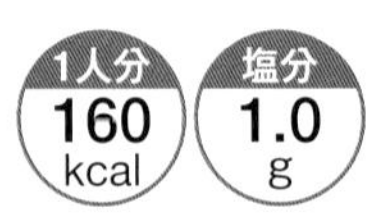
1人分
160
kcal
塩分
1.0
g

ねぎの風味が上品な味わい

蒸し鶏のねぎソース

材料（1人分）

蒸し鶏 …… 1/3枚分

長ねぎ（みじん切り）…… 大さじ2

A
- ごま油 …… 小さじ1
- 塩 …… 少々

作り方

1 蒸し鶏は食べやすい大きさに切って器に盛る。

2 耐熱皿に長ねぎを入れ、ラップをかけて電子レンジ（600W）で30～40秒加熱する。しんなりとしたらAを加えて混ぜ、1にかける。

蒸し鶏と
ブロッコリーの
サラダ

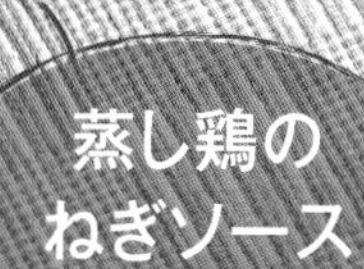

作りおき

さけフレーク

市販品もありますが、簡単に作れるので手作りしてストックしておくと便利です。水分をしっかり飛ばしておくのがポイント。混ぜごはんやゆでた青菜とあえてもおいしいです。

塩分 1.1 g

保存 冷蔵にて3日

材料（作りやすい分量・6人分）

甘塩さけ（切り身）…… 3切れ

A
- 酒 …… 大さじ1
- 塩 …… 小さじ1/4

作り方

1 鍋に湯を沸かし、さけを全体に火が通るまでゆでてざるに上げ、水気をきる。

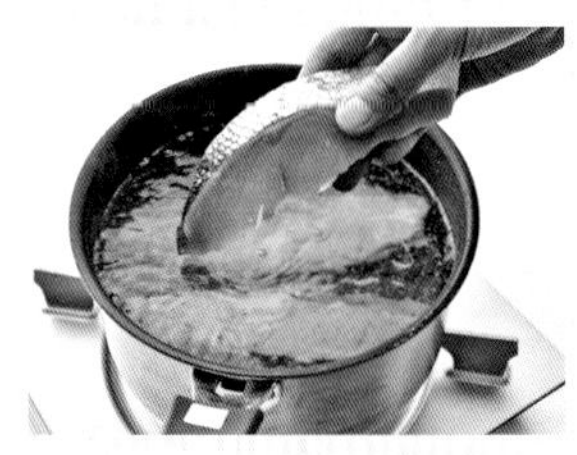

2 粗熱が取れたら皮と骨を取り、身を粗くほぐす。

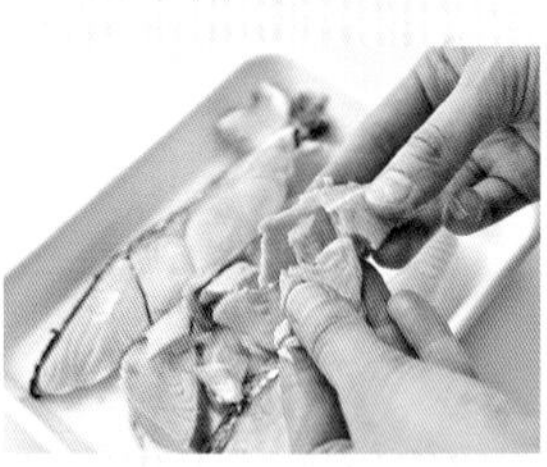

3 フライパンを中火で熱し、1をから炒りする。水分が飛んでパラッとしたらAを加え、さらに1～2分炒める。耐熱の保存容器に移して粗熱が取れたら、冷蔵庫で保存する。

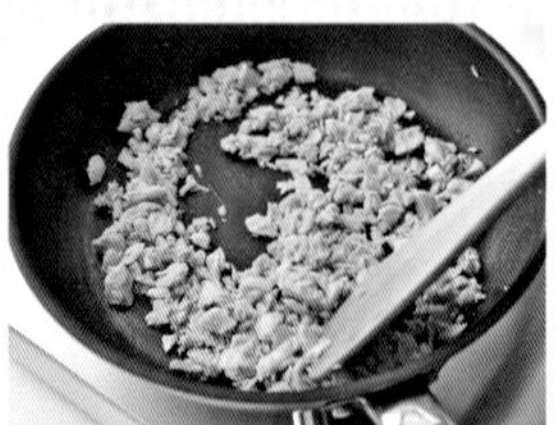

1人分 91 kcal　塩分 0.6 g

簡単に栄養アップ

さけ冷ややっこ

材料（1人分）

さけフレーク …… 大さじ1
ピーマン …… 1/2個（18g）
ごま油 …… 小さじ1/3
絹ごし豆腐 …… 1/3丁（100g）
しょうゆ …… 適量

作り方

1 ピーマンは細切りにして耐熱ボウルに入れ、ラップをかけて電子レンジ（600W）で30秒ほど加熱する。ピーマンがしんなりとしたら、ごま油を加えて混ぜる。

2 器に豆腐を盛り、1、さけフレークをのせてしょうゆをかける。

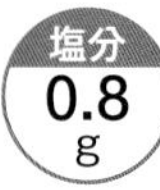

間違いない組み合わせ

さけじゃがあえ

材料（1人分）

A
- さけフレーク …… 大さじ2
- 酢 …… 小さじ1/2
- 塩 …… 少々

青じそ …… 1枚
じゃがいも …… 小1個（100g）

作り方

1 Aは混ぜ合わせる。青じそは粗いみじん切りにする。

2 じゃがいもは皮をむき、ひと口大に切って水にさらし、水気をきる。耐熱ボウルに入れてラップをかけ、電子レンジ（600W）で2～3分加熱する。やわらかくなったらフォークで粗くつぶし、1を加えてあえる。

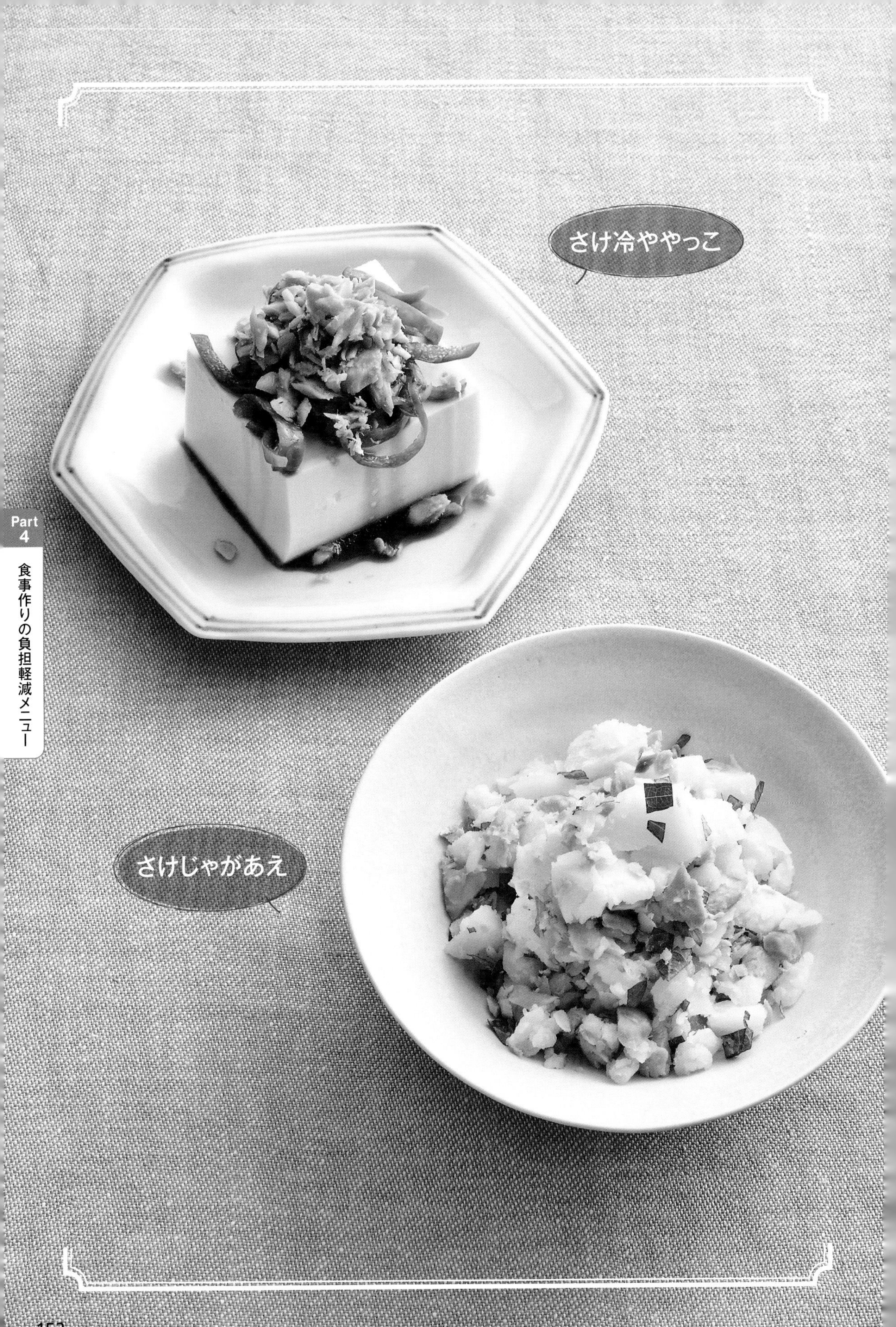

さけ冷ややっこ

さけじゃがあえ

缶詰を使ったレシピ

価格が手ごろで日持ちのする魚の缶詰は、うま味も栄養もたっぷり。すでに加熱処理されているのでやわらかく、下準備の手間が省けて調理時間の短縮にもなります。

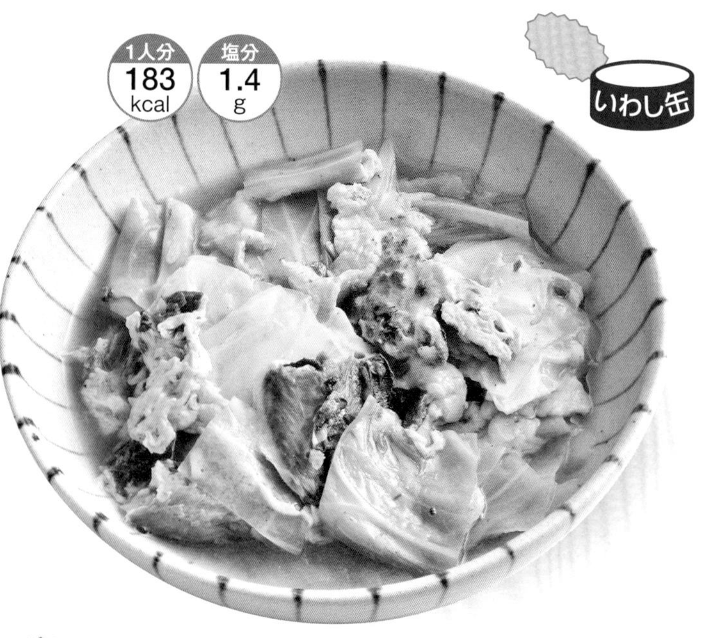
1人分
183
kcal
塩分
1.4
g

いわし缶

かば焼きの味を活かした

いわしとキャベツの卵とじ

材料（1人分）

いわし缶（かば焼き）…… 1/2缶（50g）
キャベツ …… 1枚（50g）
溶き卵 …… 1/2個分
A　水 …… 1/2カップ
　　みりん …… 小さじ1
　　しょうゆ …… 小さじ2/3

作り方

1 キャベツは3㎝四方に切る。

2 フライパンにAを入れて中火で煮立て、いわし缶を汁ごと入れ、キャベツを加えてふたをし、弱火で7～8分煮る。キャベツがやわらかくなったら溶き卵を回し入れ、再びふたをして、卵が好みのかたさになるまで蒸し煮にする。

かに缶

マヨネーズ&牛乳の即席ソースで

かに缶とブロッコリーのマヨグラタン

材料（1人分）

かに缶 …… 1/2缶（27g）
ブロッコリー …… 2房（50g）
A　マヨネーズ …… 大さじ1
　　牛乳 …… 小さじ1
パン粉 …… 大さじ1/2

作り方

1 鍋に湯を沸かし、ひと口大に切ったブロッコリーをやわらかくゆでてざるに上げ、水気をきる。Aは混ぜ合わせる。

2 耐熱容器にブロッコリーと汁をきったかに缶を入れ、Aをかけてパン粉を散らす。オーブントースターで表面に薄く焼き色がつくまで4～5分焼く。

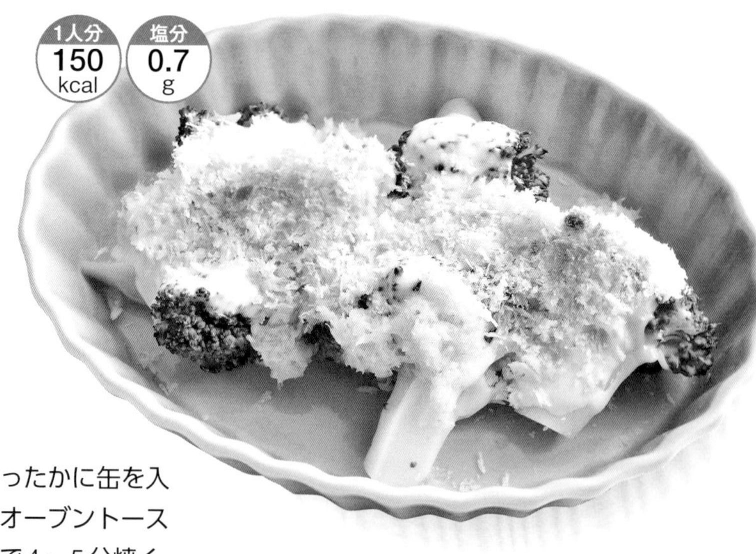
1人分
150
kcal
塩分
0.7
g

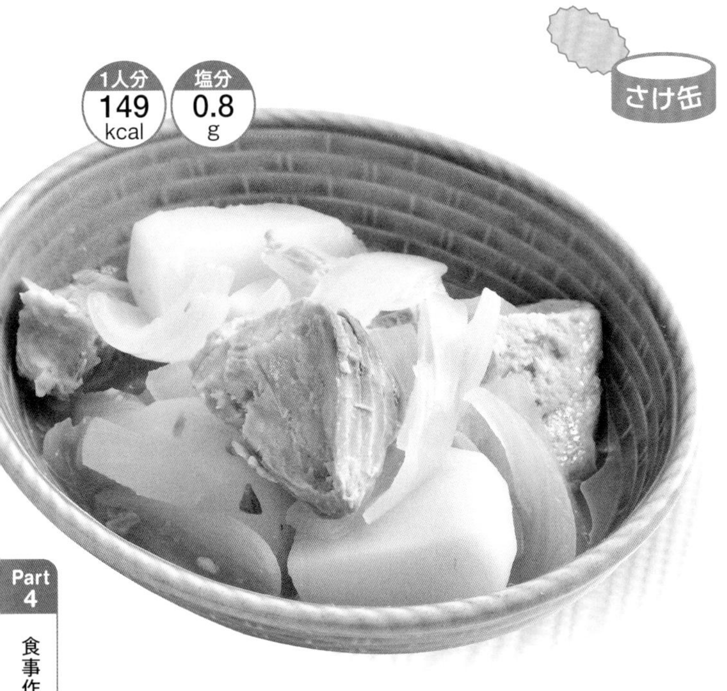
1人分 149 kcal 塩分 0.8 g

さけ缶

缶汁ごと煮るから調味料は塩のみ

さけじゃが

材料（1人分）

さけ缶（水煮）…… 1/3缶（60g）
じゃがいも …… 1/2個（75g）
玉ねぎ …… 1/6個（33g）
A ［水 …… 1/2カップ
　 塩 …… 少々

作り方

1 じゃがいもは皮をむいてひと口大に切り、水にさらして水気をきる。玉ねぎは1㎝厚さのくし形切りにしてから長さを半分に切る。

2 鍋にAとさけ缶を缶汁ごと入れて中火で煮立て、1を加える。弱火にしてふたをし、じゃがいもがやわらかくなるまで10分ほど煮る。

さけ缶

ミニトマトの代わりにゆでた小松菜でも

さけとミニトマトのおろしあえ

1人分 126 kcal 塩分 0.8 g

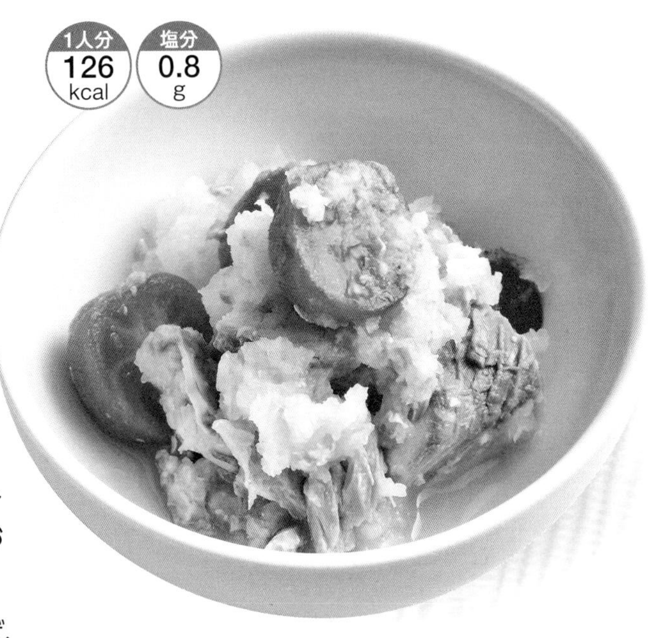

材料（1人分）

さけ缶（水煮）…… 1/3缶（60g）
ミニトマト …… 3個
大根おろし …… 50g
A ［酢 …… 小さじ2
　 砂糖 …… 小さじ1
　 塩 …… 少々

作り方

1 さけ缶は缶汁を軽くきる。ミニトマトは皮を湯むきして半分に切る。大根おろしは汁気をきる。

2 ボウルにAと大根おろしを入れて混ぜ、さけとミニトマトを加えてあえる。

オーブントースターで焼いても

さば缶

さばと野菜のホイル焼き

1人分 212 kcal　塩分 1.0 g

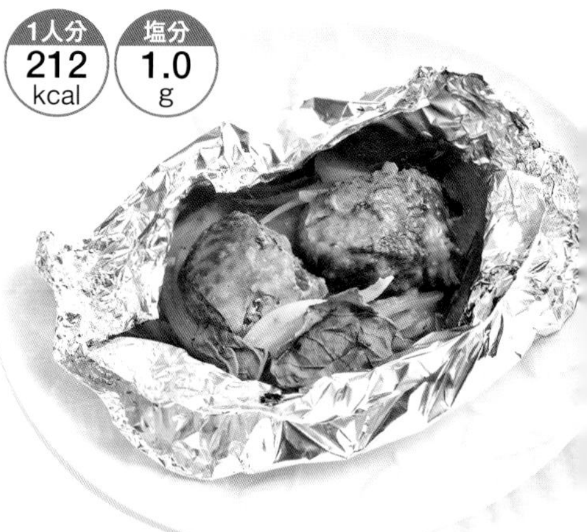

材料（1人分）

さば缶（みそ煮）
　……1/2缶（95g）
小松菜……1株（30g）
玉ねぎ……1/8個（25g）

作り方

1 小松菜は3㎝長さに切る。玉ねぎは薄切りにする。

2 器状にしたアルミホイルに1とさば缶を汁ごと入れ、ぴっちりと包む。

3 魚焼きグリルを中火で熱し、2を4～5分焼く。

セロリのさわやかな香りが広がる

さば缶

さばとセロリの餃子

1人分 162 kcal　塩分 1.2 g

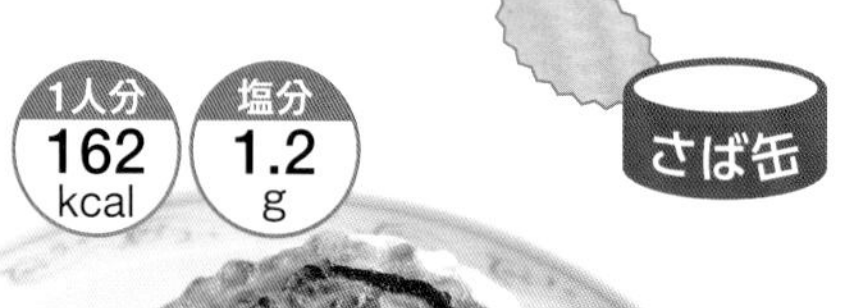

材料（1人分）

さば缶（水煮）
　……1/5缶（40g）
セロリ（粗いみじん切り）
　……大さじ2
塩……少々
A［片栗粉……小さじ1
　 塩……少々
餃子の皮……4枚
サラダ油……小さじ1/2
水……1/3カップ
ごま油……小さじ1/4

作り方

1 さば缶は缶汁を軽くきる。セロリは塩をまぶして5分ほどおき、しんなりとしたら水気を絞る。

2 ボウルに1とAを入れて混ぜる。

3 餃子の皮1枚に2の1/4量をのせて包む。残りも同様にする。

4 フライパンにサラダ油を中火で熱し、3を並べて焼く。焼き色がついたら水を加えてふたをし、5～6分蒸し焼きにする。水分が少なくなったらふたを取り、強火にしてごま油を回し入れ、カリッとするまで焼く。

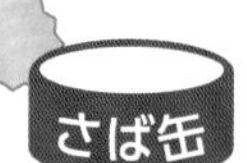

さば缶

缶汁ごと使うからだし汁は不要

さばと大根のみそ汁

1人分 187 kcal　塩分 2.0 g

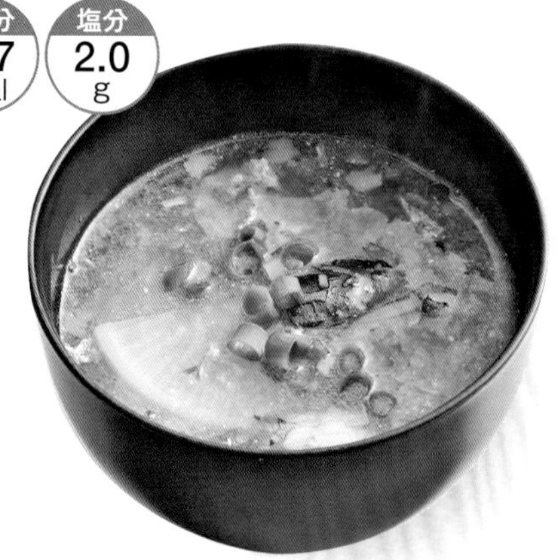

材料（1人分）

さば缶（水煮）
　……1/2缶（95g）
大根……1.5㎝（30g）
水……3/4カップ
みそ……大さじ1/2
小ねぎ（小口切り）
　……適量

作り方

1 大根は皮をむき、2～3㎜厚さのいちょう切りにする。

2 鍋にさば缶を汁ごとと水を入れて中火で煮立て、1を加えてふたをし、弱火で8分ほど煮る。大根がやわらかくなったらみそを溶き入れ、器に盛って小ねぎを散らす。

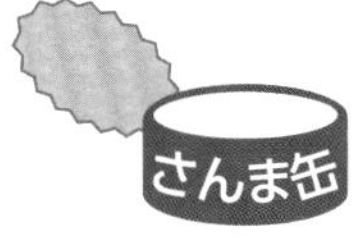

3つの食感の違いが楽しい

さんまときゅうりのとろろかけ

1人分 134 kcal　塩分 1.0 g

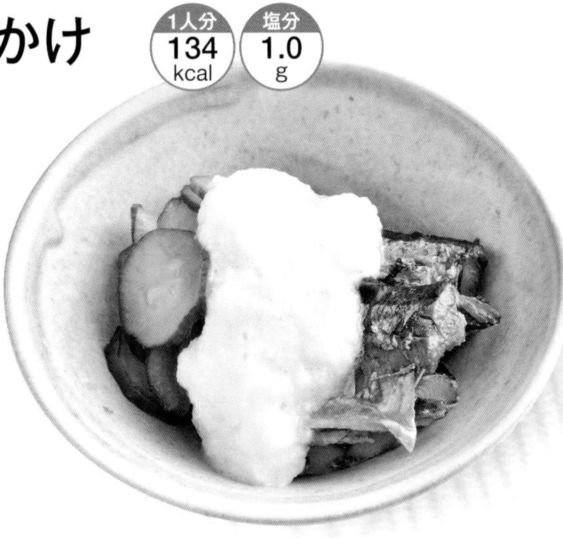

材料（1人分）

さんま缶（かば焼き）
…… 1/2缶（50g）
きゅうり …… 小1/2本（40g）
塩 …… 少々
長いも …… 30g

作り方

1 きゅうりは小口切りにして塩をまぶし、10分ほどおいてしんなりとしたら水気を絞る。長いもは皮をむいてすりおろす。さんま缶は汁をきる。

2 器にさんまときゅうりを盛りつけ、長いもをかける。

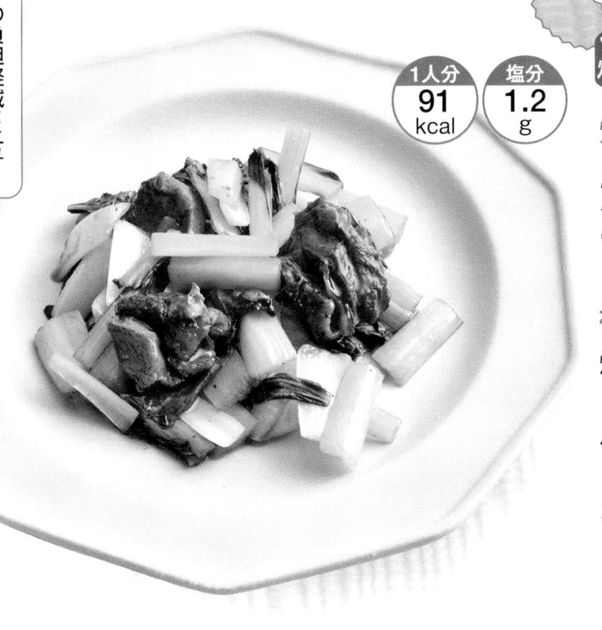

1人分 91 kcal　塩分 1.2 g

焼き鳥缶

焼き鳥は温める程度に炒めればOK

焼き鳥と小松菜の甘辛炒め

材料（1人分）

焼き鳥缶（たれ味）
…… 1/2缶（35g）
小松菜
…… 大2株（80g）
ごま油・しょうゆ
…… 各小さじ1/2

作り方

1 小松菜は3㎝長さに切る。

2 フライパンにごま油を中火で熱し、1を炒める。しんなりとしたら焼き鳥缶を加えてさっと炒め合わせ、しょうゆを加える。

冷凍食品やレトルト食品、フリーズドライも活用

缶詰以外にも下準備が不要で賞味期限の長い冷凍食品やレトルト食品は、ストックしておくと時間がないときに重宝します。

ただし、味の濃すぎるものや消化に負担のかかりそうな揚げ物などはなるべく避けてください。湯で戻すだけのフリーズドライの野菜も、おかずや汁物にアレンジを加えたいときに便利です。

スーパー・コンビニ食品を使ったレシピ

調理する時間がないときや、ちょっと手抜きをしたいときは、市販のお総菜を利用しましょう。ただし、味が濃いものが多いので野菜と合わせたり、ごはんと混ぜたりして、塩分をとり過ぎないように気をつけて。

から揚げの南蛮漬け

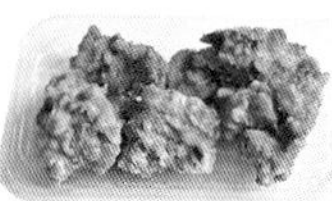

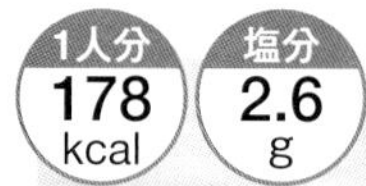

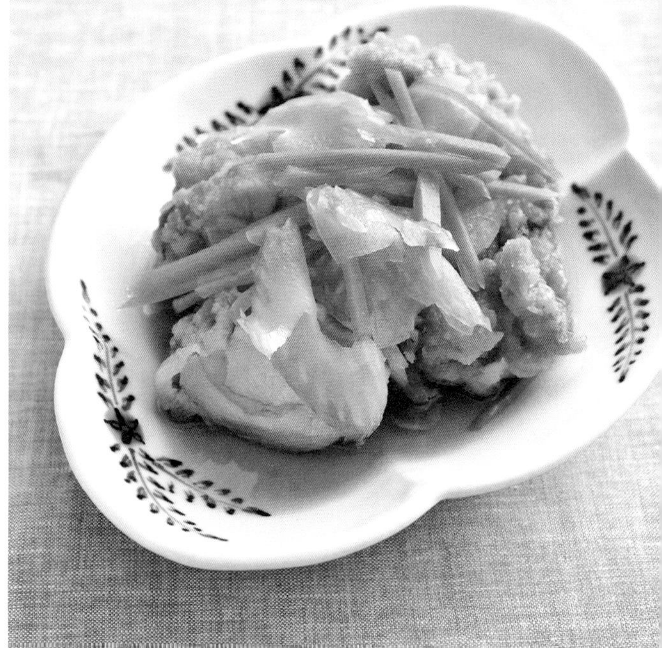

材料（1人分）

鶏のから揚げ（市販）……２個
にんじん……２cm（20g）
セロリ……1/5本（20g）
A［水……小さじ4
　しょうゆ・酢……各小さじ2
　砂糖……小さじ1］

作り方

1 から揚げは半分に切る。にんじんは皮をむいて細切りに、セロリは筋を取って斜め薄切りにする。

2 耐熱ボウルにAを入れて混ぜ、にんじん、セロリを加えてラップをかけ、電子レンジ（600W）で2分ほど加熱する。野菜がしんなりとしたらから揚げを加え、さっとあえる。

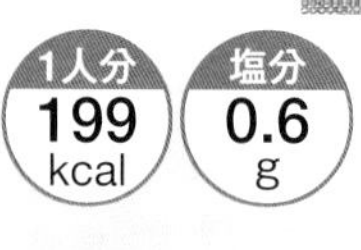

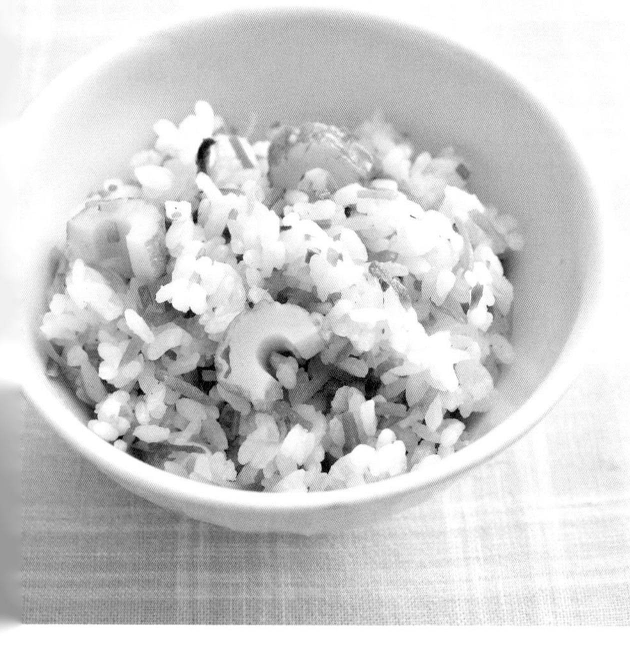

きんぴらの混ぜごはん

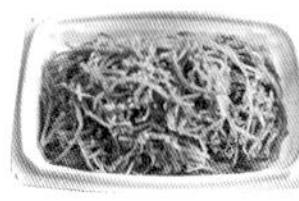

材料（1人分）

きんぴらごぼう（市販）……30g
ちくわ……1/3本
温かいごはん……100g

作り方

1 きんぴらごぼうは細かく刻む。ちくわは1cm厚さの半月切りにする。

2 ボウルにごはんを入れ、1を加えて混ぜる。

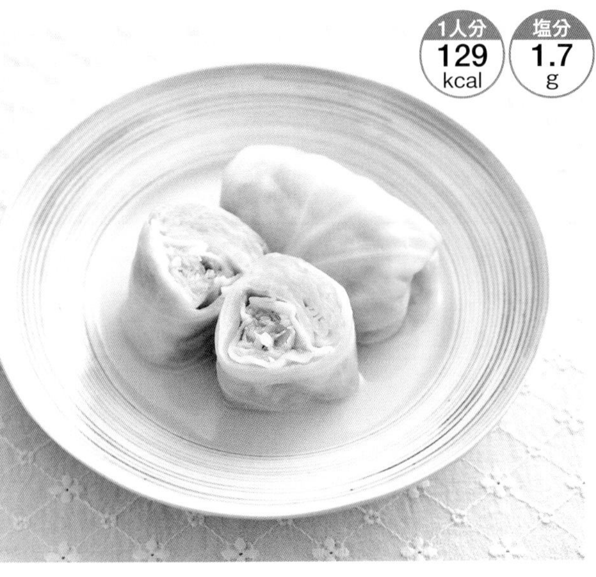

1人分 129 kcal　塩分 1.7 g

餃子のロールキャベツ

材料（1人分）

餃子（市販）…… 2個
キャベツ …… 2枚（100g）
A［水 …… 1と1/2カップ
洋風スープの素 …… 小さじ1/2
塩 …… 少々］

作り方

1 耐熱皿にキャベツをのせ、ラップをかけて電子レンジ（600W）で4～5分加熱する。

2 1に餃子を1個ずつのせて包み、楊枝で留める。

3 鍋にAを入れて中火で煮立て、2の包み終わりを下にして加える。ふたをして、キャベツがやわらかくなるまで12～15分煮る。

ポテサラトースト

1人分 235 kcal　塩分 1.1 g

材料（1人分）

ポテトサラダ（市販）…… 80g
食パン（8枚切り）…… 1枚
マヨネーズ …… 適量

作り方

1 食パンにポテトサラダをのせて全体に広げ、マヨネーズをかける。

2 オーブントースターで表面に薄く焼き色がつくまで4～5分焼く。

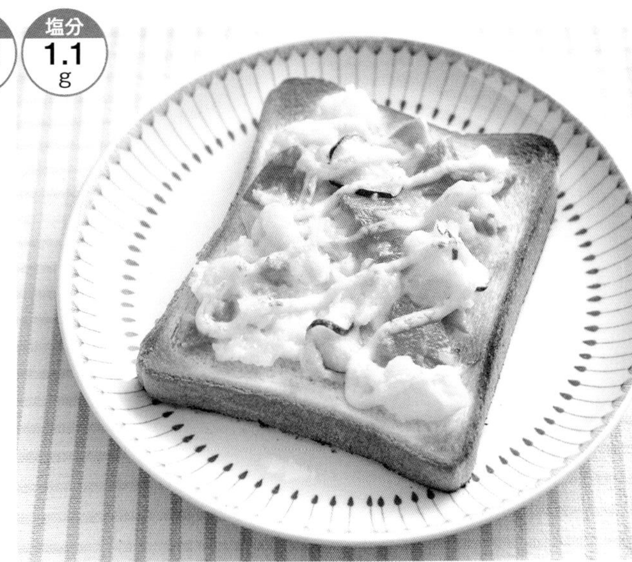

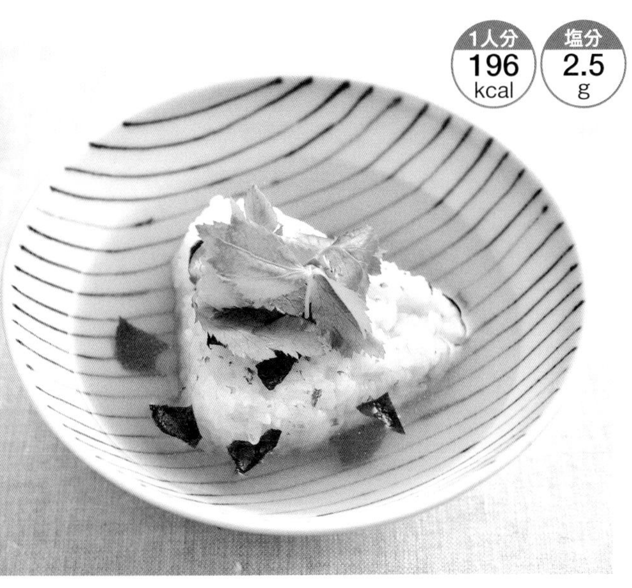

1人分 196 kcal　塩分 2.5 g

おにぎり茶漬け

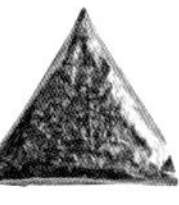

材料（1人分）

おにぎり（梅干し・市販）…… 1個
A［だし汁 …… 3/4カップ
しょうゆ …… 小さじ1/2
塩 …… 少々］
三つ葉の葉 …… 適量

作り方

1 おにぎりはのりを取り除き、耐熱容器に入れてラップをかけ、電子レンジ（600W）で1分ほど加熱する。のりは取っておく。

2 鍋にAを入れて中火で煮立て、1にかける。おにぎりののり少々を細かくちぎって散らし、さらに三つ葉の葉をのせる。

お弁当

市販のお弁当や外食は使われている原材料や調味料がわからないことが多いので、職場にはお弁当を持参すると安心です。消化のよい食材を使って、栄養バランスがよいものを心がけましょう。

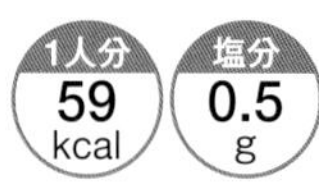
1人分 59kcal 塩分 0.5g

にんじんサラダ

材料（1人分）

にんじん……1/4本（50g）

A
- オリーブ油・酢……各小さじ1
- はちみつ……小さじ1/4
- 塩……少々

作り方

1 にんじんは皮をむいて千切りにし、耐熱ボウルに入れる。ラップをかけて電子レンジ（600W）で1分ほど加熱し、水気をきる。

2 別のボウルにAを入れて混ぜ、1を加えてあえる。

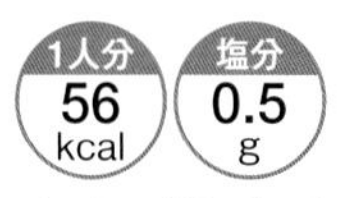
1人分 56kcal 塩分 0.5g

だし巻き卵

材料（作りやすい分量・3人分）

卵……2個

A
- だし汁……大さじ2
- しょうゆ……小さじ1/2
- 塩……少々

サラダ油……適量

作り方

1 ボウルに卵を溶きほぐし、Aを加えて混ぜる。

2 卵焼き器を中火で熱し、サラダ油をなじませる。1の1/3量を流し入れて向こう側から手前に向かって巻き、巻いた卵を向こう側に寄せる。あいたところにサラダ油をなじませ、残りの1の1/2量を流し入れ、さらに巻いた卵焼きの下にも流し入れて同様に焼く。残りの1も同様に焼く。

おにぎり弁当

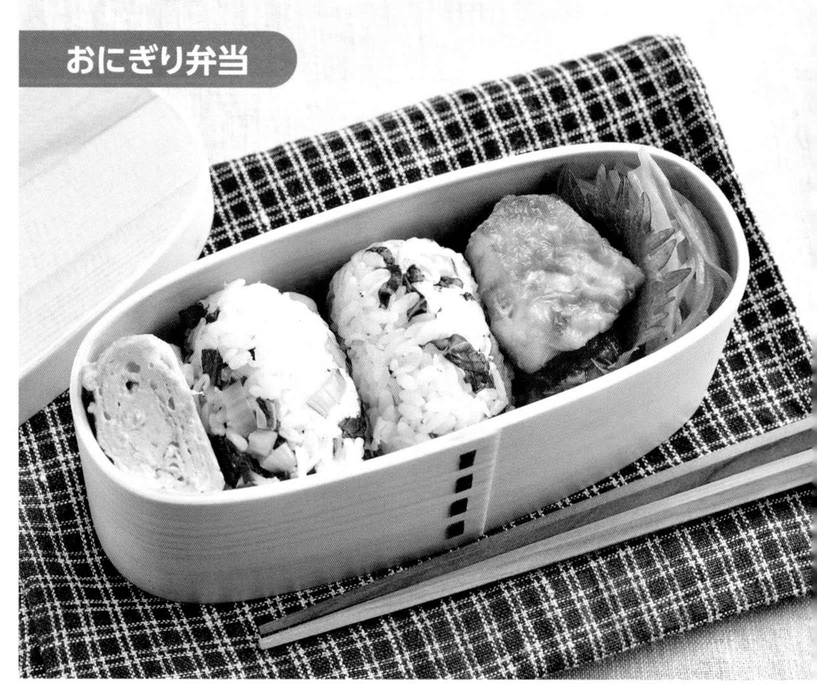

あっさりといただける和風味。ごはんは冷めるとかたくなりやすいので、よく噛んで食べましょう。

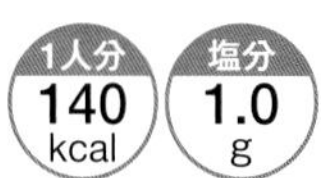
1人分 140kcal 塩分 1.0g

めかじきの照り焼き

材料（1人分）

めかじき（切り身）……小1切れ（60g）

小麦粉……適量

A
- しょうゆ・酒・みりん……各小さじ1
- 砂糖……小さじ1/3

サラダ油……小さじ1/2

作り方

1 めかじきはひと口大に切って小麦粉をまぶす。Aは混ぜ合わせる。

2 フライパンにサラダ油を中火で熱し、めかじきを焼く。焼き色がついたら裏返し、全体に火が通ったらAを加えてからめる。

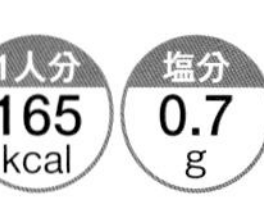
1人分 165kcal 塩分 0.7g

しらすおにぎり

材料（1人分）

温かいごはん……100g

小松菜……小1株（20g）

しらす干し……大さじ1

塩……少々

作り方

1 小松菜は1cm程度の小口切りにして耐熱ボウルに入れ、ラップをかけて電子レンジ（600W）で30秒ほど加熱する。

2 ボウルにごはん、しらす、1を入れて混ぜる。水で濡らした手に塩をつけ、好みの形に握る。

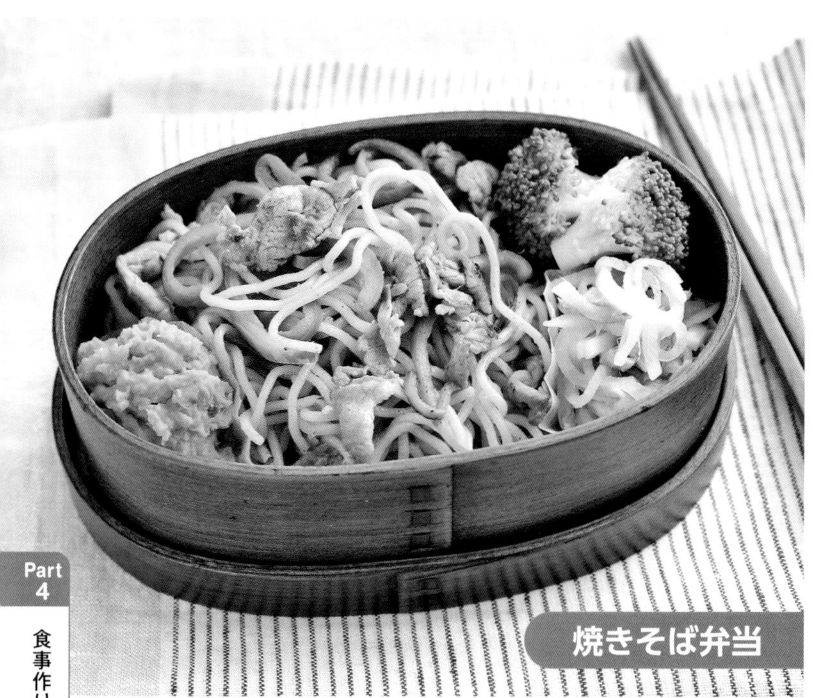
焼きそば弁当

カレー風味を利かせたオイスターソース味の焼きそばがメイン。野菜を使った副菜3品で栄養バランスをとります。食べ慣れてきたら、チャレンジしたいメニューです。

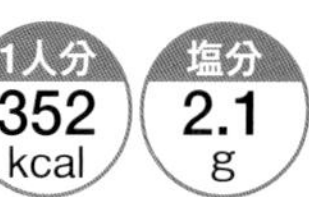

豚肉とピーマンのカレー焼きそば

材料（1人分）

中華蒸しめん（焼きそば用）……1玉
豚こま切れ肉……40g
塩……少々
ピーマン……1個（35g）
A ┌ オイスターソース・酒……各小さじ1
  │ しょうゆ……小さじ1/2
  └ カレー粉……小さじ1/4
サラダ油……小さじ1/2
水……大さじ2

作り方

1 中華蒸しめんは湯通しをして水気をきる。

2 豚肉は大きいものは小さく切ってから塩をふる。ピーマンは細切りにする。Aは混ぜ合わせる。

3 フライパンにサラダ油を中火で熱し、豚肉を炒める。色が変わったらピーマンを加えて炒め合わせる。ピーマンがしんなりとしたら1を加え、水を回し入れてほぐしながら炒め合わせ、Aを加えてさっとからめる。

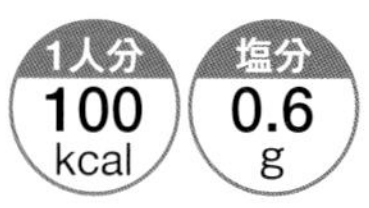
1人分
100
kcal
塩分
0.6
g

かぼちゃのサラダ

材料（1人分）

かぼちゃ……60g
玉ねぎ（粗いみじん切り）……大さじ1
A ┌ マヨネーズ……大さじ1/2
  └ 塩……少々

作り方

1 かぼちゃは皮をむいてひと口大に切る。耐熱ボウルにかぼちゃと玉ねぎを入れ、ラップをかけて電子レンジ（600W）で2分ほど加熱する。かぼちゃがやわらかくなったらフォークなどでつぶし、Aを加えて混ぜる。

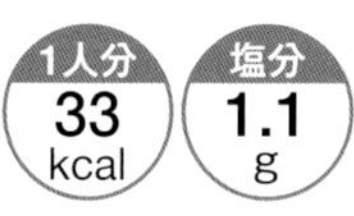
1人分
33
kcal
塩分
1.1
g

ツナと大根の甘酢あえ

材料（1人分）

ツナ缶（水煮）……1/4缶（17g）
大根……1.5㎝（30g）
塩……少々
A ┌ 酢……小さじ2
  │ 砂糖……小さじ1
  └ 塩……少々

作り方

1 ツナ缶は缶汁を軽くきる。大根は細切りにして塩をまぶし、10分ほどおいてしんなりとしたら水気を絞る。

2 ボウルにAを入れて混ぜ、1を加えてあえる。

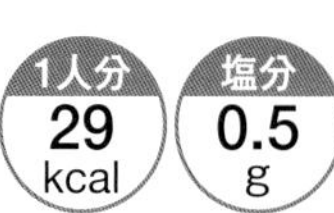

ブロッコリーのナムル

材料（1人分）

ブロッコリー……2房（30g）
A ┌ ごま油……小さじ1/2
  └ 塩……少々

作り方

1 鍋に湯を沸かし、ひと口大に切ったブロッコリーをやわらかくゆでてざるに上げ、水気をきる。

2 ボウルに1とAを入れてあえる。

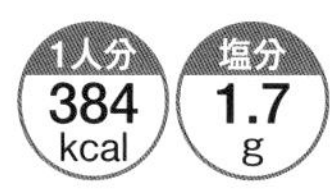

ツナマヨサンド&いちごチーズサンド

材料（1人分）

サンドイッチ用食パン …… 4枚
バター …… 適量

●ツナマヨ
ツナ缶（水煮） …… 1/2缶（35g）
マヨネーズ …… 大さじ1/2
きゅうり …… 4㎝（20g）

●いちごチーズ
いちごジャム …… 大さじ1と1/2
スライスチーズ …… 1枚

作り方

1 食パン2枚を1組とし、2枚にバターを塗る。

2 ツナは缶汁を軽くきってボウルに入れ、マヨネーズを加えて混ぜる。きゅうりは2～3㎜厚さの斜め切りにする。

3 1のバターを塗った食パンに2をのせ、もう1枚の食パンを重ねてはさんで切る。

4 バターを塗っていない食パンにいちごジャムを塗り、チーズをのせる。もう1枚の食パンを重ねてはさんで切る。

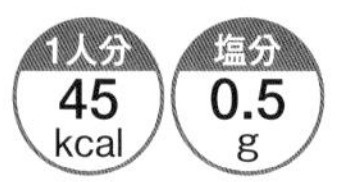

キャベツのマリネ

材料（1人分）

キャベツ …… 1枚（40g）
A ┌ オリーブ油 …… 小さじ1
　│ 酢 …… 小さじ1/2
　└ 塩 …… 少々

作り方

1 キャベツは3㎝四方に切って耐熱ボウルに入れ、ラップをかけて電子レンジ（600W）で1～2分加熱する。しんなりとしたら水気をきってボウルに戻し、Aを加えてあえる。

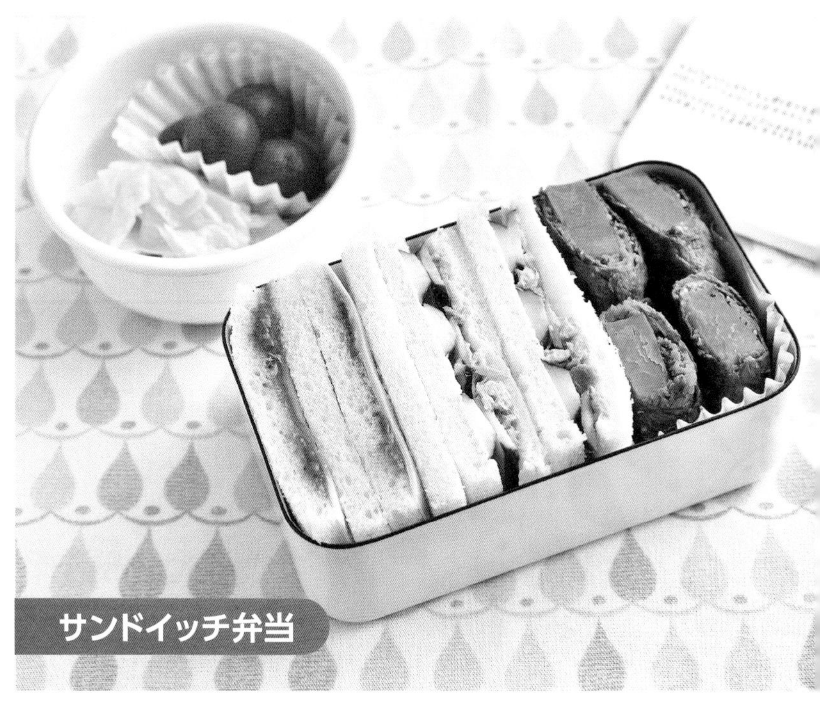

サンドイッチ弁当

2種類のサンドイッチで味が単調にならないようにします。汁気の出やすいピクルスとマリネは別の容器に入れましょう。

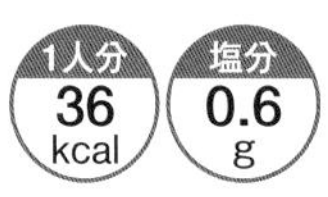

ミニトマトのピクルス

材料（1人分）

ミニトマト …… 4個
A ┌ 水 …… 1/4カップ
　│ 酢 …… 大さじ2
　│ 砂糖 …… 大さじ1
　└ 塩 …… 小さじ1/4

作り方

1 ミニトマトは皮を湯むきする。

2 耐熱ボウルにAを入れ、ラップをかけずに電子レンジ（600W）で1分ほど加熱し、よく混ぜる。粗熱が取れたら1を加え、30分ほど漬ける。

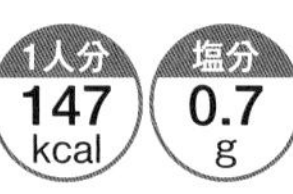

牛肉のマスタードロール

材料（1人分）

牛もも薄切り肉（巻けるもの） …… 2枚（40g）
かぼちゃ …… 50g
塩 …… 少々
粒マスタード …… 小さじ1
サラダ油 …… 小さじ1/2

作り方

1 かぼちゃは皮をむいて1㎝厚さのひと口大に切る。耐熱皿に入れてラップをかけ、電子レンジ（600W）で1～2分加熱する。

2 牛肉に塩をふって粒マスタードを塗り、1を等分にのせて巻く。

3 フライパンにサラダ油を中火で熱し、2の巻き終わりを下にし、牛肉に火が通るまで焼く。

Part 5

これで安心！症状別メニュー

手術後に起こりやすい後遺症を理解し、症状が現れたときの食事のポイントを知っておくと安心です。ここでは、症状別のおすすめメニューを紹介します。

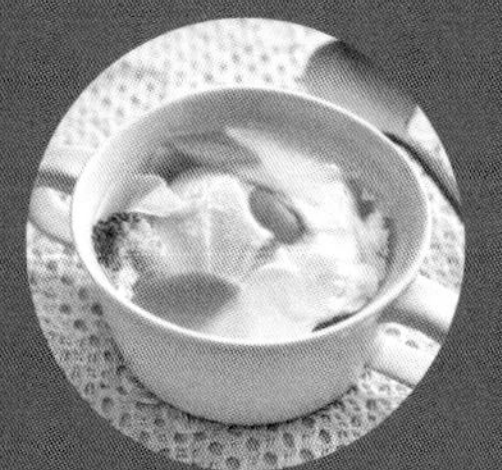
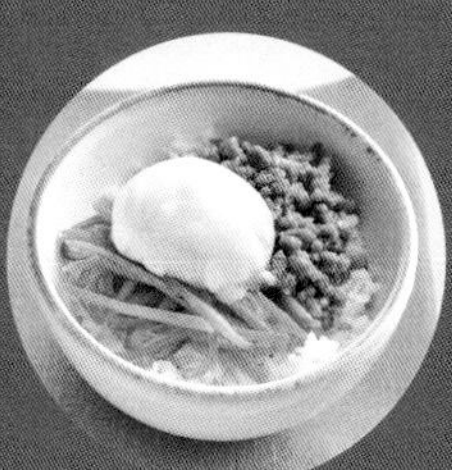
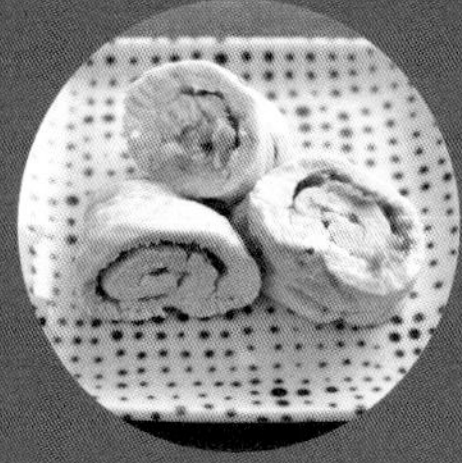

胃を切った人に起こりやすいトラブル

胃を切ると、さまざまな後遺症が起こります。食事のしかたや食後の姿勢でトラブルを防ぐこともできるので、しっかり対処しましょう。

体重減少

p.166

個人差はありますが、手術前の10～15％ほど体重が減り、しばらく体重減少が続く場合もあります。食事でエネルギーがとれるようになると、体重減少もストップするので、あまり神経質にならないようにしましょう。

ただし、体重減少が続くと、体脂肪のほか、筋肉や骨量も減って日常生活で思うように動けなくなったりするので注意が必要です。食事量が増えない、食べられない場合は、担当医や栄養指導の管理栄養士に相談してください。

対策

- 少量でも高エネルギーの食品をとる。
- 適度な運動をしてお腹をへらす。

ダンピング症候群

p.168

これまで胃の中の食べ物を少しずつ調整して腸へ送り込んでいた胃の出口にある幽門（ゆうもん）を切る手術（幽門側胃切除術（ゆうもんそくいせつじょじゅつ）、胃全摘術（いぜんてきじゅつ））をすることで、一気に腸へ食べ物が流れ込み起きる症状です。ダンピング症候群には、「早期ダンピング症候群」と、「後期ダンピング症候群」の2種類があります。

早期ダンピング症候群

食後30分以内に起こります。幽門を切ったことで、食べ物が急速に腸へ流れるのが原因。冷や汗、動悸（どうき）、めまい、脱力感、腹痛などの症状が現れます。

対策

- 楽な姿勢で安静にすると症状が改善する。
- 1回の食事量を減らし、ゆっくりよく噛んで食べる。
- 食事のときに水分をとり過ぎない。

後期ダンピング症候群

食後2～3時間後に起こります。食べ物が急速に腸に流れ込むことで、一過性の高血糖が生じ、血糖値を下げるインスリンというホルモンが過剰に分泌されます。冷や汗、動悸、めまい、脱力感、生あくびなどの低血糖症状が引き起こされます。

対策

- 症状が出たら、アメや甘いジュースなど糖分の高いものを口にして、安静にする。
- 食後2時間くらいのときに、糖質を含む食品やごはんなど炭水化物を補給する。

便秘

p.170

運動不足や、食事での食物繊維摂取不足、睡眠不足も関係して起こります。

対策

- 少量をゆっくりよく噛んで食べる。
- 水分をこまめに補給。
- 整腸作用のある食品（ヨーグルトや乳酸菌、オリゴ糖など）をとる。

下痢

p.170

胃を切ると、消化機能が低下し、食べたものが腸に流れ込むスピードが速くなったりするため、下痢をしやすくなります。下痢が多いと脱水になりやすいので、1日に何回もある場合は、担当医に相談しましょう。

対策

- 脂っこいもの、生ものなどや、牛乳やアルコールを避け、消化のよいものを飲食する。
- 分食を心がける。

貧血

p.172

赤血球を作るのに必要な鉄分とビタミンB_{12}の吸収のためには、胃酸や胃液からの分泌物質が必要ですが、胃を切ると、その胃酸や胃液が減少（またはない）するので、鉄分とビタミンB_{12}の吸収力が低下し、貧血が起きやすくなります。

対策

- 鉄分が多く含まれた食品（レバー、ほうれん草、小松菜、卵など）をとる。
- 胃全摘術をした人は、ビタミンB_{12}注射を受ける。

食べ物の逆流

胃の入口で食道への食べ物の逆流を防いでいた噴門を切る手術（胃全摘術、噴門側胃切除術）をすると、逆流が起こりやすくなり、胸焼けや、むかつきなどの症状が現れやすくなります。

対策

- 食後、1～2時間は仰向けになって寝ない。
- 食べ過ぎない。
- 就寝前は食事を控え、枕を高めにして寝る。

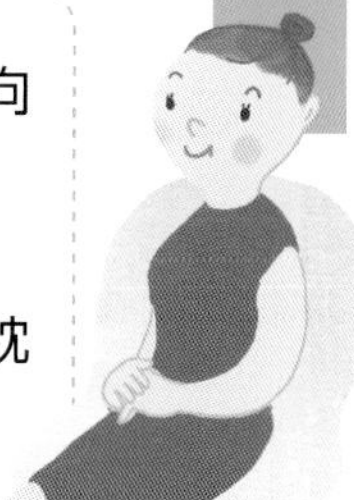

つかえ感・胸焼け

胃を切ると、胃の容積が小さく（またはない）なり、食べ物を長く胃にとどめておくことができません。そのため、食べ過ぎや早食いをすると、つかえ感や胸焼けの症状が起こることがあます。一過性のことが多く、だんだんと改善します。ただし、手術後早期に水分さえ通らない場合は、担当医に相談してください。

対策

- ゆっくりよく噛んで食べる。
- 腹6～7分目にして食べ過ぎない。
- 食後1～2時間は横にならない。
- つかえ感が残っているときは、食事を控えめにする。

体重減少のときのポイントと食事

胃の手術後は、1回の食事で食べられる量が少なくなることや、食欲不振により体重が減少する傾向にあります。体重減少を防ぐには、少量でも高エネルギーの食事を効率よくとることが大切です。ここでは高たんぱくの食品、高エネルギーの食品や調味料を上手に使ったレシピを紹介します。

こんなメニューもおすすめ

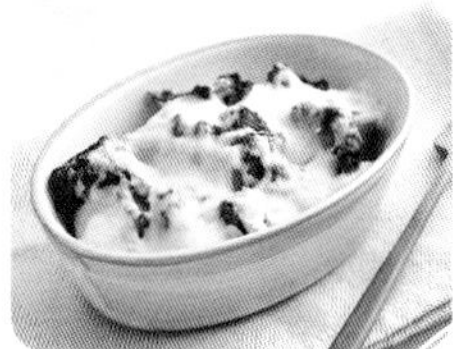

クリームコーンパングラタン ➡p.35

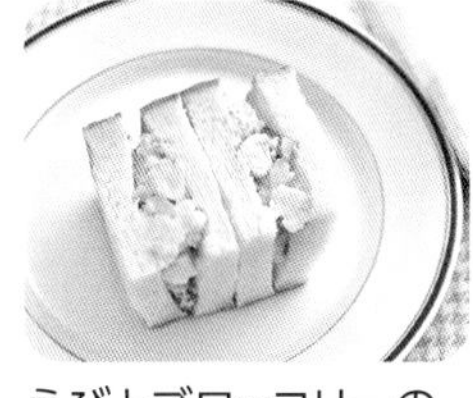

えびとブロッコリーのサンドイッチ ➡p.93

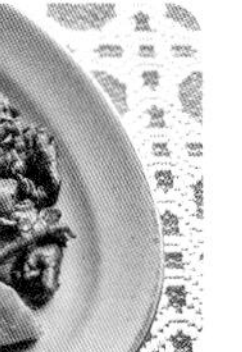

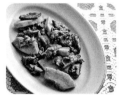

牛肉とかぼちゃのバターじょうゆ炒め ➡p.105

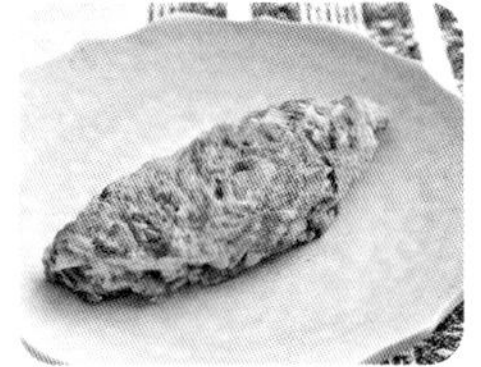

ひき肉ともやしの中華風オムレツ ➡p.109

食べ方のPOINT

- 1日の食事回数を増やす
- 少量でも高エネルギーの食品を食べる
- 高たんぱくの食品をとる
- 高エネルギーである油脂類を使う。その中でもマヨネーズなど吸収のよいものを上手に使う

マヨネーズであえてまったり&こっくり

マカロニサラダ

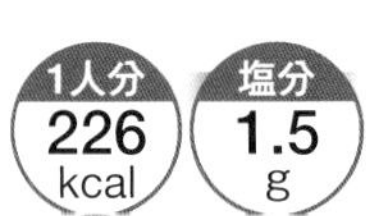

材料（1人分）

- マカロニ……20g
- ツナ缶（水煮）……1/3缶（23g）
- ゆで卵……1/2個
- きゅうり・にんじん・玉ねぎ……各10g
- A
  - マヨネーズ……大さじ1
  - 塩……少々

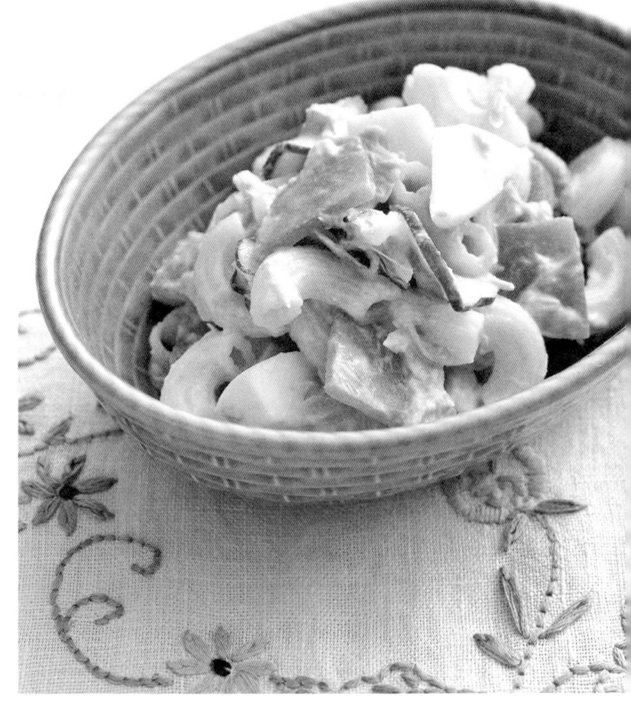

作り方

1. 鍋にたっぷりの湯を沸かして塩（分量外）を入れ、マカロニをパッケージの表示時間通りにゆでてざるに上げ、水気をきる。
2. ツナ缶は缶汁を軽くきる。ゆで卵はざく切りにする。きゅうりは小口切りにして塩少々（分量外）をまぶし、しんなりとしたら水気を絞る。にんじんは皮をむいて2〜3㎜厚さのいちょう切りに、玉ねぎは薄切りにする。別の鍋に湯を沸かし、にんじんと玉ねぎをゆでてざるに上げ、水気をきる。
3. ボウルに1、2を入れ、Aを加えて混ぜる。

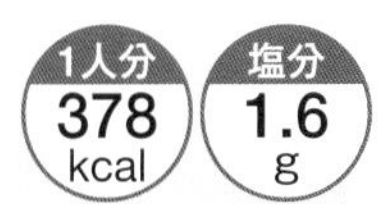
1人分
378
kcal
塩分
1.6
g

仕上げに温泉卵をのせてエネルギー量アップ

豚肉とナムルのっけ丼

材料（1人分）

にんじん …… 2㎝（20g）
ピーマン …… 1/2個（18g）
A ごま油 …… 小さじ1/3
　塩 …… 少々
サラダ油 …… 小さじ1/2
豚ひき肉 …… 40g
B しょうゆ・酒・砂糖 …… 各小さじ1
温かいごはん …… 100g
温泉卵 …… 1個

作り方

1 にんじんは皮をむき、ピーマンとともに細切りにする。耐熱ボウルににんじんとピーマンを入れ、ラップをかけて電子レンジ（600W）で30秒～1分加熱する。水気をきり、Aを加えて混ぜる。

2 フライパンにサラダ油を中火で熱し、ひき肉を炒める。色が変わったらBを加えてからめる。

3 器にごはんを盛って1と2をのせ、温泉卵を割り落とす。

1人分
320
kcal
塩分
1.1
g

高エネルギーの生クリームでリッチな味に

めかじきのクリームソース

材料（1人分）

めかじき（切り身） …… 小1切れ（60g）
塩 …… 少々
小麦粉 …… 適量
玉ねぎ …… 1/8個（25g）
ズッキーニ …… 1/10本（20g）
オリーブ油 …… 小さじ1/2
A 生クリーム …… 1/4カップ
　塩 …… 少々

作り方

1 めかじきはひと口大に切って塩をふり、小麦粉をまぶす。玉ねぎは薄切りに、ズッキーニは皮をむいて細切りにする。

2 フライパンにオリーブ油を中火で熱し、めかじきを焼く。焼き色がついたら裏返し、空いたところに玉ねぎとズッキーニを加えて炒める。

3 野菜がしんなりとしたらAを加え、弱火にしてトロッとするまで5～6分煮る。

ダンピング症候群のときのポイントと食事

幽門（ゆうもん）が切除されて胃の中の食べ物が一気に腸へ流れ込むことで、全身に不快な症状が現れます。食後30分以内に起こる早期ダンピング症候群は甘味・糖分を控えた食事、食後2～3時間後に起こる後期ダンピング症候群は血糖値の急上昇を抑える食事を。それぞれによいレシピを紹介します。

こんなメニューもおすすめ

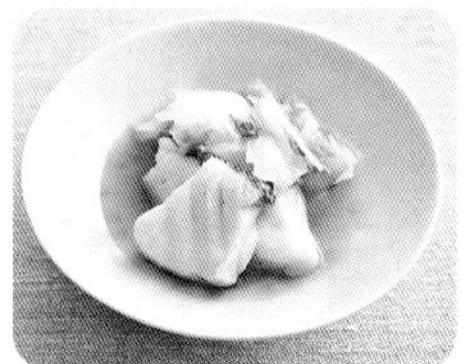

たらと白菜のだし煮 ➡p.42

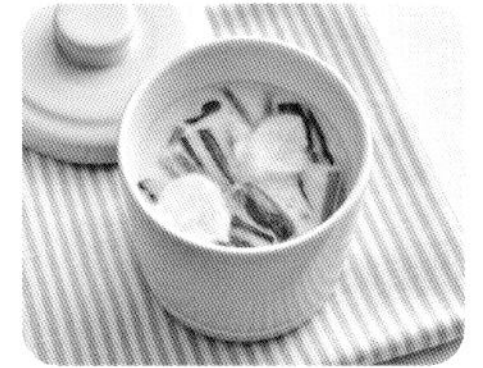

ささみとほうれん草の茶碗蒸し ➡p.59

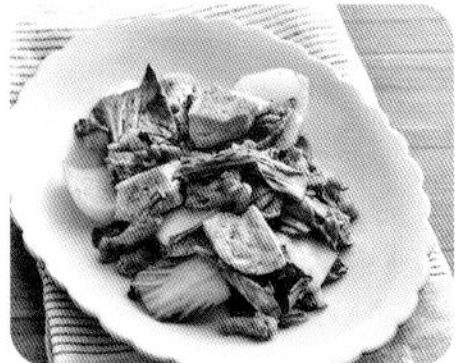

豚肉とチンゲン菜のチャンプルー ➡p.107

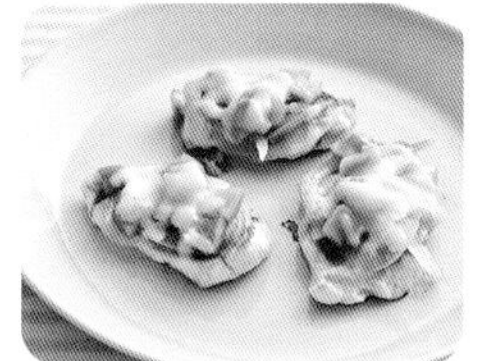

鶏むね肉のピザ風 ➡p.112

食べ方のPOINT

- 少量をゆっくりよく噛んで食べる
- 糖質を一度にたくさんとらない
- 高たんぱく・低脂肪の食品をとる
- 食べ物が腸に急速に入らないよう、食事中の水分を控えめにする

高たんぱくのささみで一品

ささみの梅マヨレンジ蒸し

早期

1人分 95 kcal　塩分 0.9 g

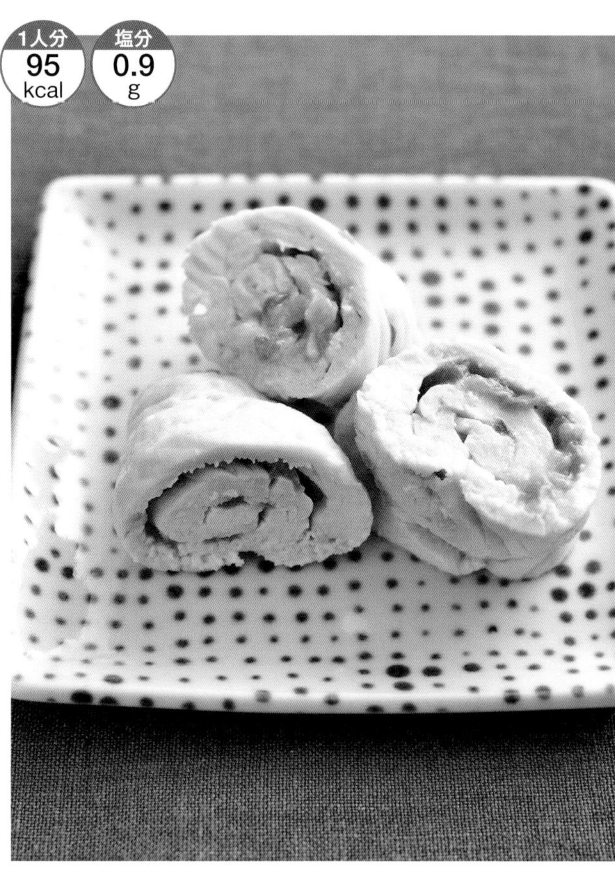

材料（1人分）

鶏ささみ …… 1本

A
- マヨネーズ …… 小さじ1
- 梅肉（梅干しの果肉をたたいたもの） …… 小さじ1/2

塩 …… 少々

作り方

1 ささみは筋を取り、中央に切り込みを入れ、さらに包丁を寝かせて左右に切り込みを入れて、開く。塩をふり、混ぜ合わせたAを塗って巻き、巻き終わりを楊枝で留める。

2 耐熱皿に1の巻き終わりを下にしてのせ、ラップをかけて電子レンジ（600W）で1分30秒ほど加熱する。楊枝を外し、食べやすい大きさに切る。

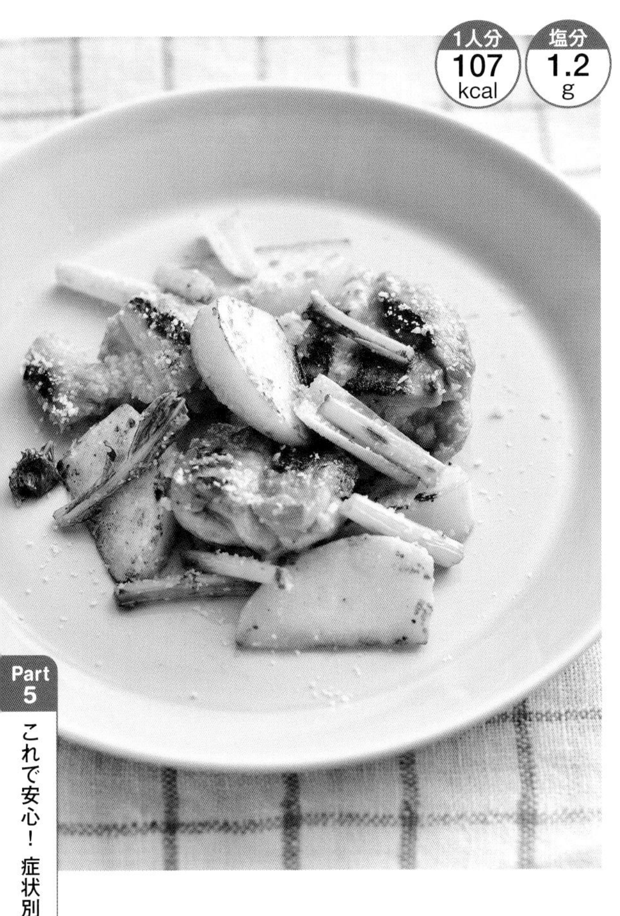

1人分 107 kcal　塩分 1.2 g

低糖質の鶏肉&チーズの組み合わせ

鶏肉とかぶのチーズソテー

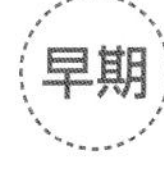

材料（1人分）

鶏もも肉（皮なし）…… 60g
塩 …… 少々
かぶ …… 1/2個（40g）
かぶの葉 …… 2本
オリーブ油 …… 小さじ1/2

A
粉チーズ …… 小さじ1
酒 …… 小さじ1/2
塩 …… 少々

作り方

1 鶏肉はひと口大に切って塩をふる。かぶは皮をむいて1㎝厚さのくし形切りにする。かぶの葉は3㎝長さに切る。

2 フライパンにオリーブ油を中火で熱し、1を焼く。鶏肉とかぶに焼き色がついたら裏返し、さらに焼き、ふたをして2～3分蒸し焼きにする。鶏肉に火が通ったらAを加え、さっとからめる。

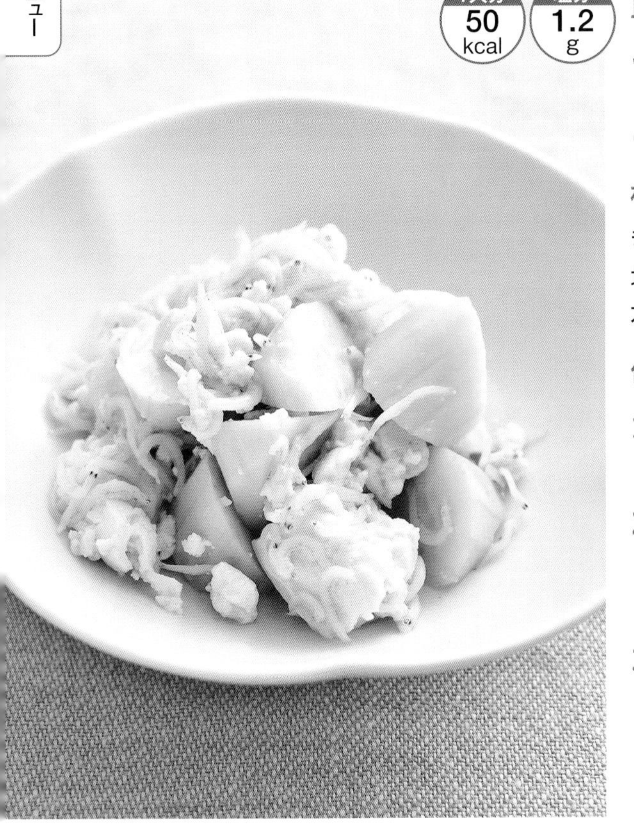

1人分 50 kcal　塩分 1.2 g

血糖値が上がりにくい豆腐を使って

きゅうりと豆腐のあえ物

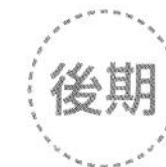

材料（1人分）

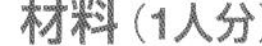

きゅうり …… 1/3本（30g）
塩 …… 少々
木綿豆腐 …… 1/10丁（30g）

A
しらす干し …… 大さじ1
ごま油 …… 小さじ1/2
塩 …… 少々

作り方

1 きゅうりは皮をむいて乱切りにし、塩をまぶして10分ほどおき、しんなりとしたら水気をきる。

2 豆腐はペーパータオルで包んで耐熱皿にのせ、ラップをかけずに電子レンジ（600W）で30秒～1分加熱して水きりをする。

3 ボウルに1と2を入れ、豆腐をフォークなどで粗くつぶし、Aを加えてあえる。

便秘・下痢のときのポイントと食事

便秘は、腸の運動が悪くなると起こります。水分と食物繊維を含む食品をとることを心がけて。また、胃を切ると消化機能が低下するため、下痢が起きやすくなります。汁気のある温かいもので脱水症状を防ぎ、消化器官に負担の少ない低脂肪・高たんぱくの食品を。便秘、下痢それぞれのレシピを紹介します。

＼こんなメニューもおすすめ／

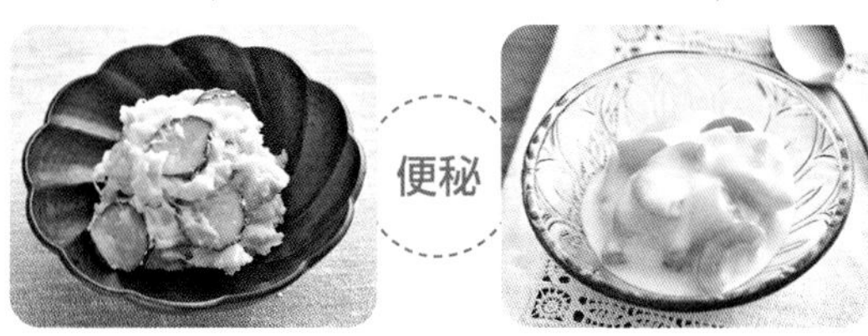

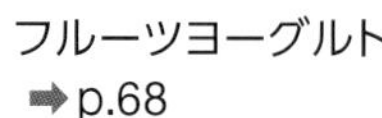

便秘

里いものサラダ ➡p.122

フルーツヨーグルト ➡p.68

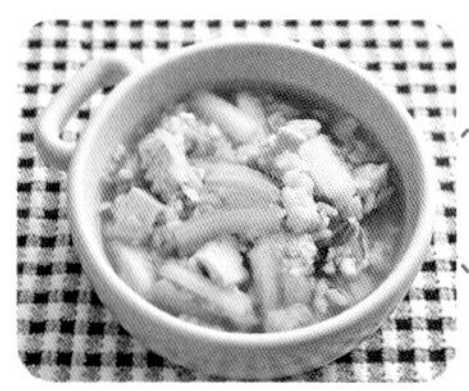

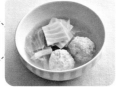

下痢

豆腐入り雑炊 ➡p.34

さけ団子とキャベツのスープ煮 ➡p.40

食べ方のPOINT

下痢
- 水分（温かいもの）をとる
- 低脂肪・高たんぱくの食品をとる
- 消化のよい食品をとる

便秘
- 食物繊維を多く含む食品をとる
- 乳酸菌を多く含む食品をとる
- 水分をとる

食物繊維たっぷりで腸もすっきり

さつまいもとツナのヨーグルトサラダ

便秘

1人分 128 kcal

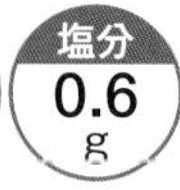

塩分 0.6 g

材料（1人分）

さつまいも……1/2本（80g）
ツナ缶（水煮）……1/3缶（23g）
A
- セロリ（みじん切り）……大さじ2
- プレーンヨーグルト（無糖）……大さじ1
- 塩……少々

作り方

1 さつまいもは皮をむいてひと口大に切り、水にさらして水気をきる。鍋に入れ、かぶるくらいの水（分量外）を加えて中火にかけ、さつまいもがやわらかくなるまでゆでてざるに上げ、水気をきる。ボウルに入れ、フォークでつぶす。

2 ツナ缶は缶汁を軽くきる。

3 1に2とAを入れてあえる。

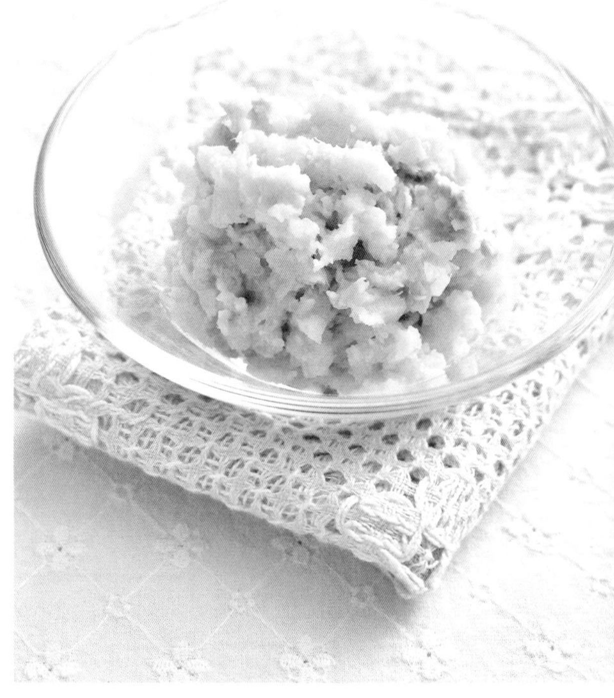

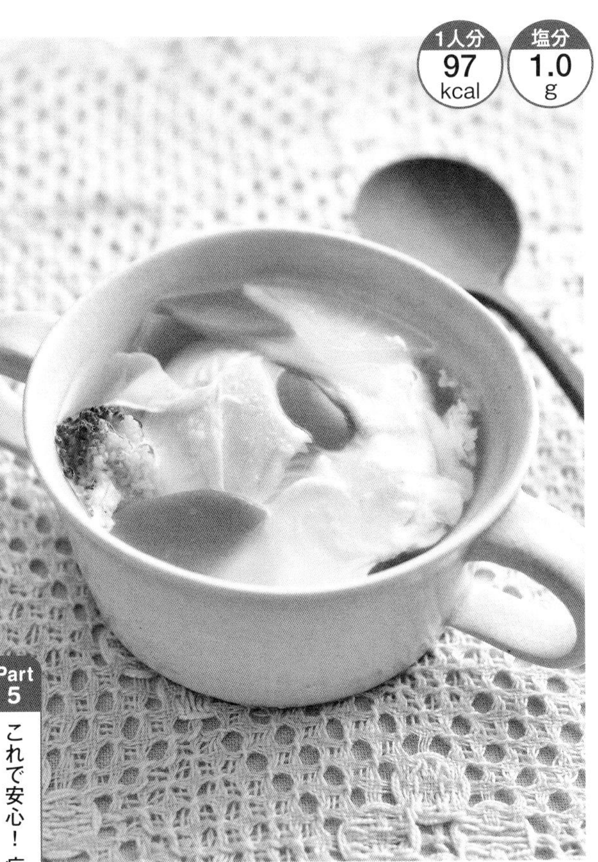

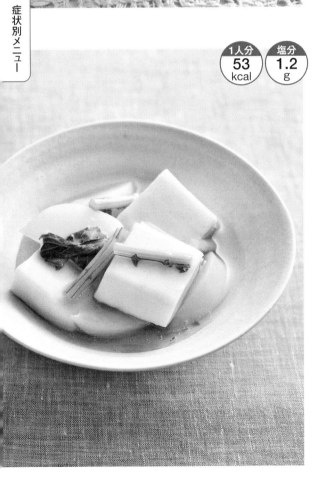

1人分 97 kcal　塩分 1.0 g

野菜はしっかり煮込んで消化しやすく

落とし卵のスープ

下痢

材料（1人分）

大根……１㎝（20g）
にんじん……１㎝（10g）
ブロッコリー……２房（30g）
A
- 水……3/4カップ
- 洋風スープの素……小さじ1/4
- 塩……少々

卵……1個

作り方

1 大根とにんじんは皮をむいて２～３㎜厚さのいちょう切りにする。ブロッコリーはひと口大に切る。

2 鍋にＡを入れて中火で煮立て、１を加えて弱火で７～８分煮る。野菜がやわらかくなったら卵を割り落とし、さっと煮る。

1人分 53 kcal　塩分 1.2 g

とろみをつけて温かさをキープ

はんぺんとかぶのとろみ煮

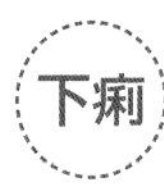

材料（1人分）

はんぺん……1/4枚
かぶ……1/2個（40g）
かぶの葉……２本
A
- だし汁……1/2カップ
- みりん……小さじ1/2
- しょうゆ……小さじ1/4
- 塩……少々

B
- 水……小さじ2
- 片栗粉……小さじ1

作り方

1 はんぺんは食べやすい大きさに切る。かぶは皮をむいて１㎝厚さのくし形切りにする。かぶの葉は３㎝長さに切る。

2 鍋にＡを入れて中火で煮立て、１を加えて弱火で７～８分煮る。野菜がやわらかくなったら溶いたＢを加えて混ぜ、とろみをつける。

貧血のときのポイントと食事

胃をとることで胃酸の分泌が減少、または出なくなると、鉄の吸収が悪くなり、鉄欠乏性貧血を起こしやすくなります。鉄を多く含む食品を積極的にとりましょう。その際、鉄の吸収を助けるビタミンCを一緒にとるのが効果的です。鉄分たっぷりレシピを紹介します。

こんなメニューもおすすめ

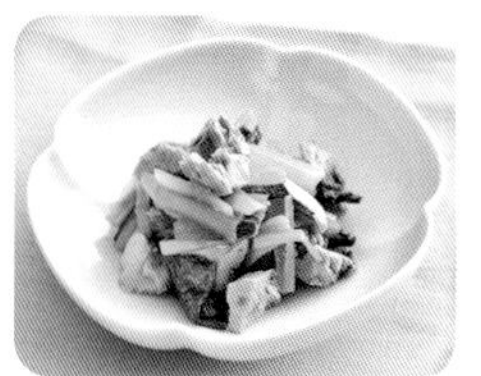

かつおと小松菜の酢みそあえ ➡p.39

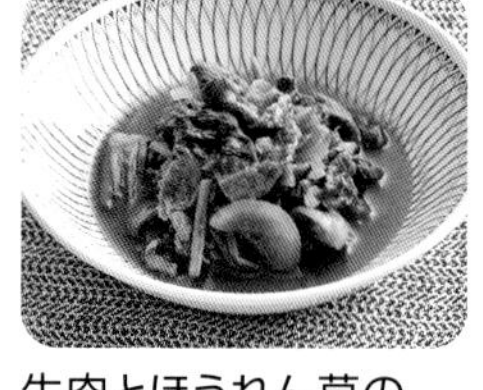

牛肉とほうれん草のトマト煮 ➡p.44

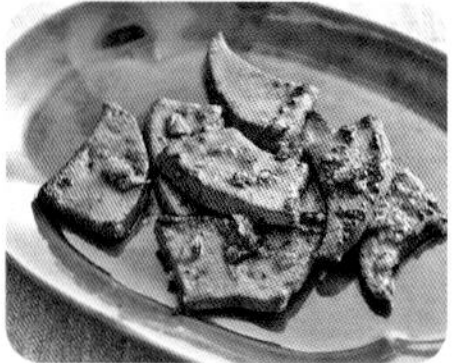

レバーの香味焼き ➡p.110

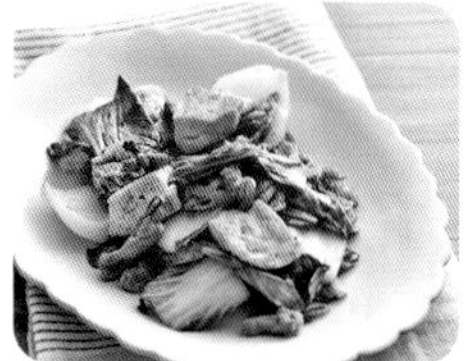

豚肉とチンゲン菜のチャンプルー ➡p.107

食べ方のPOINT

- 鉄を多く含む食品をとる
- 鉄の吸収率を高めるビタミンCを多く含む食品をとる

小松菜のビタミンCで鉄の吸収率をアップ

かつおと小松菜のしょうが炒め

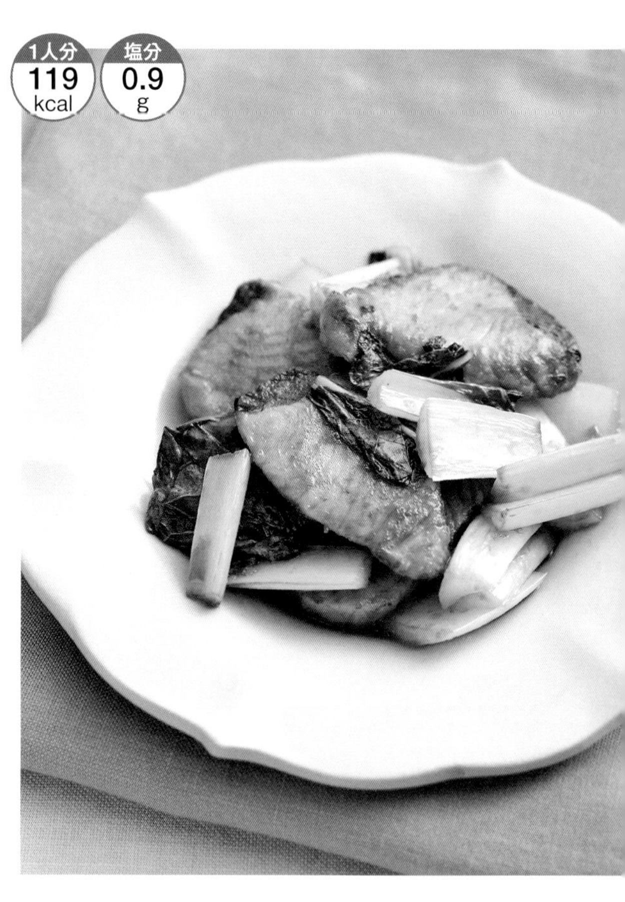

1人分 119 kcal　塩分 0.9 g

材料（1人分）

かつお（刺身用・さく）…… 60g
小麦粉 …… 適量
小松菜 …… 2株（50g）
サラダ油 …… 小さじ1/2
A しょうゆ・酒 …… 各小さじ1
　みりん …… 小さじ1
　しょうが（すりおろし）…… 少々

作り方

1 かつおは1㎝厚さに切って小麦粉をまぶす。小松菜は3㎝長さに切る。

2 フライパンにサラダ油を中火で熱し、かつおを焼く。焼き色がついたら裏返し、小松菜を加えてさっと炒め合わせる。小松菜がしんなりとしたら、Aを加えてからめる。

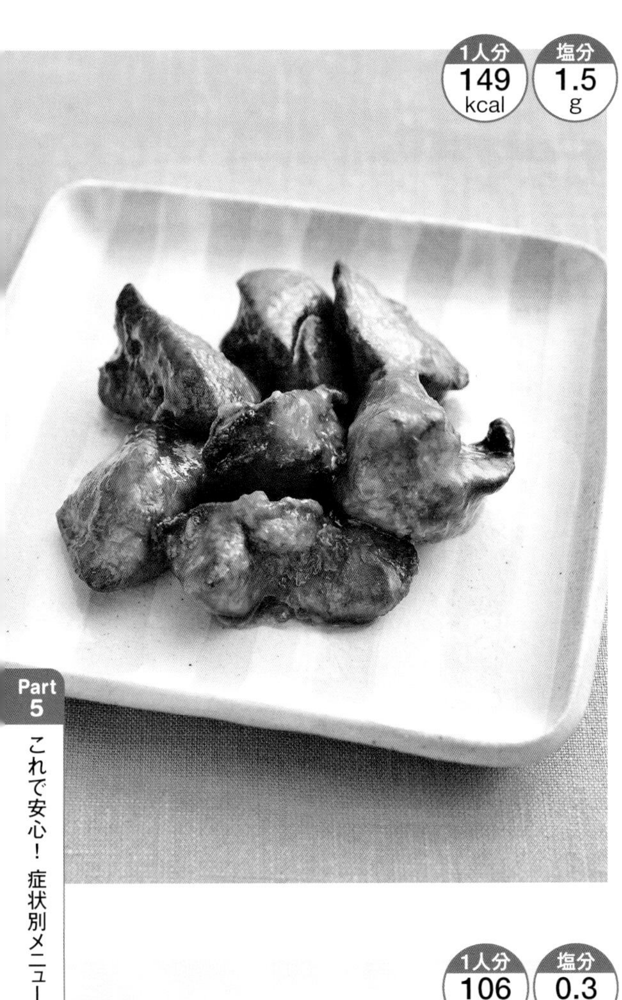

鉄分の豊富なレバーを甘酢で

レバーのさっぱり揚げ

材料（1人分）

鶏レバー …… 80g
A［酒・しょうゆ …… 各小さじ1/2
片栗粉 …… 適量
B［しょうゆ・砂糖・酢 …… 各小さじ1
揚げ油 …… 適量

作り方

1 レバーは血の塊を取り除いてひと口大に切り、塩水（分量外）に10分ほどさらす。ペーパータオルで水気を拭いて**A**をからめ、片栗粉をまぶす。

2 ボウルに**B**を入れて混ぜる。

3 フライパンに揚げ油を1～2㎝入れて中火で熱し、**1**を揚げ焼きにする。全体に火が通ったら油をきり、**2**に加えてからめる。

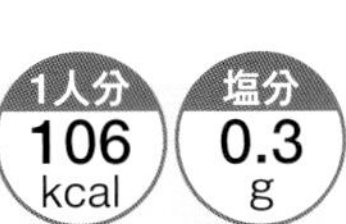

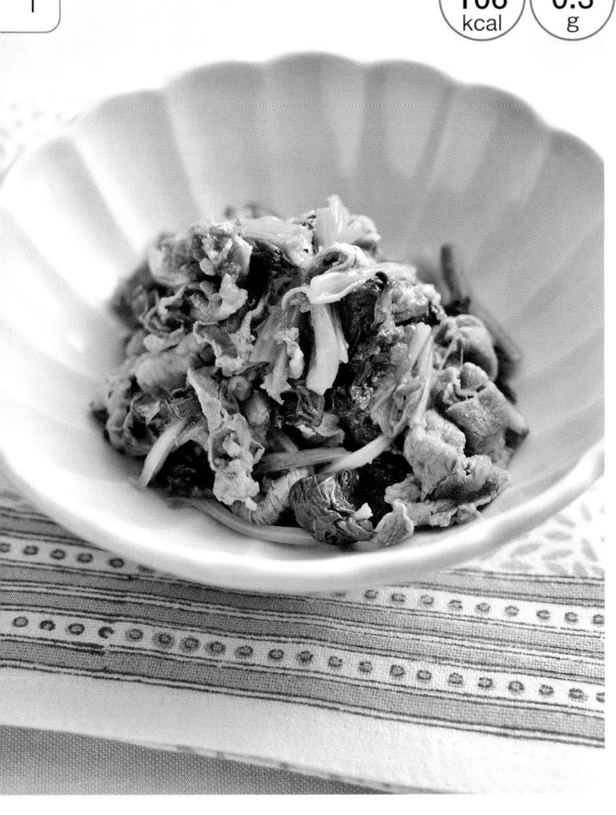

ほうれん草は鉄分が豊富な野菜

牛肉とほうれん草の梅あえ

材料（1人分）

牛薄切り肉（しゃぶしゃぶ用） …… 30g
ほうれん草 …… 1株（30g）
A［梅肉（梅干しの果肉をたたいたもの） …… 大さじ1/2
　ごま油 …… 小さじ1
　削り節 …… 1/4パック（1g）

作り方

1 鍋に湯を沸かし、牛肉をさっとゆでてざるに上げ、水気をきって冷ます。

2 鍋に湯を沸かし、ほうれん草をやわらかくゆでて冷水に取って冷まし、水気を絞って3㎝長さに切る。

3 ボウルに**A**を入れて混ぜ、**1**と**2**を加えてあえる。

コラム

食事は「おいしく、楽しく」を基本に

胃を切ると、心理的に食べることが怖くなったり、食欲がなくて食事をするのが嫌になったりすることがあります。

しかし、食事がストレスになってはいけません。胃の手術後のケアのカギとなるのは「食事」。食べることで回復に必要な体力をつけることが大切です。食事そのものが、リハビリテーションの一つといってもよいでしょう。

リハビリをスムーズに行うためには、食事は「おいしく、楽しく」を基本にしましょう。お気に入りの食器で食べたり、盛りつけをきれいにしたりするなど、自分なりに楽しくなる演出をしてみてもよいでしょう。

また、何といっても、一人よりも家族や友人と食卓を囲んだほうが、食事はおいしいものです。おしゃべりをしながら、みんなで食事を楽しめば、自然と食も進むばかりか、ゆっくり食事を楽しむことで消化もよくなります。さらに、ときには外食をするなど環境を変えて食事をするのもよいでしょう。おいしい食事を楽しみながら食べることが、退院後の健康維持にもつながります。

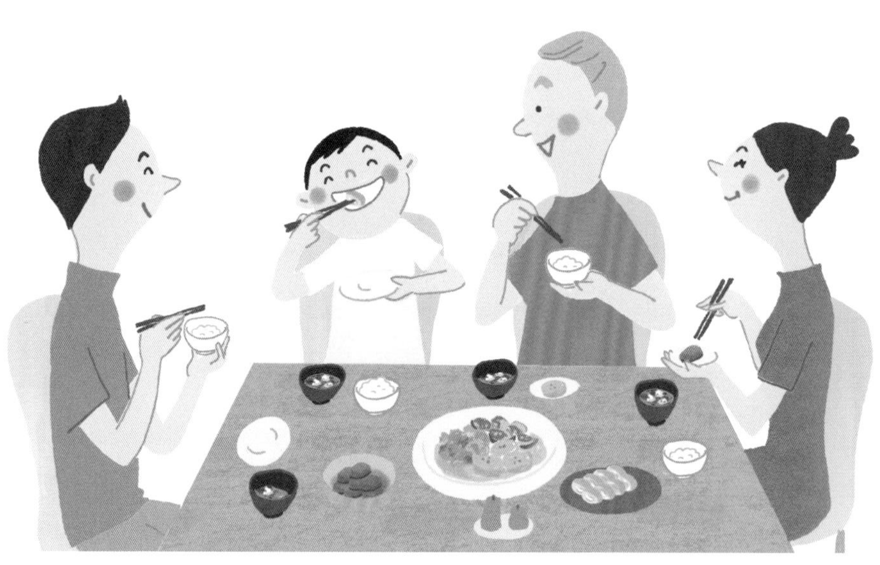